著名中医药学家邓铁涛为本书的题词

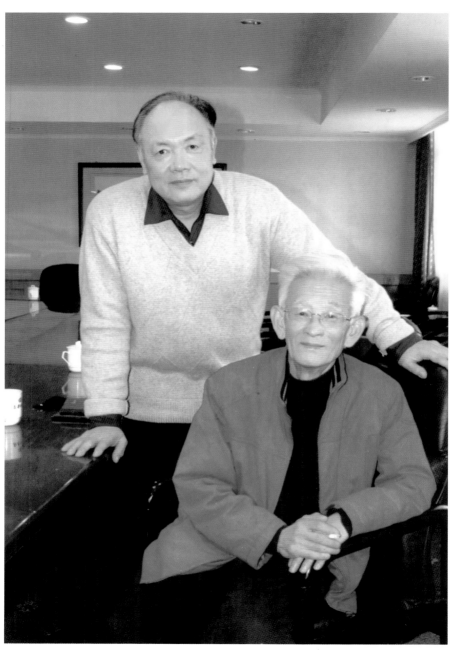

李可（右）与弟子郭博信（李可的大弟子，山西省中医药学会特别高级顾问，原中医药研究杂志社社长）

老中医

李可

急危重症疑难病

经验专辑

李 可 著

山西出版传媒集团
山西科学技术出版社

图书在版编目（CIP）数据

李可老中医急危重症疑难病经验专辑 / 李可著 . — 太原：山西科学技术出版社，2021.10（2024.4 重印）

ISBN 978-7-5377-6131-4

Ⅰ．①李… Ⅱ．①李… Ⅲ．①急性病—中医治疗法 ②疑难病—中医治疗法 Ⅳ．① R278 ② R242

中国版本图书馆 CIP 数据核字（2021）第 178856 号

李可老中医急危重症疑难病经验专辑

LIKELAOZHONGYIJIWEIZHONGZHENGYINANBINGJINGYANZHUANJI

出 版 人	阎文凯	
著　　者	李　可	
责 任 编 辑	杨兴华	
封 面 设 计	岳晓甜	

出 版 发 行　山西出版传媒集团·山西科学技术出版社
　　　　　　地址：太原市建设南路 21 号　邮编　030012
编辑部电话　0351-4922078
发行部电话　0351-4922121
经　　销　各地新华书店
印　　刷　山西人民印刷有限责任公司

开　　本	880mm×1230mm　1/32	
印　　张	13.5	
字　　数	259 千字	
版　　次	2021 年 10 月第 2 版	
印　　次	2024 年 4 月山西第 62 次印刷	
书　　号	ISBN 978-7-5377-6131-4	
定　　价	49.00 元	

再版说明

《李可老中医急危重症疑难病经验专辑》自2002年出版以来，受到广大读者的欢迎，为满足读者需要已重印52次，作为一本中医学术专著如此畅销，在出版界实属罕见。随着我国临床医学的不断发展，为适应现代临床医学的发展需要，也为了全面提高本书的质量，我们借此机会对全书进行了一次全面的修订。在此次修订过程中，基本保持原书的结构、体系不变，除了对原书的疏漏之处加以补正之外，还将医学检验指标中已不再使用的旧制单位换算为现在通行的单位，以方便读者阅读。

本书用药配伍和药物剂量为作者个人的临床经验，读者一定要在专业医生的指导下辨证应用，不可盲目照搬书中内容。本书中涉及的贵重药或野生动物类药，如犀角、象牙屑、羚羊角、虎骨、豹骨、穿山甲、炮甲珠等，请使用替代品。

我们本着对读者负责和精益求精的精神，力

求消除原书中的一切错误和瑕疵，但由于水平所限，书中难免还有不当之处，敬请广大读者批评指正。同时借此机会，向使用本书的广大读者，向给予我们关心、鼓励、帮助的专家学者表示由衷的感谢。

出版者

· 有 声 读 物
· 中 医 理 论
· 阅 读 工 具
· 专 业 社 群

中医的脊梁

10 余年前，我通过灵石县县长张棨的介绍，认识了灵石县中医院院长李可，并拜他为师。现在，《李可老中医急危重症疑难病经验专辑》即将出版，我深深感到这本书的分量。

李师擅长治疗疑难大症，我早在青年时代就目睹耳闻。当时我家在灵石县两渡镇，我的朋友张延宗之母患甲状腺肿瘤，状若馒头之大，经李师用重剂治疗后，顿然消失，直至 80 高龄亦未复发，邻里讶为奇事。李师治病，常是一剂知，二剂已，退迩闻名。更值得称道的是，李师尤擅长用中药抢救濒危病人，使数以千计的垂危病人起死回生，其中有案可查、被西医下了病危通知书者，亦有百余人。时下各医院急救都是西医的事，中医则是靠边站。然而，在李师任职灵石县人民医院中医科时，急救却是中医科的事，这在全国各医院中可谓绝无仅有。

我曾问过西医，面对垂危病人抢救无效时，何不请中医来会诊？答曰：非吾等不请也，乃尔等不敢也。何以中医不敢？原因有两：一是回天乏术，现代中医甘当"慢郎中"，把自己锁定在治疗慢性病范围之内，面对垂危病人确实束手无策；二是怕承担责任与风险，因为西医抢救无效，则病人死就是应该的，而中医抢救若有闪失，难免会招来诸多非议与官司，让你吃不了兜着走，甚至丢了饭碗。因此，面对急危重症病人，中医常是避之唯恐不及。

李师的可贵之处，就在于面对病人生死存亡之际，他从不考虑个人安危得失与风险，像孙思邈所称道的苍生大医那样"一心赴救"，并常以数百克附子，挽救病人于无何有之乡！使剧毒之品变成了救命仙丹。无怪乎广东一位老中医称赞李可为中医的脊梁！

在治疗急危重症疑难病的实践中，李师最为推崇张仲景。他认为仲景上承内难，博采百家，开创了中医辨证论治的先河，张仲景所著《伤寒杂病论》是祖国医学宝库之中的宝库，伤寒六经辨证之法，使我们洞悉病源，统病机而执万病之牛耳，则万病无所遁形。他常常告诫我们，病可以有千种万种，病机则不出六经八纲之范围。临证之际，不但不要固执于西医的病名，有时连中医的病名也无须深究，据四诊八纲以识主证，析证候以明病机，按病机立法、遣方、用药，如此则虽不能尽愈诸疾，庶几见病知源，少犯错误。他常说，仲景学说是中医学活的灵魂，也是破解世界性医学难题的一把金钥匙。"难症痼疾，师法仲景"，是他一生的座右铭，也是对我们中医界晚生后辈的谆谆教诲。

李师不仅才识超绝，医术精湛，而且医德高尚。他治病从不论富贵贫贱，皆一视同仁。他常年奔波在贫困山区，以悲天悯人之心，救治穷苦百姓。遇到不识字的病人家属，不能按医嘱服药时，他常常是深夜守候在侧，亲自为病人煎药、灌药，直至患者脱离危险，方才离去。他常自谦地说自己不是中医科班出身，一生涉猎颇杂。实则他是从实际出发，群众有什么病，他钻研什么病，一切为了解除患者的痛苦。他白天看病，晚上攻读医书，几十年来从未在夜晚 2 时前睡过觉，至今已 70 高龄，依然如是，每次外出，他都是背着厚厚的书包，利用诊余攻读不辍。他视解除病人痛苦为己任，视振兴中医为天职，完全达到了忘我的境界。

本书承蒙中医界泰斗邓铁涛在病中题词，给予李师极高评价，这不仅是对李师及其弟子们的巨大鼓励，也是对山西科学技术出版社的巨大支持，我谨代表本社同仁向邓老表示衷心的感谢！

郭博信

2002 年 4 月于并州

扫码领取
· 有声读物
· 中医理论
· 阅读工具
· 专业社群

扫码开启
随身中医"医典"

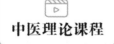

中医理论课程

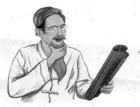

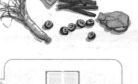

配套有声读物

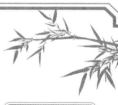

即刻扫码
学习中华医学博大精深

操作步骤指南

① 微信扫描本书二维码。
② 选取您需要的资源，点击获取。
③ 如需重复使用，可再次扫码，
或将添加到微信"☆收藏"功能。

能够成为一名中医，是我一生中最值得欣慰的奇遇。

我 16 岁初中学业未竟，毅然从军，西北全境解放后，转入地方工作。23 岁蒙冤，50 岁后平反昭雪。所幸 28 年时光，未敢虚度。逆境中学习中医，并终生矢志不悔，可谓"塞翁失马，焉知非福"。46 年来的中医生涯中，我闯过重重难关，1978 年经山西省统考录用为中医师，1983 年奉命创办灵石县中医院，任院长近 9 年。

我一生大部分时间奔波于穷乡僻壤、缺医少药的山村。农民生活困苦，一旦患病，只能望医院而兴叹。为解救病人疾苦，我苦练针灸，搜集简便验廉的中医治法，力求使农民少花钱而治大病。又因求医者病种繁多，贫病交困，情极可悯。推出去于心不忍，接下来则力难胜任，只好现学现卖，急用先学，白天诊病，夜晚挑灯翻拣资料，读书明理，辨识病机，寻求有效治法，以解患者燃眉之急。故一生所学甚杂，内、外、儿、妇、五官、皮肤各科均有涉猎。自迈入医门，常为破解一则医学难题，弄得焦头烂额，废寝忘食。至今虽年近古稀，仍不敢稍懈。世上无难事，只要肯登攀，正是这特殊的年代、特殊的患者群，以及身处逆境奋发苦斗，锻炼、造就了我攻克多种疑难病的能力。

更由于农村患者，非到危及生命，不敢言医。一发病就成九死一生之局，因不及救治而死者，屡见不鲜，人间惨事，莫过于此。为救危亡于顷刻，我被逼上急症攻关之路，殚精竭虑探索仲圣先师六经八纲辨证论治的理、法、方、药；借鉴后世百家的成功经验，搜集了大量针灸、救急要方；自针穴位，亲验针灸感应；亲尝毒药及研制速效解毒诸法，参与中毒急救，以积累经验，超常破格用药，独闯新路。在自学中医的第6年，终于研制出破格救心汤、攻毒承气汤，救治各类型心衰危症及多种危重急腹症，竟获成功。擅治急症，是中医学的固有传统，历代中医名家大师，人人都是"起死回生""妙手回春"的高手，何以现代中医退出急症阵地？时下世人视中医为"慢郎中"，这是中医的奇耻大辱！我呼吁老中青三代中医起而雪耻，不要自卑，不要妄自菲薄、自甘附庸，要充满自信心与豪情，走中医自身发展的道路，攻克世界医学难题。

本书初稿曾蒙邓铁涛老前辈审阅，抱病约见，并亲笔题词，嘉勉后学，不胜感激！有生之年，当铭记邓老鼓励教诲，为中医事业克尽微力。

感谢山西省原卫生厅蒋天佑副厅长、山西科学技术出版社郭博信总编辑，在落实中央抢救老中医经验的工作中，多次屈尊下访，给我以多方面的关怀、鼓励与鞭策。感愧之余，反思一生医事的成败得失，凑成了这本医学杂录，自知先天不足，根底浅薄，一得之见，难免偏颇。除了一点为救人命甘担风险的赤子之心外，别无所求。复兴中医，任重道远，愿与青年一代共勉，尚望前辈及同仁不吝斧正。

李　可

2002 年元月

扫码领取
· 有声读物
· 中医理论
· 阅读工具
· 专业社群

目　录

破格救心汤救治心衰实录

我从事中医临床 46 年，在缺医少药的农村，运用自创破格救心汤成功地治愈了千余例心衰重症，并使百余例现代医院已发病危通知书的垂死病人起死回生。中华医学宝库蕴藏极富，在救治重危急症领域，有强大的生命力，独具特色与优势。方法简单易行，安全稳妥，见效快，成功率高，费用低廉，为普通人群所能承受，适合我国当前国情。21 世纪，全球已进入人口老龄化社会。老年易患之心脑疾患，又居威胁人类生命三大杀手之首。本方对多种老年重危急症有泛应曲当之效，可有效保护老年人的生命健康。故不揣浅陋，将本方组成与思路、个人运用的粗浅体会，简介如下，请海内外同仁不吝赐教。

一、方剂组成与来源

1. 方剂组成

附子 30~200 克，干姜 60 克，炙甘草 60 克，高丽参 10~30 克（另煎浓汁兑服），山萸净肉 60~120 克，生龙牡粉、活磁石粉各 30 克，麝香 0.5 克（分次冲服）。

2. 煎服方法

病势缓者，加冷水 2000 毫升，文火煮取 1000 毫升，5 次分服，2 小时 1 次，日夜连服 1~2 剂。病势危急者，开水武火急煎，随煎、随喂，或鼻饲给药，24 小时内，不分昼夜频频喂服 1~3 剂。

3. 方剂的创制与思路

本方始创于 20 世纪 60 年代初期，经 40 年临证实践，逐渐定型。

本方脱胎于《伤寒论》四逆汤类方、四逆汤衍生方参附龙牡救逆汤及张锡纯氏来复汤，破格重用附子、山萸肉加麝香而成。方中四逆汤为中医学强心主剂，临床应用 1700 余年，救治心衰，疗效卓著。心衰病人，病情错综复杂，不但阳气衰微，而且阴液内竭，故加人参，成为四逆加人参汤，大补元气，滋阴和阳，益气生津，使本方更臻完善。但用于救治心衰垂危重症仍然生死参半。细究其因，不外两点：第一，历代用伤寒方，剂量过轻，主药附子，仅 10 克左右。考《伤寒论·四逆汤》原方，用生附子 1 枚，按考古已有定论的汉代度量衡折算，附子 1 枚，约合今之 20 克，假定生附子之毒性与药效为制附子之两倍以上，则伤寒论原方每剂所用附子相当于现代制附子 40~60 克，而历代用四逆汤仅为原方的 1/6~1/10。以这样的轻量，要救生死于顷刻，诚然难矣！其二，之所以不敢重用附子，乃因畏惧附子之毒性。古今本草，已有定论，附子有大毒。但附子为强心主将，其毒性正是其起死回生药效之所在。当心衰垂危，病人全身功能衰竭，五脏六腑表里三焦，已被重重阴寒所困，生死存亡，系于一发之际，阳回则生，阳去则死。非破格重用附子纯阳之品的大辛大热之性，不以雷霆万钧之力，不能斩关夺门，破阴回阳，而挽垂绝之生命。1961年7月，当笔者救治一例60岁垂死老妇时，患者四肢冰冷，测不到血压，摸不到脉搏，仅心口微温，呼吸心跳未停，遂破格重用附子150克于四逆加人参汤中，武火急煎，随煎随喂，1小时后终于起死回生。按现代药理实验研究，附子武火急煎1小时，正是其毒性分解的高峰。由此悟出，对垂死的心衰病人而言，附子的剧毒，正是救命的仙丹。我一生所用附子超过5吨之数，经治病人在万例以上，垂死病人有24小时用附子500克以上者，从无一例中毒。本方中炙甘草一味，更具神奇妙用。伤寒四逆汤原方，炙甘草是生附子的两倍，足证仲景当时充分认识到附子的毒性与解毒的措施，甘草既能解附子的剧毒，蜜炙之后，又具扶正作用（现代药理实验研究，炙甘草有类激素样作用，而无激素之弊）。在破格重用附子100克以上时，炙甘草60克已足以监制附子的毒性，不必多虑。经这样的改进之后，重症病人的治愈率可达十成。而垂死病人救活率，仅可达十之六七。由于个人学识浅薄，思路狭窄，只见局部，不见整体。但着眼于"心衰"一端，而忽视了垂死病人全身衰竭的全局——五脏六腑阴阳气血的散失，故本方的治愈率停滞在生死参半的水平，约10年之久。后读近贤张锡纯氏《医学衷中参西录》，张氏为我国近代中西医结合的先驱者。他在书中创立"来复汤"一方（山萸肉60克、生龙牡粉各30克、生杭芍18克、野台参12克、炙甘草6克）可补四逆汤之不足。其论云："……寒温外感诸症，大病瘥后不能自复（阴阳气血脱失过甚，全身功能衰竭状态），寒热往来，虚汗淋漓（大汗亡阳，气血将脱）……目睛上窜，势危欲脱（脑危象休克先兆）；或喘逆（呼吸衰竭，气脱于上），或怔忡（早搏、心脏纤颤、心跳骤停之先兆）；或气虚不足以息（呼吸衰竭），诸症只见一端，即宜急服。"张氏认为："凡人元气之脱，皆脱在肝。故人虚极者，其肝风必先动，肝风动，即元气欲脱之兆也。"（古人论肝，皆与高级神经活动相关，亦即现代之脑危象出现前兆，为全身功能衰竭之最后转归）张氏盛赞："萸肉救脱之功，较参、术、芪更胜。盖萸肉之性，不独补肝也，凡人身阴阳气血将散者皆能敛之。"故"山萸肉为救脱第一要药"。余师其意，于破格人参四逆汤中重加山萸肉、生龙牡，更加活磁石、麝香，遂成破格救心汤方。方中，尤以山萸肉一味，"大能收敛元气，固涩滑脱，收涩之中，兼具条畅之性。故又通利九窍，流通血脉，敛正气而不敛邪气"。（此点极为重要，为古今诸家本草未曾发现之特殊功效，可适应一切心衰虚中夹瘀的特征，对冠心病尤为重要。）用之，可助附子固守已复之阳，挽五脏气血之脱失。而龙牡二药，为固肾摄精、收敛元气要药；活磁石吸纳上下，维系阴阳；麝香，急救醒神要药，开中有补，对一切脑危象（痰厥昏迷）有斩关夺门、辟秽开窍之功。《中药大辞典》载："现代药理实验研究证实，小量麝香对中枢神经、呼吸、循环系统均有兴奋作用。对心衰、呼吸衰竭、血压下降、冠心病心绞痛发作，均有可靠疗效。"

破格救心汤增强了仲景先师四逆汤类方回阳救逆的功效。破格重用附子、山萸肉后，使本方发生质变。麝香、龙牡、磁石的增入，更使本方具备了扶正固脱、活血化瘀、开窍醒脑、复苏高级神经功能的作用，从而救治呼吸循环衰竭，纠正全身衰竭状态，确有起死回生的神奇功效。

二、本方功效与主治

本方可挽垂绝之阳，救暴脱之阴。凡内外妇儿各科危重急症，或大吐大泻，或吐衄便血、妇女血崩，或外感寒温、大汗不止，或久病气血耗伤殆尽……导致阴竭阳亡，元气暴脱，心衰休克，生命垂危（一切心源性、中毒性、失血性休克及急症导致循环衰竭），症见冷汗淋漓，四肢冰冷，面色㿠白或萎黄、灰败，唇、舌、指甲青紫，口鼻气冷，喘息抬肩，口开目闭，二便失禁，神志昏迷，气息奄奄，脉象沉微迟弱，一分钟50次以下，或散乱如丝，雀啄屋漏，或脉如潮涌壶沸，数急无伦，一分钟120～240次以上，以及古代医籍所载心、肝、脾、肺、肾五脏绝症和七怪脉绝脉等必死之症、现代医学放弃抢救的垂死病人，凡心跳未停，一息尚存者，急投本方，1小时起死回生，3小时脱离险境，一昼夜转危为安。

三、临床应用举隅

应用本方，要严格遵循中医学辨证论治法则，胆大心细，谨守病机，准确判断病势。脉证合参，诸症若见一端，即宜急服。凡亡阳竭阴之端倪初露，隐性心衰的典型症状出现（如动则喘急、胸闷，常于睡中憋醒，畏寒肢冷，时时思睡，夜尿多，以及无痛性心肌梗死之倦怠乏力，胸憋自汗等）急投本方平剂；亡阳竭阴之格局已成，急投本方中剂；垂死状态，急投本方大剂。服药方法，急症急治，不分昼夜，按时连服，以保证血药浓度，有效挽救病人生命，极重症 24 小时连服 3 剂。

1. 肺心病心衰、呼吸衰竭合并脑危象

闫××，男，60 岁。1995 年 3 月 24 日凌晨 4 时病危邀诊。诊见患者昏迷不醒，吸氧。面如死灰，唇、指、舌青紫，头汗如油，痰声漉漉，口鼻气冷，手冷过肘，足冷过膝，双下肢烂肿如泥，二便失禁，测不到血压，气息奄奄。询知患阻塞性肺气肿、肺心病代偿期达 10 年。本次发病 1 周，医院抢救 6 日，病危出院，准备后事。昨夜子时，突然暴喘痰壅，昏迷不醒。内科诊为"肺心病心衰，呼吸衰竭合并脑危象"，已属弥留之际。切脉散乱如雀啄屋漏，移时一动。前人谓，凡病情危重，寸口脉难凭，乃按其下三部跌阳、太溪、太冲三脉，尚属细弱可辨。此症子时濒危未死，子时后阴极阳生，已有一线生机。至凌晨 4 时，十二经营卫运行肺经当令，本经自旺。病情既未恶化，便是生机未绝。遂投破格救心汤大剂，以挽垂绝之阳而固脱，加三生饮豁痰，麝香辟秽开窍醒脑而救呼吸衰竭。

附子 150 克，干姜、炙甘草各 60 克，高丽参 30 克（另炖浓汁兑服），生半夏 30 克，生南星、菖蒲各 10 克，净山

萸肉 120 克，生龙牡粉、活磁石粉各 30 克，麝香 0.5 克（分冲），鲜生姜 30 克，大枣 10 枚，姜汁 1 小盅（兑入）。

病情危急，上药加开水 1.5 升，武火急煎，随煎随灌，不分昼夜，频频喂服。

3 月 25 日 6 时二诊：得悉于半日一夜内服完上方 1 剂。子时过后汗敛喘定，厥冷退至肘膝以下，手足仍冰冷。面色由灰败转为萎黄，发绀少退，痰鸣大减。呼之可睁眼，神志仍未清。六脉迟细弱代，48 次 / 分，已无雀啄、屋漏之象，回生有望。嘱原方附子加足 200 克，余药不变，日夜连服 3 剂。

3 月 26 日三诊：患者已醒，唯气息微弱，声如蚊蚋，四肢回温，可以平卧，知饥索食。脉沉迟细，58 次 / 分，已无代象。多年来喉间痰鸣消失。其妻告知，昨夜尿湿大半张床褥，腿已不肿，正是大剂量附子破阴回阳之效。真阳一旺，阴霾自消。病已脱险，元气未复。续给原方 3 剂，去生半夏、生南星、菖蒲、麝香，附子减为 150 克，加肾四味（枸杞子、菟丝子、盐补骨脂、仙灵脾）及胡桃肉各 30 克温养肝肾精气以固脱。每日 1 剂，煎分 3 次服。

3 月 30 日四诊：诸症均退，食纳渐佳，已能拄杖散步。计前后四诊，历时 5 天，共用附子 1.1 千克，山萸肉 0.75 千克，九死一生垂危大症，终于得救。方中生半夏为降逆化痰要药，用时以温水淘洗 3 次，加等量鲜生姜佐之，既解其毒，又加强疗效，颇有妙用。

2. 肺心病心衰合并脑危象急性肾功衰竭

王××，女，62 岁，1979 年 2 月 4 日，×× 医院诊为"肺心病心衰并发脑危象，急性肾功衰竭"，病危出院准备后事。诊见患者深昏迷，痰声曳锯，颈脉动甚，腹肿如鼓，脐凸胸平，下肢烂肿如泥。唇、舌、指甲青紫，苔白厚腻，六脉散乱。摸其下三部则沉实有力，询知患痰喘 31 年，此次因外感风寒，引发暴喘。住院 7 日，始终无汗，已 2 日无尿。视其唇指青紫，心衰之端倪已露。寒饮久伏于中，复感外寒，阴寒充斥内外，蔽阻神明。拟破格救心汤平剂与小青龙汤合方化裁，温里寒、开表闭、涤痰醒神为治。

附子 30 克，麻黄、桂枝、赤芍、干姜、细辛、五味子、菖蒲、郁金、葶苈子（包）、炙甘草各 10 克，生半夏、茯苓各 30 克，麝香 0.3 克（冲），竹沥 60 克（兑入），姜汁 1 小盅（兑入）。

鲜生姜 10 大片，大枣 10 枚，1 剂。

2 月 5 日二诊：服后得汗，大便 1 次，随即苏醒。小便甚多，一日夜约 3000 毫升以上。腹部及下肢肿胀，已消七八，足背出现皱纹，脐凸亦消。嘱原方再进 1 剂。后数日遇于街头，已全好。

按：破格救心汤是回阳固脱、起死回生之剂。临床应用，见机即投，不可犹豫。本病例虽无"四逆"见证，但阴水泛滥、唇甲青紫等亡阳先兆已露，一经投用，覆杯得救。若等到"诸症悉具，险象丛生"则医

者焦头烂额，患者生死难测。又，本方治疗重度心衰
水肿，及肾衰无尿，能于一日之间，十去其八，出乎
意料。事后揣摩，除本方温阳消阴，蒸动膀胱气化，
茯苓利水之外，得力于麻黄一味。肺为水之上源，主
通调水道，下输膀胱。今寒邪闭肺，水道不通，故聚
水成肿。用麻黄发汗解表，开提肺气，肺气开则水道
通，水肿迅速消退。此后曾遇多例慢性肾炎水肿及顽
固性心衰水肿病例，追根寻源，均有外感寒邪久伏病
史，于对症方内加麻黄一味，提壶揭盖，开宣肺闭，
尿量迅速增多而愈。

3. 风心病心衰垂危

李××，男，55岁。患风湿性心脏病12年，顽固
性心衰5年，心功Ⅲ级。近5年大部分时间在医院度过。
1977年6月23日，患者在××医院住院治疗月余。病情
加重，急性心衰合并室颤，心率212次/分，已发病危通
知书，家属要求中医会诊。

9时30分，诊见患者目暗无神，面如死灰，头汗如油，
神志迷糊，喘不能言，气息奄奄，小便自遗。唇、舌、指
甲青紫，口鼻气冷，全身冰冷，仅胸部微温，腹胀如鼓，
下肢烂肿如泥，吸氧，测不到血压，寸口部脉如游丝。五
脏绝症已见其三，元阳垂绝，危在顷刻。所幸下三部太溪
根脉微弱可辨，是为一线生机。遂投大剂破格救心汤，重
用附子200克，加沉香粉3克（冲）、油桂3克（冲）、云

苓 30 克、泽泻 30 克，以纳气归肾、利水消肿。武火急煎，边煎边灌。10 时许开始服药，一刻钟后阳回厥退，汗敛喘定。11 时 30 分，知饥索食，心率 100 次 / 分，脱险。嘱原方再取 3 剂，3 小时 1 次，昼夜连服。下午 4 时，水肿消退，心率 82 次 / 分，已能扶杖出游。计前后 31 小时，服附子 0.75 千克、山萸肉 0.5 千克，古今目为必死之症，竟获治愈。

4. 布鲁氏杆菌病急性心衰濒危

张 × ×，男，28 岁，农民，1999 年 4 月 13 日急诊。患者从事牧羊 3 年，感染布鲁氏杆菌 1 年半，迁延失治，心、肝、肾实质损害。4 月 3 日，突发心衰，紧急住 × × 人民医院，诊断：全心扩大，室性早搏，心功Ⅳ级，心衰Ⅲ度；胸腔积液；大动脉病变，肝功损害，低蛋白血症；Nec 赘生物伴脱垂。已经 5 日全力抢救无效，4 月 8 日早 8 时病危，专家会诊认为，随时有生命危险，出院准备后事，邀余做最后挽救。

诊见患者端坐呼吸，频咳暴喘，喉间痰鸣漉漉，呕吐涎沫，胸痛彻背；面色灰暗，神情委顿，似睡似醒，声若蚊蚋，唇指紫暗，全身凹陷性水肿，脐凸胸平，睾丸水肿，尿少，日夜约 150 毫升；厌食，食入则胀急欲死，日仅喝点稀粥；憎寒无汗，亦无涕泪；脉促，114 次 / 分，频见雀啄；舌紫暗，满布紫黑瘀斑。病人气息奄奄，口不能言，本病何以演变为三阴寒凝，气化冰结局面，已无法察知。从脉证推断，必是初病失表，致外邪深入五脏，正虚无力驱邪外出，伏于血分，渐致阴竭阳亡。脉见雀啄，时时有心跳骤停之险，故古代医典把七怪脉列为必死之候。而患者接病危通知书已达 11 日而未死，则正气尚存，又正值壮年，便有一线生机。询知此次因感冒而突发心衰，则此"感冒"二字便是生死关键，凡病皆由表入里，"表"既是邪之入路，亦是邪之出路。今病半月，仍憎寒无汗，是表气闭塞，外邪欲出无路。此亦三焦气化冰结，聚水成肿之主因。少阴与太阳同病，有麻黄附子细辛汤法，温里寒，开表闭，正堪借重。表闭一开，开门逐盗，伏邪外透，便有转机。遂拟以破格救心汤大剂，加麻黄、细辛开表闭，加油桂、五苓蒸动下焦气化而利水，更合瓜蒌薤白白酒汤、丹参饮开胸涤痰破瘀，麝香辟秽开窍而救呼吸衰竭。

附子 200 克，干姜、炙甘草各 60 克，高丽参 30 克（另炖），五灵脂 30 克，无核山萸肉 120 克，生龙牡、活磁石、煅紫石英、瓜蒌各 30 克，薤白 15 克，白酒 100 克，丹参 30 克，檀降香、砂仁、企边桂各 10 克，桂枝、白术各 30 克，茯苓 45 克，猪苓、泽泻各 15 克，桃杏仁各 15 克，麻黄、细辛各 10 克，鲜生姜 30 克，大枣 12 枚，麝香 1 克（分冲）。

加冷水 2500 毫升，文火煮取 450 毫升，兑入参汁，3 次分服，3 小时 1 次，日夜连服 3 剂。

上药于 2 日内分 9 次服完，当日服第 1 次后，头部见汗，喘咳顿减；服 2 次后，全身得畅汗，小便大增，日夜达 3000 毫升以上，水肿消去十之七八，次日进食面条 1 碗，起床托炕沿来回散步，面色由灰暗转红润，脉沉弱 82 次 / 分，雀啄脉消失，脱险。历来视汗法为小技，病至奄奄一息，汗法似无用武之地。殊不知，此际妥施汗法切中病机，常常扭转败局，救人性命。汗法之妙，竟有起死回生之效！

5. 冠心病心绞痛发作或急性心梗

心绞痛属中医学真心痛范畴，《内经》有"朝发夕死"的记述。病势凶险，危在顷刻，当分秒必争，针药并施。先冲服进麝香 0.5 克、冰片 0.05 克，含化速效救心丸 5 粒、苏合香丸 1 粒。毫针重刺素髎、左中冲，于左内关行提插捻转，约 5 分钟，痛止，为辨证施救赢得宝贵的时间。

曾治查××，60 岁，1982 年正月初六急诊。经 ×× 医院心电图确诊为冠心病月余。14 时心绞痛发作，含化硝酸甘油片，可缓解半小时，不以为意。18 时许，绞痛再发，含剂及亚硝酸异戊酯吸入无效。内科会诊拟诊急性心梗，建议急送省级医院抢救。因时间紧迫，寻车不易，乃邀余诊视。见患者面青惨，唇、甲青紫，大汗而喘，肢冷，神情恐怖，脉大无伦 120 次/分，舌边尖瘀斑成条成片，舌苔灰腻厚。急予上法针药并施，约 10 分钟痛止。患者高年，肾阳久亏于下，春节劳倦内伤，又过食肥甘，致痰浊瘀血阻塞胸膈，属真心痛重症。且亡阳厥脱诸症毕见，遂投破格救心汤大剂变方。

附子 150 克，高丽参（另炖浓汁兑入）、五灵脂各 15 克，瓜蒌 30 克，薤白（酒泡）15 克，丹参 45 克，檀香、降香、砂仁各 10 克，山萸肉 90 克，生龙牡、活磁石、郁金、桂枝尖、桃仁、细辛各 15 克，莱菔子（生炒各半）各

30 克，炙甘草 60 克，麝香 0.5 克，三七粉 10 克（分冲），2 剂。

上方以高丽参、附子、龙牡、磁石、山萸肉救阳敛阴固脱。红参、五灵脂同用，益气化瘀，溶解血凝。瓜蒌薤白白酒汤合莱菔子，开胸涤痰，消食降胃；丹参饮合郁金、桃仁、三七、麝香，辟秽开窍，化瘀通络；细辛散寒定痛；桂枝引诸药直达心宫。加冷水 2000 毫升，文火煮取 600 毫升，3 次分服，2 小时 1 次，昼夜连服。余守护病榻，20 时10 分，服第一次药后一刻钟汗敛喘定，四肢回温，安然入睡。至正月初七上午 6 时，10 小时内共服药 2 剂，用附子300 克，诸症均退，舌上瘀斑退净。为疏培元固本散一料治本（三七、琥珀、高丽参、胎盘、藏红花、黄毛茸等），追访 18 年未犯。余以上法加减进退，治心绞痛百余例，心梗及其后遗症 12 例，均愈。其中一例心肌下壁梗死患者，服培元固本散 1 料（约百日）后经多次 CT 复查，无异常发现，说明培元固本散有活血化瘀、推陈致新、修复重要脏器创伤的殊效。

6. 冠心病并发频发室性早搏，纤颤休克

王××，女，45 岁，1998 年 11 月 27 日初诊。急性休克收住 ×× 医院内科，诊为"冠心病心衰并发频发室性早搏及纤颤"，经抢救 1 小时，病情无改善，其婿电话向余征询治法。询知患者心跳 248 次 / 分，心区剧痛，大汗不止而喘，症情凶险。遂电告破格救心汤大剂急煎令服 300 毫升而脱险，次日诊之，脉促 134 次 / 分，尿多不渴，舌红

少苔，腰困如折。乃嘱原方加麦冬、五味子各 15 克以救阴，一日连进 2 剂。第 3 日下午，早搏消失，心率 84 次 / 分而出院，令改服本方平剂 3 剂。每日 1 剂，以资巩固。追访 1 年未复发。

7. 肺系诸疾而见心衰

气喘不能接续，为久病及肾，阳衰不能纳气，投本方平剂，另加胡桃 6 枚（合为人参胡桃汤）、蛤蚧尾 1 对、沉香粉 3 克，与高丽参共研细粉，分次吞服，纳气归肾，立解其危。

8. 鼻衄，大出血不止

有出血日夜达半脸盆者，面赤如醉，脉如波涛汹涌，重按则无。此属阴虚于下，龙雷之火上奔无制，阴竭阳亡之变，就在顷刻，切不可寒凉清热止血。速投本方平剂，合引火汤（九地 90 克，盐巴戟肉、天冬、麦冬各 30 克，云苓 15 克，五味子 6 克，油桂 2 克米丸先吞），以滋阴配阳，引火归原，一服立止。本法急救鼻衄大出血垂危 50 余人，均愈。

9. 吐血盈碗盈盆

或大咯血，或妇女暴崩出血不止，或鼻衄日夜不止，或大便慢性出血，日久不止，突变四肢厥冷，大汗淋漓，面白如纸，气息奄奄，此为气随血脱，阴损及阳。脾肾阳衰，不能统摄血液。速投本方平剂，龙牡煅用，山萸肉加至 120 克，干姜改姜炭 10 克，三仙炭各 10 克，血余炭 4 克（冲），生黄芪 30 克，归身 15 克，阿胶 20 克（化入），九地45克，以滋阴救阳，益气止血固脱。

武××，男，41岁，1963年9月16日初诊。胃溃疡大出血濒危，××康复医院确诊为十二指肠球部溃疡，幽门不全梗阻，血红蛋白50g/L，大便潜血（++++）。夏末酒醉后吐血盈碗，沥青样黑糊便45日，收入外科紧急输血。会诊认为体质过虚，暂不宜手术，住院1周后送回家中疗养。诊见患者面色、唇、指如白纸，食入即吐，神糊思睡，四肢冷，头晕不能起立，动则气喘自汗，不渴尿多，脉迟细弱，48次/分。证属脾虚不能统血，血证久延，阴损及阳，气随血脱，亡阳之险象毕露。频频呕吐，药难下咽，急则治标。

赭石粉、生半夏、高丽参（另兑）、云苓各30克，山萸肉（洗）、炙甘草各15克，鲜生姜30克，姜汁20毫升，大枣12枚。

煎取浓汁300毫升，不分昼夜，小量多次呷服，呕止再诊。下午3时，药后2小时呕止，顺利进食牛奶1杯、蛋糕1块。遂投破格救心汤平剂，龙牡煅用，山萸肉加至120克，姜炭、三仙炭各10克，合拙拟"三畏汤"（人参、灵脂、油桂、赤石脂、公丁香、郁金为治各类溃疡之效方）当归补血汤，龟、鹿、阿胶各10克（化入），上药服1剂，大便潜血（－）。服6剂后血红蛋白上升至90g/L。日可进食斤许，出入已如常人，开始上半日班。乃拟加味培元固本散以拔除病根（三七、凤凰衣、煅牡蛎、大贝、鸡内金、鱼鳔胶珠、琥珀、高丽参、鹿茸、血竭、全胎盘、蛤蚧），月余后赴××康复医院复查，溃疡痊愈，追访30年健康逾于病前。此法治愈各类溃疡重症在300例以上。

又治王××，女，42岁。1973年9月10日中午，突然暴崩，出血一大便盆，休克1小时许，面如白纸，四肢冰冷，气息奄奄，六脉俱无，下三部太溪脉似有似无，厂医注射止血、强心剂无效。遂从血脱亡阳立法，以大剂破格救心汤合当归补血汤，龙牡煅用，干姜改用姜炭50克，本人头发制炭6克（冲），下午2时50分，开水武火急煎，边煎边灌，边以大艾炷灸神阙，下午3时30分血止，厥回脉渐出。黄昏时开口说话，凌晨1时索食藕粉、蛋糕，脱险。后以大剂当归补血汤加红参、山萸肉、龙眼肉、肾四味、龟鹿二胶连服7剂，始能起床，服增减培元固本散40日始康复。本方增减治妇女大出血21例，其中，晚期宫颈癌2例，子宫内膜异位3例，更年期功能性出血11例，原因不明暴崩5例，全数在8小时内脱险。除1例宫颈癌死亡外，全数救活，所有病例，服增减培元固本散30日左右，皆获根治。

10. 上列各症，若兼见腰困如折，为肾虚精怯，根基不固，缓解之后必多波折

上列各症，若兼见腰困如折，宜加肾四味（枸杞子、菟丝子、盐补骨脂、仙灵脾）各15～30克，胡桃6枚（打），以温养肝肾。虚馁过甚者，酌加小量血肉有情之品，如鹿茸粉、胎盘粉、龟鹿二胶，以补先天，病情稳定后，服培元固本散1～2个月，以培补先天，修复受损脏器，重建人体免疫力,以求根治。

11. 一切沉寒痼冷诸症危重阶段,尤以风心病心衰阶段多见

病人常觉有冷气从脐下沿腹正中线向上攻冲奔迫,阵阵发作,冲至咽喉大汗淋漓,人即昏厥,类似《金匮要略》描述之"奔豚气"。乃阴阳不相维系,阳从上脱危症之一。急投本方平剂加煅紫石英 30 克,油桂粉、沉香粉各 3 克(冲),直入肝肾,破沉寒痼冷,安镇冲脉,下咽立效。

四、结语

破格救心汤的创制,继承发扬了古圣先贤四逆汤类方救治心衰的成功经验,并师法近代中西医结合的先驱张锡纯先生救治各类心衰休克的学术经验,大胆突破,破格重用附子、山萸肉。经 40 年反复临床验证,本方较之古代及现代同类方剂,更全面、更有效、更能顾及整体,纠正全身衰竭状态。在救治各类型心衰垂危急症方面,不仅可以救生死于顷刻,而且突破了古代医籍所载五脏绝症、绝脉等必死之症的禁区及现代医院放弃治疗的垂死病人。一经投用本方,多数可以起死回生。唯中药汤剂,煎煮费时,抢救急症,难免缓不济急,贻误病机。若能通过大量临床试验研究,筛选主药,改变剂型,静脉给药,则必将在此领域取得重大突破,使古老的中华医学在 21 世纪走向世界,为全人类的生命健康建功立业。

肺心病急性感染

郝××，男，61岁，退休工人，1983年9月5日初诊。心电图显示：窦性心动过速（132次/分），Ⅱ度二型窦房传导阻滞。内科诊断：肺心病急性感染。病史：气管炎病程38年，发展为肺心病已8年。患者从1楼到2楼中医科，虽有人扶持，仍抬肩大喘约6分钟，始能讲话。7日前患重感冒后无汗而喘，胸闷痰黄稠，五六日不大便，心动悸，脉洪数，时一止，舌干红，苔白腻，中根已黄。诊为素有咳喘宿疾，痰湿中阻，风寒外袭，失于疏解，入里化热，急则治标。

生石膏、瓜蒌、生半夏各30克，麻黄、杏仁、五味子、细辛、厚朴、桂枝、白芍、炙甘草各10克，带壳白果（打）21枚，炙紫菀、炙款冬花各12克，竹沥膏100毫升，姜汁10滴（兑入），鲜生姜10片，枣10枚，2剂。

此方由小青龙汤、麻杏石甘汤、厚朴杏仁汤合方化裁，共奏散寒解表、清热涤痰定喘之效。

9月9日二诊：药后汗出，便通，咳喘已减十之七八。脉滑大、胸中发热，前方加鱼腥草30克，清热解毒。清除肺部感染残存之渗出物。患者带药10剂回家静养。

9月19日三诊：患者由南关来城，病已好。唯服最后2剂后，神疲思睡，胃口觉凉，食后泛酸嘈杂。诊脉弦劲搏指，殊少和缓之象。患者年过六旬，劳苦一生，久病耗伤，肾元必亏。此次暴病，本属标热本寒，投剂之后，既已十退七八，便当温养脾肾，以复元气。不慎事烦失察，寒凉过剂，损伤患者脾肾元阳，罪不可恕！虽未见变证丛生不可收拾，但脉象弦劲，非老人所宜，已显露真气不能内守之象；神疲思睡，则是"少阴病但欲寐"渐变之先兆。乃拟四逆汤加红参、山萸肉，隔日1剂，连服10剂，以救药误。后于当年腊月，患者来城购置年货，满面红光，扔掉拐杖。并说今冬只穿一身毛衣，亦不觉冷。戒烟之后，食量增加，咳喘再未犯过。得见患者康复，余心始安。

另，方中白果又名银杏，味甘，微苦、涩，入肺、肾经。功能敛肺气，定喘嗽，止带浊，缩小便，为痰嗽、哮喘要药。果仁有小毒，过量服用则令人头脑昏晕如醉。南方有煮食白果者，常有中毒发生，出现一系列中枢神经症状，如头痛、发热、惊厥不安、呕吐腹泻、呼吸困难……亦有不及救治而死亡者。急救之法，可用生甘草60克、白果壳30克煎汤送服绿豆粉30克、麝香0.3克，可解。由此可知，白果壳善解白果毒。故凡用白果入药，宜带壳打碎，果仁炒黄与壳同煎，可避免发生意外。白果性收涩，表实者，与麻黄同用，一散一收，治痰喘极效。

风心病合并冠心病

张××，女，40岁，1980年夏初诊。病史：风心病，二尖瓣狭窄、闭锁不全，心房纤颤，心衰Ⅲ度；冠脉供血不足；肺瘀血已10年。北京××医院拟行二尖瓣分离手术未果。

现症：心悸、气喘、咳血，动则更甚。每进食必心中大动。故每届饭时，忧心忡忡；端起饭碗，提心吊胆。为免心跳，吃吃停停，一餐常延搁二三小时之久。心率常在170~210次／分。脉促，四肢厥冷，胸闷刺痛，唇、指、舌青紫。自汗淋漓，腰困如折。血压70/50mmHg。入夜不能左侧卧，否则呛咳喘悸不停。

纵观见证，为心之阴阳皆虚，阳虚偏重。久病成损，脾胃中气大伤，子盗母气，故进餐心悸加重。渐至五脏失养，先天肾气被耗，故见腰困如折（肾将惫）、喘（肾不纳气）、汗（真阳失固）、厥逆（命火不主温煦四末）、败脉（七急八败，散乱、雀啄）。且虚必夹瘀，瘀阻心脉，故胸闷刺痛。拟炙甘草汤、参附龙牡救逆汤、丹参饮合方化裁，加肾四味及桃仁、红花，温肾回阳、通脉化瘀、滋液救心为治。

炙甘草30克，附子30克，生地、麦冬、红参（另炖）、五灵脂、生龙牡粉各15克，丹参30克，檀、降、沉香各

10 克，砂仁（捣）5 克，阿胶（烊化）20 克，桂枝、桃仁、红花、五味子各 10 克，肾四味各 30 克，生姜 10 片，枣 10 枚，胡桃 4 枚打，21 剂，每旬 7 剂。

一月后，悸止喘定，肢厥、发绀消失，纤颤未发，腰困亦愈。进食已不心跳，胸闷刺痛在服至 10 剂时痊愈。脉细弱，92 次 / 分，唯月初曾出现反复。穷追细问，始得知 10 年来每经期必感冒，每感冒 1 次，病情加重。其症，月经前 1 日突然寒热如疟，呕吐，耳聋，经净自愈。此乃六淫外邪久羁，由表入里，深伏血分不能透达，即《伤寒论》热入血室之证，当因势利导，予小柴胡汤加味，提透血分伏邪。

丹参、当归、坤草、生半夏各 30 克，赤芍 15 克，泽兰叶、酒香附各 12 克，柴胡、红参（另炖）、五灵脂、川芎、酒芩、干姜（炒）、桃仁、炙甘草各 10 克，黑芥穗 6 克，生姜 10 片，枣 10 枚，6 剂，每月经前一日，连服 3 剂。另：全胎盘 100 克，鹿茸、冬虫夏草、红参各 30 克，蛤蚧 6 对，三七 100 克，琥珀 30 克，制粉常服，培元固本。

1983 年 12 月，患者偕长女专程从孝义来家致谢。据诉，服二诊方后，经前感冒得以根除。除风心病仍存在外，已无自觉症状。体质增强，步行如常人，拟在最近恢复工作。

按： 从临床观察，风心病多由表邪入里而来。唯病程一长，多数病人对致病之由皆不能记忆，而医者亦

见病治病，忽略追根寻底。投剂则隔靴搔痒，无济于事，或得药暂愈，后必复发。余临证经验，凡久治不效、反复发作的重病、顽症、痼疾，或交节病作类疾病，必有六淫外邪深伏。"伤风不醒变成痨"，这则民间谚语道破了深刻的病理、病机。邪之中人，初必在表。失治则由表入里，正气愈虚，邪陷愈深。待病邪深入血分，侵入五脏，在治疗上便成"半死半生"之局。但既有伏邪，必有征兆。邪正相争，宿疾发作，便显示病邪盘踞的经络脏腑。此时，因势利导，扶正托透，常可一举破其巢穴。故《内经》说"善治者治皮毛"，不单是为表证立法，也是治疗重、难、痼证的法宝。"诸症当先解表"这样一条极平淡的治法，却寓有神奇的妙用。本病例重病10年，邪入血室即达10年，月月经前发病，暴露了本症的奥秘。遂以一味黑芥穗之深入血分，加入得生丹、小柴胡汤内，益气扶正，活血温经，和解表里，使10年伏邪得以外透，从此步入坦途，痼疾获痊。又曾治多例心衰水肿病人，病程多在10~30年不等，均有外感寒邪病史，察知寒邪深伏少阴，予对症方内加入麻黄、细辛，开提肺气，透发伏邪，得微汗之后水肿迅速消退而愈。一得之愚，聊作临证之一助。

肺结核合并肺心病（戴阳危症）

王××，女，68岁，传染科住院病人。诊断：肺结核，肺气肿合并急性感染。血沉90mm/h，白细胞15×10^3/L，中性粒细胞91%，淋巴细胞9%。经抗结核、抗菌治疗无效，请中医协治。

诊见患者双颊艳若桃花，双目神采外露，发热、烦躁，咳喘月余。盗汗，渴喜热饮，双膝极冷，心动神摇，六脉细数无伦，心率132次/分，舌淡。患者年近古稀，肾元久虚，复加久病耗伤，过服清热之凉剂，致成上盛下虚戴阳格局，有欲脱之虞。急急固肾敛肝，引火归原，纳气归根为治。

山萸肉90克，红参（另炖）15克，生龙牡、白芍各30克，炙甘草15克，油桂3克（米丸吞），附子30克。

上药连服3剂，脱险，出院回家将养。

按：戴阳证为下元虚极，真阳不能下守，浮游于上，阴盛格阳危候。又因过用秦艽、鳖甲之类，开破肝气，致肝虚不敛。故用参附龙牡救逆汤合张锡纯氏来复汤，加油桂固摄下焦、温纳浮阳，重用山萸肉敛肝固脱。若按西医诊断，投以清热解毒、养阴退蒸之剂，必然亡阳暴脱，变生顷刻。可见，中西医结合，中医绝不能"对号入座，按图索骥"。多数情况，皆需另起炉灶，独立辨证。有时甚至要反其道而行之。本例在关键时刻，断然舍病从症，挽救了病人性命，正是中医学的优势与特色所在。

扫码领取
·有声读物
·中医理论
·阅读工具
·专业社群

特发性肺间质纤维化医案（二则）

本病临床少见，机理不明。现代医学认为本病尚无有

效　　　　　　　转，从发病到死亡 2～4 年。采取肺

　　　　　　　　而且术后生存期仅 2～3 年，是世

　　　　　　　难绝症之一。

　　　　　　性支气管炎，反复发作的痉挛性剧

　　　　　　确诊，已属晚期。此期，无一例外

　　　　　　衰竭、心衰、呼吸衰竭而死亡。本

　　　　　　瘀瘵、痉咳、喘症，有相似之处。

　　　　　　危病人，以自拟破格救心汤变方，

　　　　　　缓解期以培元固本散变方，峻补先

　　　　　　力，以抽丝剥茧的方法，缓化湿痰

　　　　　　恶化，提高了患者的生存质量，似

　　　　　　之机，值得深入研究。兹将医案抄

　　　　　　岁，农民，1998 年 11 月 7 日初诊。

　　　　　　寒邪，患咳喘，久治不愈，凡节令

　　　　　　遂成痼疾。近年来，感冒缠绵不断，

　　　　　　　，去 ×× 医院呼吸科住院半月，经

CT 检查，诊为"特发性肺间质纤维化合并肺心病"，经大

剂量激素疗法、吸氧等法无效。心衰、呼吸衰竭日渐严重，

病危出院。

诊见患者羸瘦脱形，近 7 个月内体重锐减 15 千克，面色青惨，两目无神，声哑无音，喘息抬肩，气息奄奄。唇指青紫，杵状指，下肢凹陷性水肿。喉间痰鸣漉漉，咳吐白痰涎沫。四肢厥冷，手冷过肘，足冷过膝，脉急而促，133 次 / 分（频发房性早搏）。舌胖、苔灰腻，两侧瘀斑成条。唯趺阳、太冲、太溪三脉尚能应指不乱，食纳好，胃气尚存，虽亡阳厥脱诸症毕见，尚有可挽之机。以破格救心汤大剂救阳固脱为先，参蛤散纳气归肾，麝香辟秽，化浊痰，开上窍，以救呼吸衰竭。

附子 200 克，干姜 25 克，炙甘草 60 克，山萸肉 120 克，生龙牡粉、活磁石粉、煅紫石英粉各 30 克，生半夏、云苓、鲜生姜各 45 克。高丽参 20 克、蛤蚧尾 1 对、麝香 1 克研末分吞。

加开水 2000 毫升，急火煮沸 1 刻钟后，频频边煎边喂，昼夜连服 3 剂。

11 月 8 日早二诊：昨日从 10 时 20 分开始服药，每次 1~2 羹匙，10 余分钟给药 1 次，服至第 7 次，约首剂的 2/3，痉咳暴喘得罢，上肢回温，可以侧卧，基本脱险。以后每隔半小时服药 100 毫升，凌晨 1 时服完 2 剂，安睡约 2 小时。醒后痰鸣声一度消失，暴喑 20 余日，第一次发出声音，索食汤面 1 小碗，至破晓服完 3 剂，再次入睡。

遂拟一方，师法麻黄附子细辛汤意，助元阳，开表闭，引领冰伏之邪外透。采取多次分服，消息进退，以保汗不伤正。

麻黄30克（另煮汁150毫升备用），细辛20克，附子200克，干姜25克，炙甘草60克，山萸肉120克，生半夏、云苓、鲜生姜各45克，葱白3寸，（高丽参20克、蛤蚧1对、麝香0.5克研末分次吞服）。

加冷水2000毫升，文火煮取600毫升，3次分服，服药选午前阳旺之时，以助正气。每次兑入麻黄汁50毫升，得汗后止服。

11月9日三诊：上方于9时服1次，至10时30分，仍无汗意。令缩短给药时间，加服1次，并以鲜生姜末、红糖、胡椒粉煮汤1碗，热服以助药力。午时头部见汗，少顷颈项胸背皆得润汗，令去麻黄汁将剩余药液趁热服下，以固护元气。

11月10日四诊：昨日药后，表闭一开，肺气宣发，伏寒外透，真阳敷布，背部冰冷及全身如捆之感，一服而解。上肢厥冷已退，喉间痰鸣消失，唇指色转淡红。喘定，剧烈痉咳两日内偶见一两次。又因肺为声音之门户，并主通调水道，得汗后，声音出，嘶哑愈；小便增多，踝肿亦退。脉象缓和，80次/分。顽固性心衰及呼吸衰竭之危，得以解除。表气一通，营卫亦和，每进食必有微汗，全身舒畅。两日来吐痰甚多，胸中憋闷感亦大为松宽。可见汗法得宜，有助于人体正气来复，使盘踞肺络之湿痰死血，渐有外透之机。唯在黎明、午后、子时，胸痛彻背，胸中憋闷之感，阵阵发作。乃痰巢虽破，死血难消，不通则痛。遵仲景法改方如下：

（1）附子 90 克，炙甘草 60 克，生半夏、云苓、鲜生姜各 45 克，瓜蒌 30 克，薤白 15 克，丹参 45 克，檀、降香各 10 克，砂仁 5 克，桃杏仁、五灵脂各 15 克，山萸肉 30 克，细辛 20 克，干姜、五味子、白芥子（炒研）各 10 克，百合、生山药各 30 克，白酒 100 毫升。

加冷水 2000 毫升，浸泡 1 小时，文火煮取 450 毫升，日分 3 次服。

（2）大三七 100 克，高丽参 100 克，琥珀、五灵脂、紫芝孢子粉、川贝、沉香、土元、水蛭、冬虫夏草、全虫各 30 克，蜈蚣 100 条，蛤蚧 10 对，全胎盘 1 具，坎气 50 克，黄毛茸尖 50 克。

制粉，日服 2 次，每次 3 克，热黄酒送下。

（3）炮甲珠 60 克，麝香 2 克。制粉，分作 20 包，早晚各 1 包，热黄酒送下。

此后又经三诊，服汤药 40 剂，散剂 1 料，诸证均退，体重渐复。虽经严冬，咳喘未发，亦未感冒。次年开春，随夫去外县经营煤窑，做饭、洗衣、提水，已如常人。1999 年 4 月，遇于街头，已无病态，嘱其散剂再服半年，以资巩固。惜因煤窑倒闭，负债累累，未能如愿。当年底遇其夫，始知患者于 7 月份得暴病，日夜上吐下泻 30 余次，不及救治而死。

近贤治肺间质病，多主甘凉柔润，养阴清肺，以救肺叶枯焦。而本例病人纯属沉寒痼冷，病机有异，自当遵循仲景温养之法。既属肺萎，难免肺津有伤，故选百合、生山药性平之品，以养肺肾之阴。况四逆汤中附子一药，辛以润之，致津液，通气化，可使肾中五液蒸腾敷布，阳生阴长，此即阳中求阴生化无穷之理。若徒以养阴清肺为能事，则寒凉败中，肺阴未复，脾阳先伤，食少便溏，土不生金，化源告竭，反促败亡。

本病大虚大实，自当攻补并重，方2、3为拙拟培元固本散变方，以血肉有情之品，峻补先天肾气，重建人体免疫力。方中化瘀药、化痰药、虫类药，针对本病大实而又难以攻伐扫荡的特点，扶正气以固根本，由浅入深，抽丝剥茧，入络搜剔，化瘀散结的缓攻之法，攻邪而不伤正。尤以炮甲珠、麝香对药，穿透攻破，无微不至，辟秽化浊，引诸药直入肺窍，清除湿痰死血。诸药相合，似有修复、激活受损肺实质病变之效。

按： 从四诊所见，本病难关重重，病虽见转机，而阳根未固，不可轻忽。

1. 久病气血耗伤殆尽，阴竭阳亡，气息奄奄，是为大虚。

一昼夜用附子600克，指掌虽温而下肢冰冷如昔。一线残阳能否挽回，成为生死关键。

2. 肺叶枯萎，湿痰死血盘踞深痼，是为大实。

反复发病，正愈虚而邪愈实。"纤维化"为肺叶实质损害，现代医学断定不可逆转，病入膏肓，针药难施。肺为娇脏，非如腑实、痈毒之可以用霹雳手段，直捣病巢，攻补两难。

3. 近半年来，盛夏不离棉衣，自觉如入冰窖，背部似冷水浇灌。

此次重病月余，始终恶寒无汗，全身如绳索捆绑，胸痛彻背，憋闷如窒。病虽 20 年，而小青龙汤证之主证不变。营卫闭塞，寒邪冰伏，少阴亡阳与太阳表实同见，成为本病一大死结。

病机既明，可知营卫内连脏腑，外合皮毛，为人身抵御外邪的第一道防线。既是邪之入路，亦当是邪之出路。《内经》云："善治者治皮毛……"前贤亦主张"诸症当先解表"，开门逐盗。喻昌创"逆流挽舟法"，更谓："……邪陷入里，虽百日之久，仍当引邪由里出表。若但从里去，不死不休！"所论虽为痢疾夹表湿内陷者立法，而万病一理，凡沉寒痼冷诸症，外邪深陷入里，冰伏难出者，非汗法不能解此死结。

2. 周××，女，23 岁。5 年前因服民间减肥药（印尼守宫木鲜草汁）10 余日，出现腹泻，反复感冒，剧烈痉咳，全身倦怠，迅速消瘦，未及两个月，体重锐减 10 千克，终至气喘不能举步。经 ×× 医院 CT 检查，确诊为"特发性肺间质纤维化，右心扩大"而住院多次，经大剂量激素疗法无效。近 3 年发生自发性气胸 3 次，病情迅速恶化，左肺功能丧失，右肺功能仅存 1/5，24 小时依赖性吸氧已达年半。建议做肺移植，家长遍访术后病人，已有 9/10 死亡，最长存活期 25 个月。绝望之下，求治于中医。

2000 年 7 月 10 日 8 时初诊：患者辗转入晋，间断供氧 14 小时，剧咳暴喘，冷汗淋漓，面色灰暗，唇指青紫，指冷，脉急而促，134 次 / 分，病势危急。救阳固脱为要：破格救心汤大剂，加竹沥 4 支、姜汁 1 盅，开水煎药，不拘时频频喂服。

7 月 12 日二诊：上药于 24 小时内不分昼夜连服 2 大剂，当日从 9 时开始服药，至 12 时汗敛阳回，咳减喘定，脉急 110～120 次 / 分。当夜 11 时 50 分，痉挛性暴咳约 3 分钟。咳出胶黏痰涎、痰块少许后，安睡一夜。次晨寅、卯之交，又暴咳一阵，至夜子时，又有短暂痉咳。两日观察，患者虽病经 5 年，羸瘦脱形，所幸正值青年，正气尚存，胃气尚好，未必就是绝症。唯久病伤肾，故咳则遗尿。可挽之机，全在"发作有时"一节，由此判断，正气尚堪与邪交战。寅、卯之交，日将出，阳气渐旺，故咳时短而痰出较多。至夜子时，阴气大盛，阳不胜阴，故咳时久而痰难出。痉咳之症，既是正气抗邪之必然，又是邪之出路，故不可见咳止咳。治法当因势利导，扶正去邪并重。肺为娇脏，邪入深痼，攻邪之法，只可缓图。温肾阳、助肾气、滋肾阴以固本，抽丝剥茧，层层搜剔，削磨推荡以去邪，持之以恒，缓图转机，方案如下：

（1）破格救心汤合瓜蒌薤白半夏汤、丹参饮，随症加减。

附子 150 克，山萸肉 90 克、生龙牡、活磁石、紫石英各 30 克，炙甘草 60 克，高丽参（浓汁兑入）、五灵脂各 15克，瓜蒌 30 克，薤白 15 克，白酒 100 毫升，生半夏、云苓、鲜生姜（切）各 30 克，生山药、百合各 30 克，制肾四味各 20 克，干姜、五味子、桃仁、杏仁、细辛、白芥子（炒研）各 10 克，竹沥 4 支，姜汁 1 盅（兑入），大枣 12枚，胡桃 4 枚（打）。

加冷水 2000 毫升，浸泡 1 小时，文火煮取 450 毫升，日分三次服。

（2）培元固本散变方长服。

大三七、琥珀、高丽参、花旗参、五灵脂、全胎盘、坎气、黄毛茸尖、冬虫夏草、灵芝孢子粉、蛤蚧、川贝、沉香、藏红花、全虫、蜈蚣、土元、水蛭、炮甲珠、麝香（此药价昂，危急阶段，连用 10 日，缓解后以苏合香丸代之，每服 1 丸，日 2 次，再服 10 日，停药，因耗气伤阴，不可久服）。

共研细粉，日服 2 次，每次 3 克。

（3）以鲜山药、鲜百合、鲜荸荠、莲子、薏米佐餐，以养肺肾阴精。

7 月 23 日三诊：经治 12 日，药进 12 剂，服附子已达 1900 克，舌不干，口不渴，精神、食纳佳，不喘，剧咳日 3 次，痰较利，时间、节律不变。胸痛彻背已去大半，腰困大松，唇指已见红活，晴朗日正午可以不吸氧，脉弦细，100 次/分。唯初到大陆，南北温差较大，受寒，颈项肩背沉困不舒，如压一石板。遵伤寒之理，二诊方加葛根 60 克，专理颈项，以利太阳经输。

8 月 8 日四诊：经治 29 日，累计用附子近 5 千克，并配服培元固本散，不渴不燥，病本之虚寒，暴露无遗。病情日见减轻，食纳好，精神佳，项背强急及胸背痛，已极轻微，再次发生气胸之险得以解除。晴朗日上午，基本不吸氧。痉咳减为日 2 次，每次缩短为 1 分钟许，日节律开始改变，寅、卯时已不咳，真阳渐复，元气渐旺。脉息略缓，90 次 / 分，舌红润，两侧瘀斑退淡，舌下静脉已隐，药既对证，无须更改，二诊方附子减为 100 克，日 1 剂。

8 月 16 日五诊：连续三日觉烦热，掌心热，气怯倦怠，不渴。舌淡，脉虚数，100 次 / 分。此属气虚发热，真阳渐复，大气不充。二诊方加生黄芪 240 克，3 剂。

8 月 19 日六诊：烦热退净，颇觉胸闷。肺为娇脏，升补太过，亢则为害，五诊方生黄芪减为 120 克，余药不变。

9 月 26 日七诊：经治 78 天，计先后共用附子 9700 克，仍不敢说元阳尽复。盖在当时发病时，动辄白虎芩连，真阳伤残殆尽。人身阳气之易伤难复，本例又是一证。白天可以间断吸氧，体重回升 2.25 千克，面色红润，臀部大肉尽脱处，形渐丰满，前后判若两人。今日 CT 及 X 线检查与当时发病片对照，左肺功能丧失如故，右肺功能由 1/5 改善为 1/3。立秋后感寒，痉咳一度加剧，曾给旋覆代赭汤重用代赭石 45 克 3 剂，药后咳减而胸闷加剧。肺为娇脏，降逆过甚，亦复不堪耐受。可见中医学之藏象学说，千锤百炼，毫厘不差。患者将返回静养，大病初见转机，汤药不可骤停。嘱二诊方附子、山萸肉减为 30 克，加生黄芪 60 克，以益气运血，余药不变。另加漂海藻、甘草一对反药各 30 克，以加强相反相激，磨积散结之力，每旬服 7 剂，并以培元固本散长服，以求增强体质，缓图改变肺实质病变。若有意外变化，嘱电话联系。

至 2001 年 4 月，患者返家已 7 个月，其母 11 次电话垂询，口授方药尚能对症，病情日渐好转，体重稳步回升，子时痉咳之节律，已大体改变，7 个月来仅冬至节前后感冒一次，暴喘再未发作，晴朗日可到街头散步。

扫码聆听
李可老师毕生中医心得

中风七则

一、中风闭证（脑出血）

张××，女，47岁，1997年6月16日初诊。肥胖体型，患原发性高血压，多年失治，致时时头晕、肢麻。当日14时许，突然昏扑，扶起后，口角流涎、呕吐如喷射状、失语、右瘫、昏迷、面赤如醉、两手握固、四肢拘挛、项强、瞳孔不等大。痰涌如鼾，立即送医院抢救。会诊意见：脑出血（左颞右基底节区出血，右基底节区腔隙性脑梗死，CT检查报告）；风中于脏，痰热内闭。院长邀余协治。除西医常规抢救措施外，建议：

1. 三棱针重刺十宣、十二井、双足趾尖出血，刺激末梢神经，减轻脑压；毫针强刺素髎、人中、内关、足三里、丰隆、涌泉，由上而下，重刺健侧，引血下行，促苏，2次/日。

2. 加用中医现代科研成果清开灵、醒脑静静滴；早用活血化瘀中药针剂，促进吸收，防止脑疝形成，2次/日。

6月17日10时，经上述处理后，痰涌大减，四肢拘挛缓解，喂水可以咽下，体温38.5℃，加用中药。

1. 降气火之升腾，清痰热之内闭：赭石粉、怀牛膝、生石决、生牡蛎、生白芍、元参、生半夏各30克，黄芩、天麻、钩藤各 15 克，酒大黄、天竺黄、胆南星、菖蒲、郁金、甘草、车前子各 10 克，生铁锈磨浓汁煎药，日进 1 剂。

2. 安宫牛黄丸 2 丸，捣为糊，日进 2 丸。

3. 羚羊角粉 2 克，麝香 0.3 克，以竹沥水加姜汁数滴，一日内多次分服。

6 月 18 日 10 时，黎明泻下热臭便一次，呕止，痰鸣消失，瞳孔等大，等圆，体温 37.5℃。原方去生半夏，黄芩炒炭，酒大黄另煎，再泻一次后弃去，余药不变。安宫丸减为 1 丸。

6 月 22 日 8 时，上药连进 3 剂，今晨 7 时许睁目看人，苏醒。可以点头、摇头回答询问，仍失语，血压正常，开始进流食。以手指口，索饮，舌红，根有腻苔，边尖瘀斑。神倦，体温 37℃，六脉细数而虚。散剂扶正清脑化瘀。

三七、琥珀、西洋参、藏红花、人工牛黄、天竺黄、生水蛭、炮甲珠、全虫尾、大蜈蚣、羚羊角尖各 10 克，守宫 10 条，麝香 3 克，上药研末混匀，1 克 / 次，3 次 / 日，竹沥水送下。

6 月 26 日，口眼㖞斜已正，舌体灵活，开始讲简单的话，出院回家调养。

二、中风脱证

温 ××，男，52 岁，1977 年 4 月 23 日初诊。凌晨 5 时，突觉胸中气不上达，随即昏厥。自汗，遗尿，右半身偏瘫。脉弱不上寸，尺部亦虚。以毫针刺人中后苏醒，语声低微如蚊蚋。此人一生困顿，当装卸工几十年，难求温饱，劳倦内伤，肾元久衰。昨夜装车到零时，已觉气喘汗出，湿透内衣。法宜大补气血，温肾敛汗固脱。补阳还五汤变方合张锡纯氏来复汤加减。

生黄芪120克，山萸肉60克，红参10克（另炖），当归30克，白芍15克，炙甘草10克，肾四味各30克，生龙牡各20克，赤芍、川芎、地龙各10克，桂枝10克，桃仁、红花各3克，鲜生姜10片，大枣10枚，胡桃4枚，7剂。

4月30日二诊：服1剂，汗敛喘定，服3剂，可拄杖学步。服完7剂，已可弃杖行路。嘱其再服7剂。5月下旬，遇于百货公司，扛包装车已如常人。追访至62岁，继续当装卸工，健壮逾于往年。

三、中风偏瘫（脑血栓形成）

张××，男，69岁，会计，1980年4月19日初诊。高大肥胖体形，一月来腰困如折，夜甚。小便余沥，昨晚睡前觉右肢麻木，今晨醒来已偏瘫。嘴向右㖞斜，漏气，漏饭。舌短，语謇，头晕气短，按脉浮软，舌淡胖有齿痕，舌左瘀斑成片。××医院内科诊为脑血栓形成。

年近古稀，形盛气衰。肾元久亏，肝失滋荣，气虚失运，发为偏枯。拟补阳还五汤加减，益气固肾，祛痰化瘀，虫类通络。

生黄芪120克，当归30克，赤芍15克，川芎、桃仁、红花、地龙、白芥子、天南星、白附子、天麻、僵蚕、土元、桂枝、炙甘草各 10 克，生龙牡各 30 克，鲜生姜 10 片，大枣 10 枚，胡桃 4 枚，3 剂。

4 月 21 日二诊：药进 3 剂，每日针灸曲池透少海、合谷透后溪、阳陵透阴陵、风市、足三里。面部：牵正穴。口眼㖞斜已愈。语言、饮食已无碍。手脚可抬举，患手握力恢复。效不更方，原方 3 剂。

4 月 24 日三诊：生活已能自理，舌上瘀斑退净，予三七、琥珀、红参、全河车、止痉散各 30 克，研末，每服 3 克，2 次 / 日，痊愈。追访 5 年，一切如常。

四、卒中前兆

赵 ××，65 岁，1984 年 1 月 22 日初诊。10 年前经 ×× 医院内科诊为原发性高血压（低压偏高，持续在 100 ~ 110mmHg）、脑动脉硬化。长期服用降压剂及清脑泻火中成药。入冬以来，眩晕加重，手指麻木，膝软，足下如踏棉絮。曾多次跌扑，以致不敢下炕走动，舌短语涩。近来口舌生疮，口渴，饮多尿多，舌体热如火燎，双膝独冷如冰。脉弦劲搏大，舌红无苔而干。脉证合参属阴虚阳浮，龙火上燔。法宜大滋真阴，引火归原。

九地 90 克，盐巴戟肉、二冬各 30 克，云苓 15 克，五味子 6 克，油桂 1.5 克（冲），3 剂。

1 月 26 日二诊：诸症皆愈，已扔掉拐杖，健步如常。

3 月 8 日晚，患者步行来家，面色清朗，谈笑自如，唯觉耳鸣如蝉声。仍是肾水亏于下，初春阳升，龙火不能潜藏。拟引火汤合耳聋左慈丸，加菖蒲启窍。

引火汤加柴胡 6 克，活磁石、生龙牡各 30 克，菖蒲 10 克，上方服 3 剂，耳鸣亦愈，已无不适。

火不归原，亦卒中之一种类型，与他型治法大异。当中医之"证"与现代医学之"症"发生冲突时，要毫不犹豫地舍"症"从"证"。一切局部的病变，皆由整体失调所派生。中医学的"证"，正是人体阴阳气血，五脏生克，气机升降——整体失调在患病阶段特殊矛盾的集中体现。其中，更包含了"个体特异性"，即同样的病，在不同的病人身上，有特异的表现，更是辨证的关键。故治"证"即是调节整体，整体康复，则局部的病变，常可奇迹般地不治自愈。

五、面瘫误治坏病

翟××，男，49 岁，1983 年 2 月 23 日初诊。1982 年 12 月 27 日晚 8 时许，与人闲坐，忽觉眼跳，舌硬，说话漏风，左眼不能闭合，嘴向右㖞斜，大渴引饮，服牵正散类方 20 余剂，最重时防风 30 克，连服 7 剂。全虫每剂 15 克，累计共用防风 405 克，全虫 300 克，白附子等辛燥药剂剂必用，不效则加量。延至元月 24 日，渐渐头眩，心悸怔忡，身软神疲，夜不成寐，食不知味。脉涩无力，50 动内止歇达 7～8 次，舌红，无苔而干，时觉心动神摇，坐卧不安。心电图见"频发室性早搏"。夜尿特多，十一二次，而嘴眼㖞斜更甚。

　　患者素体阴虚，复加劳倦内伤，日日奔波，中气大虚，致内风妄动，嘴眼㖞斜，本与外风无涉。医者只见局部，忽视整体，见病治病，过用风药，致气阴两伤，已成坏病。既已出现"脉结代，心动悸"之炙甘草汤证，则当以炙甘草汤救阴复脉。用伤寒原方，以汉代与今度量衡之比率，折半定量。

　　炙甘草 60 克，生地 250 克，红参 15 克（另炖），桂枝、麦冬各 45 克，阿胶 30 克，火麻仁 60 克，鲜生姜 45 克，大枣 30 枚，以黄酒 500 毫升、水 2000 毫升，文火煮取 600 毫升，入阿胶烊化，日分 3 服。

　　针刺补中脘、足三里，弱泻内关。

　　3 月 1 日二诊：上药连进 5 剂，针灸 1 周，诸症已退七八，舌上生薄白苔，已不甚渴，尿已正常。两手 100 动内偶见一二止歇，脉仍细涩无力，且觉脐下有动气上奔感。是阴虚于下，冲脉不安其位。改投《温病条辨》三甲复脉汤，大滋真阴，潜阳息风宁络。加红参助元气，紫石英、磁石镇冲脉，协调上下。

　　炙甘草、生地、白芍各 18 克，阿胶、麻仁各 9 克，麦冬、牡蛎各 15 克，生鳖甲 24 克，生龟板 30 克，红参 15 克，紫石英、磁石各 30 克，3 剂。

　　加灸牵正、颊车、地仓、承浆、鱼腰、鱼尾、四白、阳白，左头角麻木处，梅花针轻扣。

　　3 月 6 日三诊：诸症均愈，早搏消失，六脉和匀流利，精神食纳均佳。经治 12 日，药误变证得安。面瘫亦愈八九。遵养正邪自退、治风先治血、血行风自灭之理，予补阳还五汤加味，益气养血活血助肾善后。

生黄芪 120 克，当归、首乌各 30 克，天麻 15 克，赤芍、川芎、桃仁、红花、地龙、炙甘草各 10 克，白芷 5 克，肾四味各 15 克，鲜生姜 10 片，大枣 10 枚，胡桃 4 枚，5 剂。

后于夏季遇于街头，病愈之后，体质大胜从前。

按： 本例初诊失误，在于混淆了内风与外风的界限，误以治外风的方药治内风，造成气阴两伤，小病治成大病。东垣老人虽有"防风为风药润剂"之说，但毕竟风能胜湿，即能伤阴，不可久用。中医学关于"风"的概念，可说包罗万象，但不出外风、内风两大类。凡描述"风者善行而数变""肝风暴动""风引㖞僻（面瘫）""风引偏枯"之类突发性病变之"风"，皆属内风，多与现代之脑神经系统病变相关。治宜滋水涵木，潜镇息风。中医之"天人相应"观，又认为人与自然气候变动，息息相关，则外风又可引动内风，这些虽是老生常谈，但临证之际，常常不是一目了然，要慎思明辨。其次，运用前人验方，不可信手拈来，见病即投，亦要辨证得当，方可施用。

六、顽麻怪症

刘××，女，31 岁，1998 年 8 月 2 日初诊。病已 13

个月，由产后失调引起。其症，入睡则梦魇。挣扎至四肢麻木而醒，醒后活动 10 多分钟始能恢复知觉。曾注射营养神经、强壮针剂，不效。又服补中益气、八珍、十全辈，皆不应。近来日见加重，白昼亦觉左半身忽然一阵麻木，虽午睡片刻亦不能免。今夏虽酷热至 36 ~ 37℃，亦畏寒。夜睡必右侧卧，仰卧则气不能上达。诸多见证，悉属气血两虚，兼阳虚，湿痰留滞经络。脾主气，肝主血。脾虚则痰湿内生，流于四末而为麻木；产后肝血已亏，卧则血归于肝，四末失养则不仁；入睡则营卫气血运行迟滞，故病作。前医遣方，本属对症，惜用药无分主次，失却统领，故不能达于病所。今当重用气药为帅，以气统血、运血、化湿，佐虫类入络，搜剔湿痰死血，油桂温阳，木香流气，气旺湿去血活，其症当愈。

生黄芪 120 克，当归 30 克，红参（另炖）、赤芍、川芎、桂枝、白芥子、生半夏、天南星、油桂、僵蚕各 10 克，止痉散（全虫 12 只、蜈蚣 2 条研末冲服），黑木耳 30 克，肾四味各 15 克，炙甘草 10 克，木香、桃仁、红花各 3 克，鲜生姜 10 片，大枣 10 枚，胡桃 4 枚，10 剂。

8 月 13 日二诊：已 11 日未麻木，微觉头晕，面白不泽，食纳大增。原方去生半夏、天南星，加制首乌、白蒺藜各 10 克，阿胶 15 克（烊化）。

10 月中遇于街头，知已痊愈两个多月。曾赴京办事，虽奔波劳累，吃睡不好，亦未犯病。

七、蛛网膜下腔出血

温××，女，27岁，2000年5月6日初诊。怀孕5个月，突于2000年4月18日剧烈头痛，喷射状呕吐，急诊住入××医院内科。经18日治疗，病势转重，5月6日深夜邀余诊视。询知，经4次腰穿，脑脊液呈血性，CT见"蛛网膜下腔出血"。颅内压居高不下，频频喷射状呕吐。近日多次发生短暂性抽搐，一度口眼㖞斜，头痛如破，呻吟不绝，目赤气粗，呕吐稠黏痰涎及黄绿色苦水，其气秽臭。脉弦滑而劲，阵阵神糊。由脉证推断，显系肝胃痰火上攻，气机逆乱，有升无降，内风已动，有蒙蔽神明之险。急则治标，予降气涤痰和胃降逆。

赭石、怀牛膝、生半夏各30克，胆南星、天竺黄、柴胡、黄芩、酒龙胆草、枳实、炙甘草各10克，杭芍45克，珍珠母、茯苓各30克，"全虫5克、蜈蚣3条"（研末冲服），生姜30克，姜汁10毫升（兑入），煎取浓汁300毫升，小量多次缓缓呷服，待呕止，顿服安宫牛黄丸1丸。

5月7日二诊：药后头痛减，抽搐未发，凌晨又见剧烈头痛约1刻钟，呕减而未止。神志已清，可以回答询问。呕出酸苦黏涎，脉弦滑较昨稍缓，舌上水滑，胃中觉凉。改投镇肝息风汤合吴茱萸汤加减，重在降逆和肝胃。

赭石45克，怀牛膝、生半夏、茯苓各30克，红参（另炖）、吴茱萸（开水冲洗7次）、炙甘草各15克，全虫10克，大蜈蚣10条，鲜生姜30克，姜汁10毫升，煎取浓汁

500 毫升，小量多次，缓缓呷服。

5月8日三诊：痛呕均止，颅压正常。仍予原方加减，侧重化瘀：赭石、怀牛膝、生半夏、云苓各 30 克，红参（另炖）、五灵脂、吴茱萸（开水洗 7 次）各 15 克，生龙牡、珍珠母各 30 克，生杭芍 90 克，"全虫 3 克、蜈蚣 4 条"（研末分次冲服），鲜生姜 30 克，大枣 20 枚，2 剂。

上药服后诸症均退，未见任何后遗症。唯输液一侧之下肢肿，夜寐欠安，六脉和缓，右寸略弱。予补阳还五汤，运大气、化瘀，以助康复。生黄芪 120 克，当归、益母草、丹参、珍珠母各 30 克，川芎、桃仁、红花、地龙、僵蚕各 10 克，蛤粉 30 克，白芥子炒研、桂枝、炙甘草各 10 克，生杭芍 30 克，"全虫 3 克、蜈蚣 4 条"（研末冲服）。

上方服 3 剂后又带 7 剂出院回家调养。

按：本例之剧烈呕吐得力于小半夏加茯苓汤重用生半夏加赭石末、鲜生姜、姜汁，此法余一生应用上万例，通治一切肝胃气逆之呕吐，如妊娠恶阻剧吐，水米不入，胃出血狂吐不止，现代医学确诊之脑膜刺激征，寒热错杂之胃肠痉挛等，皆有捷效。轻症服一两口即止，稍重则服两三次即愈，极重症 10 小时许过关。标症一除，再缓图治本。不论何种呕吐，皆由胃气上逆。胃为气机升降之中枢，胃气不降，则诸经之气皆逆。方以赭石、生半夏、鲜生姜降胃，则气机升降复常，何呕吐之有？正是执简驭繁，以不变应万变之法。

又，本例之剧烈头痛，在加吴茱萸汤后一剂而止，吴茱萸辛苦大热，其气燥烈。下笔之际，曾有犹豫，恐不合于"脑出血"症，但《伤寒论》吴茱萸汤证，明白昭示："干呕吐涎沫，头痛者吴茱萸汤主之。"止痛与止呕，正是吴茱萸的两大功效。中医虽无"蛛网膜出血"这样的病名，但患者头痛如破，剧烈呕吐，吐出物为酸苦涎沫，又自觉胃凉，正是肝胃虚寒，夹痰饮上冲巅顶（脑）之根据。病机既合，投剂之后，头痛如破及残余之呕吐立止。读古人医案，常有"覆杯而愈""效如桴鼓"之描述，一经临证，乃深信经方确有神奇功效。由此领悟，伤寒六经辨证之法，统病机而执万病之牛耳，则万病无所遁形。"病"可以有千种万种，但病机则不出六经八纲之范围。正是内经"知其要者，一言而终"的明训，执简驭繁，万病一理。临证之际，不必在"病名"上钻牛角，不但不考虑西医的病名，连中医的病名也无须深究。胸中不存一丝先入为主之偏见，头脑空明灵动，据四诊八纲以识主证，析证候以明病机，按病机立法、遣方、用药，如此，则虽不能尽愈诸疾，庶几见病知源，少犯错误。仲景学说是中医学活的灵魂，也是破解世界性医学难题的一把金钥匙。"难症痼疾，师法仲景"是我一生的座右铭，愿与青年中医共勉！

急性结核性胸膜炎重症

1. 赵××，男，27 岁，1983 年 8 月 24 日初诊。晋中××医院 X 线报告："重症双侧结核性渗出性胸膜炎，胸腔积液。"双侧胸部除 1～3 肋清晰外，余皆被积液包围。患者拒绝抽水，回家后已不能步行，其兄以小平车拉来门诊求治。

据诉，病已月余。开始发热恶寒似感冒，仍坚持秋收劳作。渐渐胸闷肋痛，盗汗不止，剧烈咳嗽。近 3 日来，胸部如压一石板，憋闷不能呼吸，尤不能深呼吸。呼气、吸气胸部痛如针刺。日进食不足 3 两。发热，面容憔悴，眼眶深陷。说话困难，其兄代诉。已注射链霉素 10 多天无效。其家距矿部仅 0.5 千米之遥，下班后要走 4 小时始能到家。脉细数，132 次／分。心荡神摇，舌边尖满布瘀斑，唇舌色青。此属悬饮重症，本当十枣汤峻攻逐水，奈迁延失治，正气不支。拟瓜蒌薤白桂枝汤合千金苇茎汤、丹参饮合方，活血行气振胸阳而化饮。

瓜蒌 30 克，薤白 15 克，白酒 100 毫升，桂枝 15 克，丹参 30 克，檀、降、木香各 10 克，砂仁 5 克，生苡仁、芦根各 30 克，桃、杏仁泥各 12 克，甘草 10 克，冬瓜仁 60 克，3 剂。

8 月 28 日二诊：上药当日 2 小时服 1 次，日夜连尽 2

大剂，药后尿量特多，一夜约 1500 毫升以上。至次日 12 时 3 剂服完，热退，胸痛、肋痛、频咳、气短均愈，日可进食 1 千克多。患者高兴异常，从城里回村 5 千米，仅费时 45 分钟。唯入夜仍盗汗，咳嗽未已，舌红无苔，气阴已伤，原方加太子参 30 克、赤芍 15 克。3 剂后痊愈。

2. 张 ××，男，24 岁，1979 年 10 月初诊。今秋患结核性渗出性胸膜炎，五短身材，痰湿体质，肥胖而面色灰滞。自幼患气管炎，畏寒有汗，喉间有痰鸣音，咳喘剧而胸闷痛，舌白腻不渴，脉弦迟，58 次 / 分。此属元阳久虚，外寒内饮，阴邪窃居阳位，先予加味小青龙汤宣化上焦。

附子 15 克，炙麻黄绒 10 克，杏仁泥 12 克，厚朴、桂枝各 10 克，赤芍 15 克，炙甘草 10 克，壳白果（打）21 枚，炙紫菀、冬花各 12 克，生半夏 20 克，干姜、五味子、细辛、红参（打小块吞）各 10 克，鲜生姜 10 片，枣 10 枚。

上药服 2 剂，外证悉除，咳喘愈，痰鸣消失。继予下方 5 剂：

瓜蒌 30 克，薤白、桂枝各 15 克，白酒 100 毫升，桃、杏仁各 12 克，生半夏 20 克，丹参 30 克，檀、降、木香各 10 克，砂仁 5 克，生苡仁 45 克，冬瓜仁 60 克（打），泽泻 15 克，肉桂 10 克，茯苓 30 克，炙甘草 10 克，鲜生姜 10 片，大枣 10 枚。

上方服后，胸透提示积液吸收而愈。

结核性心包炎、心包积液

胡××，女，22岁，1981年9月21日初诊。省级医院诊为结核性心包炎，心包积液，Ⅱ度房室传导阻滞。已用抗结核、激素、利尿等法治疗3月，仍觉心前区滞闷刺痛，有时痛牵背部，觉似有一磨盘压于胸上，咳喘连声不断，面色灰滞，唇指青紫，心悸，下肢凹陷性水肿，脉弦迟搏指，52次/分，舌暗，苔白腻。追询病史，知患者于1978年上高中时患结核性胸膜炎，经抗结核治疗半年多，未能根治。面黄肌瘦，弱不禁风，极易感冒，且缠绵难愈。现仍觉时时恶寒，肩背沉困，周身肌肉、关节烦疼。症由风寒外袭，失于疏解，水饮内停，渐渐深入于脏。来路既清，先拟扶正托邪，使深伏之邪有外达之机。

红参（另炖）、五灵脂各10克，羌活、独活、前胡、柴胡、川芎、枳壳、桔梗各6克，茯苓12克，桃、杏仁各10克，薄荷3克，炙甘草5克，鲜生姜3片，大枣4枚，水煎温服。

9月23日二诊：患者之母来告，药后全身润汗，甚觉舒适，可否多服几剂？余曰：只因令爱外邪久伏，故用开门逐盗之法，既得微汗，目的已达，若再用汗法，则药过病所，反致损伤气血。乃于午后登门诊视，则患者不仅外证悉除，胸际已觉开阔，脉弦迟，60次/分，已无搏指之象。

舌中腻苔已化去大半。且自得汗后，小便增多，已不咳喘。此即三焦气化之妙，表气通则里气和，肺气宣则水道通。拟再益气活血和营，振胸阳，化瘀消痰为治。

瓜蒌30克，薤白15克，白酒100毫升，桂枝10克，赤芍15克，桃、杏仁泥各12克，丹参30克，檀、降香各10克，砂仁5克，肉桂、红参（另炖）、五灵脂各10克，生苡仁45克，茯苓30克，泽泻15克，炙甘草12克，生半夏15克，鲜生姜10片，枣10枚。

9月27日三诊：药进3剂，小便大增，日夜在2000毫升以上，胸际滞闷、刺痛大减。下肢肿退，发绀已很轻微，精神食纳大增，脉弦缓，70次/分。方已中的，守服10剂。

10月10日，诸症悉除，唯在阴雨天略感不适。乃肾中元阳不足，嘱服金匮肾气丸1月，益火生土而杜生痰之源。1983年遇患者之母，知患者早已上班工作，曾去北京阜外医院透视及心电图检查，心、膈、肺已无异常发现。

按： 结核性渗出性胸膜炎，相当于祖国医学之"悬饮症"。治法率多使用峻攻逐水之十枣汤，但要辨证准确无误，不可滥用。何种症情使用十枣汤为好？《金匮要略》云："病悬饮者，十枣汤主之。"《伤寒论》十枣汤证云："太阳中风，下利，呕逆，表解者，乃可攻之。其人漐漐汗出，发作有时，头痛，心下痞、硬、满，引胁下痛，干呕、短气，汗出，不恶寒者，此表解里未和也，十枣汤主之。"由此可见，十枣汤仅仅适用于表解而里未和的形证俱实者。若有表证，便当"先表后里"。若以西医的观点用中药，则X线下见有胸水便投十枣，而置表证于不顾，则必使邪陷入里，缠绵难愈，甚或变生不测。故余治愈之胸水证（包括心包积液、肝腹水、肾性水肿）不下万例，竟无一例可用十枣汤者。治水饮停聚为患，不论表里内外各部，皆从调燮三焦气化入手。视其表里、虚实、寒热之不同，皆当先表后里，或以小青龙汤解表化饮，或以人参败毒散益气解表，先开肺闭，以通水道。中阳不运者，益气健脾化湿。下焦阳虚者，以桂附蒸动之。调整体以治局部，勿因局部而害整体，则不专治水而水病自愈。胸腔积液，病机为胸阳不足，浊阴窃踞阳位，阻塞气机。以《金匮要略》瓜蒌三方（瓜蒌薤白白酒汤、瓜蒌薤白半夏汤、枳实薤白桂枝汤）振胸阳，宽胸膈而化饮邪，丹参饮行气活血，气行则水行，更合千金苇茎汤清肺化痰排饮（原方主治排脓而理肺痈，借用作排水，竟有殊效）取效甚速，一般48小时即可解危。夹表者，加麻黄开肺气，下焦阳微者，加桂附温化之。若无实热根据，勿轻用苦寒解毒之剂，以免三焦气化冰结，则病反缠绵。

真热假寒　大实有羸状

　　某名医，1964 年 12 月 26 日，即冬至后 2 日，忽患奇疾。始病似外感小恙，3 日后忽然昏迷。气息微弱，面色灰滞，手冷过肘，足冷过膝，头汗淋漓，神志似清似蒙，六脉似有似无。某医断为"伤寒，少阴亡阳，已属弥留，姑拟参附汤，聊尽人事"，李院长邀余会诊，以定取舍。见证果如所云。然则室内秽气扑鼻，颇觉蹊跷。且证情突变，寸口脉乱难凭，摸其下三部之趺阳、太溪、太冲，则沉实有力，一息六至有余。欲观其舌，则病者昏昧，牙关牵紧，乃强刺患者颊车穴，以匙把撬口，未及察舌，口中臭气熏人欲呕，舌面满布黄厚燥苔，中根已黑。询其小便，则如浓茶，亦有臊臭，大便 5 日未解。扪按小腹板硬，至此，真相毕露。素知患者于新中国成立前吸食鸦片 20 余年，至今仍以樟脑酊维持精力，其脏腑积毒可知。且病在冬至之后，阴虚液亏之体，适值一阳来复，邪从热化、燥化，已由太阳转属阳明腑实。其肢厥乃热深厥深之变；神志昏蒙乃浊气上干神明；头汗黏手，亦属腑实熏蒸。种种见证悉为热闭阳明之腑，而非亡阳厥脱，且真寒证绝无口臭熏人之象。询知前医因牙关紧闭并未察舌。亡阳虚脱，多见手撒尿遗，口开目闭，而"牙关紧"却是实、热、闭证所独有。至此，已可断定前医误诊。遂疏大承气合增液汤急下存阴，腑实一通，上闭即开，无须画蛇添足，再加开窍之品。

大黄 30 克，芒硝 20 克（分冲），枳实 15 克，厚朴、生地、元参、麦冬各 30 克，煎分 2 次服，3 小时 1 次。

次日诊之，患者仅服药 1 次，约 2 小时许，泻下恶臭便 1 次，被褥狼藉，移时神清而愈。再诊其脉，依然微细如丝。始知其脉为"六阴脉"，虽有大实之候，其脉不变，故难于反映真相。又有一种"六阳脉"，终生洪大数实，虽有虚证，其脉不变。若凭脉断病，不屑下问，何能中病！人之体质禀赋千差万异，虚实真假绝非一目了然。尤其危急重症，至虚而有盛候，大实反见羸状。稍一不慎，即蹈误诊、误治之祸，顷刻之间，生死立判。慎之，慎之！

· 有声读物
· 中医理论
· 阅读工具
· 专业社群

扫码领取

三消重症

郭××，女，33 岁，1982 年 7 月 12 日初诊。病已 3 月，食纳倍增而日见消瘦。面色由白皙变为苍黑。昨称体重下降 5 千克多，甚感意外，求治于余。追询病史，得知近数月来，工作、家务操劳过度，时时觉饿。饭后不及半小时便又饥饿难忍，心慌头晕。且烦渴异常，随饮即尿。近 10 日来，一觉饿即心悸、气喘、汗出，眼黑头晕，身软不能举步。舌红，无苔，脉细数无神，尺部尤虚。内科查尿糖、血糖均为（－），眼不突，甲状腺功能无异常。病由劳倦内伤，致肺、脾、肾三脏气阴俱伤，壮火食气，三消重症。其面色由白变黑，为下元不固，肾气上泛。拟滋阴补肾而制亢阳，固摄下焦，补纳肾气，引火归原为治。

熟地 90 克，枸杞子、山萸肉、盐补骨脂各 30 克，红参 15 克（另炖），天冬、麦冬各 15 克，油桂 2 克（去粗皮研末小米蒸烂为丸吞），鲜生姜 5 片，大枣 10 枚，胡桃 4 枚，3 剂。

7 月 17 日二诊：精神大振，食纳已如平昔，口渴、尿多亦减七八，原方 3 剂。

7 月 20 日三诊：气化为病，一拨便转。药进 6 剂，诸症皆愈。苍黑之面色已转红润。嘱早服补中益气丸，晚服六味地黄丸善后。追访 10 年无恙。俟后，余以此法治多例糖尿病亦有捷效。

虚寒型糖尿病

李××，男，52岁，1984年1月16日初诊。患糖尿病10个月，曾用胰岛素不能控制。消瘦，体重下降7千克，乏力，脘痛而呕酸涎。厌食，日仅进食150~200克。饮多，日6热水瓶上下；尿多，日35~40次，几乎不能系裤带。畏寒甚，由平车拉来就诊。目赤气喘，头面烘热，脉右微细，左沉滑细。当日化验：尿糖（++++），血糖16.5mmol/L。

证属肾气肾阴两虚，阴损及阳。命火衰微不主温煦，津液不能蒸腾上达，故饮多。釜底无火，故胃脘冷痛，厌食呕逆。肾气失于统束，故膀胱失约。且肾阴已虚极于下，水浅不养龙雷，故见相火上奔，目赤烘热。肾不纳气，故喘。拟滋阴助阳，引火归原，纳气归肾。

九地90克（砂仁10克拌捣），盐巴戟肉、天冬、麦冬各15克，茯苓15克，红参（另炖）、吴茱萸（开水洗7次）、五味子、炙甘草各10克，山药、山萸肉各30克，油桂（研吞）1.5克，鲜生姜5片，大枣10枚，胡桃（打）4枚，3剂。

1月21日二诊：胃痛呕逆、目赤气喘、头面烘热均愈。食纳已佳，饮水减至日1热水瓶，尿减少至日10次。脉较前有力，自己走来就诊。守方3剂。

　　1 月 25 日三诊：日尿 7 次，夜间不尿。日可进食约 500 克，行动如常。舌红润，中有裂纹，脉沉滑。一诊方去吴茱萸，加生山药、生黄芪、枸杞各 30 克，猪胰脏 10 克（另煮熟，连汤带肉食之），10 剂。

　　1 月 26 日四诊：今日化验尿糖（++），血糖 9.1mmol/L。三诊方加减调理月余，用猪胰脏 40 个。尿糖消失，血糖稍高，症情平稳，体重回升。引火汤加油桂，对本病之三多有殊效。症情愈重，见效愈速。

糖尿病火不生土

李××，女，55岁，糖尿病病史7年。便溏4个月，面色灰暗，不渴，少腹坠胀，若痢疾之里急后重。食入难化，嗳腐吞酸。舌质红，有白腐苔，脉沉微。用理中辈不效。火不生土，责其釜底无火，当温肾阳，予三畏汤加味。

红参（另炖）、五灵脂、公丁香、郁金各10克，油桂3克（研末吞服），赤石脂30克，附子、三仙炭、姜炭、炙甘草各10克，生山药60克，3剂而愈。

后以培元固本散连服百日，得以巩固，已5年不服降糖药。

重症结核性腹膜炎合并胆囊炎

——兼探无苔舌主病之机理

梁××，男，77岁，1998年8月17日，急诊收住××医院内科，主症为全身浮肿、怕冷、低烧、无汗，上腹部绞痛呕吐。B超见右肋下15cm×13cm之囊性肿物，白细胞$19.5×10^3$/L，血沉72mm/h，最后诊断为结核性腹膜炎，急性胆囊炎。经急性期对症疗法，1周后出现腹水，抽水2次，旋抽旋肿。加服清热解毒利尿中药31剂，病反转重。9月22日病危出院邀诊。刻诊大腹膨隆，脐凸胸平，喉间痰鸣，咳喘胀急，不能平卧。下肢烂肿如泥，脚膝冰冷。面色灰暗，两目无神，心悸，神疲嗜睡，不食，不渴，尿少，全身不时颤动。患病35日，始终憎寒无汗。舌红如柿，无苔而干，舌中裂纹纵横，脉促细，132次/分，太溪根脉细而不乱。

据上脉证推断，患者年近八旬，肾气已衰，初病憎寒发热无汗，正虚无力鼓邪外透，兼见呕吐腹痛，渐延全身肿胀。乃少阴（肾）虚寒为本，兼见太阳表寒实，渐传太阴（肺、脾）里虚寒证，肺、脾、肾三脏俱病。关键在本属寒证，表里同病，表寒未解，表气闭塞，寒邪欲出无路，又用苦寒，雪上加霜，致三焦气化冰结，寒邪由皮毛经络，层层深入内陷。真阳日衰，膀胱气化不行，聚水成肿。脾阳虚不能运化水湿，水肿日甚。水凌心肺，故心悸喘咳痰鸣，终致阴水泛滥，五脏六腑悉被重重阴寒所困。神疲嗜睡，四肢厥逆，已成亡阳格局。拟麻附细辛汤温肾助阳解表为先，开太阳之表，宣肺闭而通水道，合真武汤温阳泻浊，益火之原，以消阴翳，加人参助元气，加油桂以蒸动下焦气化。

麻黄 15 克，附子 30 克，细辛、红参（另炖）各 15 克，油桂（后下）10 克，茯苓、白芍各 45 克，白术 30 克，生姜 45 克，加冷水 1500 毫升，文火煮取 600 毫升，3 次分服，3 小时 1 次，得汗则止，不必尽剂。

9 月 23 日二诊：四肢回温，腹胀略松，知饥思食，已可起坐。高年危症，胃气来复，大是佳兆。仍憎寒无汗，欲厚衣被。目珠、胸腹发黄，黄色灰暗，尿黄量微，脉沉细，92 次 / 分，已无促象，舌色依旧。表气闭阻日久，寒湿不化，发为黄疸。药随症变，原方合茵陈五苓，温阳泻浊，扶正气以开表闭。

茵陈、茯苓、白芍各 45 克，白术、附子各 30 克，泽泻、桂枝、红参（另炖）、细辛、麻黄（另包）各 15 克，油桂（后下）10 克，鲜生姜 45 克，2 剂。煎服法同前，3 小时 1 次，日夜连服，得汗去麻黄。

9 月 24 日三诊：得畅汗，上闭一开，下窍立通，尿量大增，从昨夜 23 时至今晨 8 时，尿量约 3000 毫升以上，腹水消去大半，黄疸退淡。日可进食斤许，神清、语声清朗，脉沉有力，82 次 / 分。舌红布满津液，中心生出薄白苔，裂纹愈合。

二诊方去麻黄、细辛，加海藻 30 克，甘草 15 克，另用全虫 12 克、蜈蚣 2 条研末冲服，虫类入络散结，以治肿物，2 剂，每日 1 剂。

9 月 26 日四诊：黄疸退净，肿物缩小，改方：

生黄芪 60 克，猫爪草、漂海藻各 30 克，木鳖子、生苡仁、芙蓉叶、附子各 30 克，皂角刺、白芷、柴胡各 10 克，另用川贝、炮甲珠各 6 克，全虫 3 克、蜈蚣 2 条研末冲服，3 剂。

10 月 2 日追访，肿物全消，腹水消尽，六脉和缓，痊愈。

按： 本案例涉及中医舌诊中令人困扰的一则难题，即关于无苔舌的主病。凡舌面无苔而干，或中心剥蚀如地图，或舌红如柿，或见裂纹，各家皆主阴虚。但临床所见，不少气虚、阳虚甚至亡阳危症中，也出现这样的舌象，本案即是一则典型病例。当时，病情危重，遂舍舌从证，径投助阳解表、回阳破阴之辛热大剂。结果于 30 小时内累计用附子 90 克，麻黄、细辛、红参、油桂各 30 克，在主证解除的同时，舌上生出薄白苔，而且布满津液，裂纹亦愈合。我一生所遇此类舌证抵牾的病例，不下 200 例，全数按主证以相应的方药而愈。经长期观察，凡亡阳之格局已成，兼见"阴虚舌"者，一经投用四逆加人参汤，少则 4 个小时，多则一昼夜，干红无苔舌（其中包括部分绛舌）全数生苔、生津。气虚渐及阳虚，而出现"阴虚舌"者，大剂补中益气汤加附子39克、油桂10克，3剂舌象改观。肺痨、骨蒸潮热而见"阴虚舌"，补中益气汤重用黄芪60克，加乌梅、山萸肉、生龙牡各30克，甘温除大热，补土生金，一周潮热退，舌象亦改变。

一老妇，76岁，右半身麻木，膝以下冷，脚肿不能穿鞋，渴不思饮，漱水即唾。睡醒一觉，舌干不能转动，心悸头眩，难再入睡，脉迟细舌干红无苔。予大剂人参真武汤，3剂后肿退、寐安、舌上生出薄白苔、津液满口，又予大剂补阳还五汤加附子30克、白芥子10克、全虫3克、蜈蚣2条，6剂后麻木亦愈。

一女青年22岁，双肺空洞型结核，骨蒸、潮热，半月不退，舌光红无苔而干，遂用丹溪翁滋阴退蒸法，药用龟鳖甲、青蒿、秦艽、黄芩、黄连1小剂，子时大汗肢厥，喘不能言，便溏脉微，急投张锡纯氏来复汤合大剂参附龙牡救逆汤，半小时得以脱险，舌上生出薄白苔，且骨蒸潮热两月未发。

一友人，45岁，舌中有5分硬币大之光红无苔区，尿热而频，令服知柏八味丸5日不效，无苔区反扩大，且干裂出血，又见齿衄，诊脉沉细，不渴，膝以下冰冷，询知近年异常发胖，又见面色发暗，断为上假热，下真寒，予四逆汤1剂，附子用30克，干姜改姜炭，煎成冷透（因上有假热，故用热药冷服，偷渡上焦之法），于子时顿服，次日诸症均退，舌上生出薄白苔。

一女教师，62岁，患"干燥综合征"8年，先用激素疗法无效。口干无津，饮水愈多，干渴愈甚，终致舌干不能转动，不仅无唾液，亦无涕泪，阴道干皱，大便干结如羊粪球，舌光红如去膜猪腰子，唇干裂，口舌疮频发。曾服省内及洛阳名医中药数百剂，大率皆养阴增液之类，或辛凉甘润，或养胃阴、存津液，历年遍用不效。诊脉沉细微弱，面色萎黄无华，四肢不温，双膝以下尤冷。遂以大剂参附汤直温命火，以蒸动下焦气化之根，令阳生阴长，附子通阳致津液，使水升火降，佐以大剂引火汤大滋真阴以抱阳，小量油桂，米丸吞服，引火归原，10剂后诸症均退，舌上生出薄白苔，津液满口。

以上举例，可见四诊必须合参，方不致误。舌诊成为一套完整的学说，是在清代温病学说诞生之后，热病所伤者津液，故在温热疫症卫气营血的辨证中有特殊的意义。但在杂病中，则又有种种异常变局，不可一概而论。舌苔的生成，乃由胃气之蒸化。胃虚则蒸化无权，舌苔便不能反映真相。而人身气化之根，在下焦肾中命门真火，此火一弱，火不生土，则胃气虚；金水不能相生，水液便不能蒸腾敷布全身，故舌干无苔。左季云氏《伤寒类方汇参》四逆汤方论中，有一段话，道破了阴阳气化的奥妙。其论云："……附子味辛大热，经云辛以润之，开发腠理，致津液通气也……""附子致津液",正是画龙点睛之笔,发前人所未发,盖气能化水也。明得此理,则对"干红无苔舌"的主病,便会了然于胸:除温热伤阴之外,则在杂病中阳虚气化不及,津液不能蒸腾上达,便是病根。真武汤既然能把多余的废水排出体外而治水肿,则四逆汤可以升腾津液,便不是千古奇谈了。清末蜀中伤寒大家郑钦安氏曾治一唇焦舌黑、不渴少神之疾,断为真阳衰极,不能熏蒸津液于上。郑氏论曰:"当知阳气缩一分,肌肉即枯一分(李可按:正是阳生阴长,阳杀阴藏之临证活用),此舌黑唇焦所由来也。四逆汤力能回先天之阳,阳气一回,津液升腾,枯焦立润。"治之而愈。此证辨析入微,启人悟机。疑似真假之间,更是辨证关键。气化之理,全在阴阳二字。一切阴(四肢百骸,五官脏腑,津精水液),皆是静止的,古人谓之"死阴"。唯独阳才是灵动活泼,生命活力。阳为统帅,阴生于阳而统于阳。"阳气者,若天与日,失其所则折寿而不彰。"下焦一点命门真火发动,十二经循行不息,五脏六腑气化周行,生命欣欣向荣。此火一衰,诸病丛生;此火一灭,生命终结。先天之本肾,生命之本原,所凭者,此火;后天之本脾胃,气血生化之源,所凭者,此火。养生若损此火则折寿,治病若损此火则殒命。附子可以致津液,气能升水之理,不可不知。而"干红无苔舌"亦不尽属阴虚,临证当辨。

血栓闭塞性脉管炎同病异治
——兼探仲景运用剧毒中药乌头、附子的经验

1. 高××，男，51 岁，患者于 1941 年护送抗大学员赴延安时，路经山西宁武县之摩天岭，严冬大雪封山，雪深没膝，冻死 7 人，冻掉手指、足趾者多人。患者虽幸得肢体完好，但已受严重冻伤。1966 年发现双下肢冷痛，多次住院治疗无效，1976 年病情恶化。在省内各大医院住院 7 个月。确诊为脑动脉硬化、心肌下壁梗死、双下肢血栓闭塞性脉管炎。后又赴晋中 ×× 医院接受下肢放血疗法，10 余日无效，建议高位截肢。绝望之下，患者于 1976 年 9 月 7 日求治于余。诊见双下肢膝以下冰冷，左侧尤重，足趾青紫，电击样剧痛日夜不休，左上下肢麻木。胸部憋胀刺痛，发作时以硝酸甘油片维持。脉沉细迟微，双足背动脉消失。面色苍白晦暗，畏寒神倦。此证由寒邪深伏血分，痹阻血脉，已成真心痛及脱疽重症。且病经 30 年之久，已成沉寒痼冷顽症，非大辛大热温通十二经表里内外之乌头、附子猛将不能胜任。遂拟当归四逆加吴茱萸生姜汤合乌头汤，加虫类入络搜剔，麝香辟秽通窍，合而为大辛大热，开冰解冻，益气破瘀，通络定痛之剂。

生黄芪 240 克，附子、当归各 60 克，川乌、丹参、黑小豆、川牛膝、防风各 30 克，麻黄、桂枝、细辛、赤芍、

桃仁各 15 克，油桂 10 克，吴茱萸 20 克（开水冲洗 7 次），另用麝香 1 克、炮甲珠 5 克、生水蛭 3 克、全虫 3 克、蜈蚣 2 条研末分冲，蜂蜜 150 克，鲜生姜 40 克，大枣 20 枚。

加冷水 2500 毫升，文火煮取 500 毫升，兑入黄酒 500 毫升，日 3 夜 1 服，4 剂。

余住其家，寸步不离，以使家人放心。服 1 剂，当夜安然入睡。又连服 3 剂，诸症均退。原左足大趾内侧之溃疡亦收口愈合，心绞痛及下肢电击样剧痛亦消失。后患者注射毛冬青针 15 盒，遂痊愈。追访至 1999 年冬，患者已 76 岁高龄，离休后协助街道居委会工作。

2. 张 ××，男，56 岁，河南人，来静升村多年，一生嗜烟酒。3 年前因双下肢血栓闭塞性脉管炎，在省级某医院齐膝截肢。术后已成残疾，万念俱灰。自制木板车，以手代足，日日进出于茶馆酒肆之间，整日大醉昏睡。不遵禁忌，日吸烟 3～4 盒。术后半年多，1964 年 9 月 17 日，截肢处开始电击样剧痛，周围紫红溃烂，脓水秽臭，腐烂见骨。托人求余诊治，见证如上。六脉洪数而虚，舌红少苔。近 2 个月于夜间 3 次发作心绞痛，经抢救脱险。情绪消沉，多次服安眠药，欲一死以求解脱。病痛为人生一大不幸，遂婉言劝慰，嘱戒烟酒，振作精神。证属湿热化毒，血瘀气弱，又兼真心痛，颇难措手。遂予《验方新编》四妙勇安汤合丹参饮，清热解毒，下病上取，重加生黄芪益气托毒生肌，生水蛭、炮甲珠破栓塞，化瘀通络为治。

生黄芪 240 克，二花、元参各 90 克，当归、丹参各 60

克，甘草30克，檀降香、桃仁、红花各10克，砂仁5克，另用生水蛭、炮甲珠、醋元胡各6克研末分冲。

以脸盆煎药，取浓汁1500毫升，6次分服，日4夜2，3剂。

9月25日二诊：患者无人护理，平均两天服药1剂，服药2剂时，患处灼热，剧痛消失。第4日下午脓水消失，第5日溃烂处收口结痂。第6日左侧结痂脱落，肉芽嫩红，心绞痛亦愈。嘱原方再服3剂，遂愈。事隔3月，又托人请诊。见患处又开始脓水淋漓，周围紫黑、秽臭，剧痛夜不能寐。诊脉洪大无伦，腰困如折，微喘，询其致变之由，怩怩难以启齿。知其行为失检，犯房室之忌，致伤肾气，生命根基动摇，年近六旬，论治谈何容易，遂婉辞。不久家乡来人领回原籍，不知所终。

按：本病属中医"脱疽"范围，由寒湿之邪痹阻血脉，日久趾、指坏死脱落，令人惨不忍睹。约可分为阳虚寒凝与湿热化毒二型，而瘀阻不通，又为两型所共有。故活血化瘀之法，必须贯彻始终。而气为血帅，气行则血行，不论寒热，皆以黄芪为君。气旺则可推动血行，而生黄芪又最擅托毒生肌，为痈疽要药，亦脱疽首选要药。其药性和平，又非破格重用难以奏功。

寒凝型，以当归四逆加吴茱萸汤合乌头汤，随证加减，大辛大热，开冰解冻，效果极好。《伤寒论》当归四逆汤养血通脉主治手足厥寒，脉细欲绝（恰合脉管炎之足部动脉消失之特征），并治寒入经络，以致腰、股、腿、足疼痛。古今中外医家用治各类冻疮，疗效卓著。若内有久寒，深入血分，形成"沉寒痼冷"之格局，又兼见寒主收引，经脉挛缩疼痛者，加吴茱萸、生姜、白酒，合而为当归四逆加吴茱萸生姜汤（吴茱萸最善解痉），则更为合拍。本病病程过久，则非但血虚而瘀，其寒凝之程度，犹如冰结。加用《金匮要略》乌头汤大辛大热，通行十二经表里内外，开冰解冻，更加虫类化瘀破癥之力，则如阳光一照，冰雪消融，栓塞一通，病即向愈。此法治愈寒凝型脉管炎7例，风湿性、类风湿关节炎、坐骨神经痛数百例。对西北地方病"柳拐子"病（四肢关节肿大僵硬致残）、部分硬皮病皆有卓效。经方是攻克世界性医学难题的一把金钥匙，效难尽述。关键是应用经方必须量大，鄙见以原方折半计量为好，轻描淡写则无济于事（此点为20世纪80年代后多次考古发现之汉代度量衡制所证实）。

热毒型，四妙勇安汤最效，加生黄芪则化腐生肌，效尤速。余所用虫类药穿透攻破之力甚强，可助活血化瘀破栓塞，攻克本病之难关。一切创伤、痈疽皆当禁房事。若犯禁，轻则愈合后留有黑疤，重则肾气败亡而死，绝非危言耸听。

余从事中医临床与探索46年，每遇急险重危症，使用剧毒中药救治，皆获起死回生之效。疑难痼疾用之则立见转机，累起沉疴。其中，使用最多的是附子，一生累计使用超过 5 吨。川乌次之，亦在 3 吨以上，经治人次万名以上，无一例中毒。如何驾驭药中猛将，使之听从调遣，治病救亡而不伤害人体？奥秘在《伤寒杂病论》中已有揭示。仲景在历史上运用乌、附剂最早，使用频率最高。仲景方中，乌、附大多生用，用量之大，古今少有。何以保证无害？全在经方的配伍、炮制与煎服方法上见真谛。

以《金匮要略》乌头汤为例：本方麻黄、芍药、黄芪、炙甘草各 3 两，川乌 5 枚。川乌 1 枚，大小平均 5 克，则为 25 克许。炙甘草 3 两，汉代一两合今之 15.625 克，以 16 克计，则为 48 克，恰为川乌之两倍。乌头汤之煎服法，亦寓有深意。先以蜜 2 升（汉代 1 升合今之 200 毫升）煎川乌，煎至 1 升时去川乌，留蜜待用。蜜煎川乌，有两层意义：一则蜜为百花之精华，善解百毒，尤为川乌毒之克星；二则以稠黏之蜜汁文火煮之，必影响毒性之分解。川乌剽悍燥烈之性，已不能为害。然后全方 5 味药，以水 3 升，煮取 1 升去渣，与煎妥之川乌蜜混合再煎，进一步中和毒性。再看服法：服 7 合（140 毫升，为全剂的 2/3）。

服药后的效果要求："不知，尽服之。"服后唇舌微觉麻木为"知"。"不知"——如无此感觉，则"尽服之"，即把所剩 1/3 的药液全部服下，以"知"为度。一般病人，服乌头汤 140 毫升，即有效应。体质异常者，此量不能中病。当把一剂药全部服下，方始奏效。余读《金匮要略》至乌头汤项下，反复玩味，深感此必仲景当年亲历、亲尝的切身体验之谈，绝非臆测可比。仲景在 1700 多年前，已取得了临床应用乌附剂的成功经验：

（1）凡乌、附类方（附子汤除外）炙甘草为乌、附之两倍，甘草善解百毒，甘缓以制其辛燥。

（2）蜜制川乌，蜜为百花之精华，芳香甘醇凉润，善解百毒，并制其燥烈。

（3）余药另煎，取汁与蜜再煎，中和毒性，使乌头之毒性降到最低点，而治疗效能不变。

按上法应用川乌安全稳妥。为确保万无一失，余从20世纪60年代起，又加3条措施：

凡用乌头剂，必加两倍量之炙甘草，蜂蜜150克，黑小豆、防风各30克；凡用附子超过30克时，不论原方有无，皆加炙甘草60克，即可有效监制其毒性。

从古今各家本草论证得知：

炙甘草扶正解百毒，杀乌、附毒。

蜂蜜，补中润燥，止痛解毒。治肺燥咳嗽，肠燥便秘，胃脘热痛，鼻渊口疮，汤火烫伤，解乌头、附子毒。

黑小豆，活血利水，祛风解毒，治水肿胀满，风毒脚气，黄疸水肿，风痹筋挛，产后风痉，口噤，痈肿疮毒，解药毒。《本草纲目》："煮汁，解砒石、甘遂、天雄、附子……百药之毒。"

防风，发表祛风，胜湿止痛。治风寒外感，头痛目眩，项强，风寒湿痹，骨节酸痛，四肢挛急，破伤风。《本草求原》："解乌头、芫花、野菌诸毒。"《本经集注》："杀附子毒。"

凡剂量超过 30 克时，乌头剂，加冷水 2500 毫升，文火煮取 500 毫升，日分 3 次服，煎煮时间 3 小时左右，已可有效破坏乌头碱之剧毒。附子剂用于慢性心衰，加冷水 1500 毫升，文火煮取 500 毫升，日分 2～3 次服。危急濒死心衰病人，使用大剂破格救心汤时，则开水武火急煎、随煎随灌，不循常规，以救生死于顷刻。此时，附子的毒性，正是心衰病人的救命仙丹，不必多虑。

余凡用乌头剂，必亲临病家，亲为示范煎药。病人服药后，必守护观察，详询服后唇舌感觉。待病人安然无事，方才离去。

有以上三条保证，又在配伍上、煎药方法上做了改进，采取全药加蜜同煎、久煎法，既保证疗效，又做到安全稳妥，万无一失。1965 年余曾参与 2 例川乌中毒濒危的抢救，以生大黄、防风、黑小豆、甘草各 30 克，蜂蜜 150 克，煎汤送服生绿豆粉 30 克，均在 40 分钟内救活。由此也可反证，使用新定乌头汤，绝无中毒之虞。

以上是我一生运用乌、附剂攻克医学难题的一点经验、心得，仅供青年一代中医临证参酌。

· 有 声 读 物
· 中 医 理 论
· 阅 读 工 具
· 专 业 社 群

扫 码 领 取

小儿重危急症医案

一、高热惊风危症

王××，男，4个月，1990年1月7日深夜2时，夫妻2人抱患儿来家求治。手持医院病危通知，跪地不起。余急下床扶起。询知因急性肺炎高热抽风入院，历一昼夜不能控制。患儿高热昏迷，体温39.7℃，牙关紧闭，角弓反张，两目上翻，痰壅鼻翕，频频抽搐，5～6分钟1次。唇指青紫，四肢厥冷，体若燔炭，紫纹直透命关。证属风热犯肺，痰热内结，热极动风，邪陷心包。急以三棱针点刺手足十指（趾）尖、双耳尖、百会、大椎出血。患儿大哭出声，全身汗出，四肢回温，以毫针飞针点刺涌泉、合谷、人中，雀啄术刺素髎约1分钟，患儿苏醒，抽搐亦止。令先服羚麝止痉散1克，加麝香0.3克。为疏清热息风、宣肺涤痰、开窍止痉之剂。令其持余亲笔信去城关医院夜班药房取药。

生石膏30克，麻黄、杏仁、甘草、丹皮、紫草、天竺黄各10克，芦根30克，蚤休15克，竹沥20毫升，葶苈子10克，大枣10枚。

3时许余亲为煎药，此时患儿已能吮乳。3时15分取药汁60毫升，至天亮服药35毫升、散剂3次而愈。所剩药汁弃去不用。给散剂2次量，以防余热复炽。夫妻二人欢天喜地而去。

按：急惊风为儿科四大症之一，属儿科常见急危重症。多发于1~5岁之婴幼儿。1岁以下，发病尤多。来势凶险，瞬息万变。若处置不当，轻则转为慢惊，演变为癫痫、智障，重则危及小儿生命。本证多属实证、热证。小儿稚阴稚阳，脏腑娇嫩，脏气轻灵，传变最速，一拨便转，痊愈亦快，故宜急症急治。先以针刺解热开窍止痉，阻断病势传变。针刺一毕，病退一半。辨证既准，方剂宜大。小量多次，按时给药，以保持血药浓度。穷乡僻壤，配药不易，宁可多备少服，掌握分寸，中病即止，剩药弃去不用，不可急用无备，延误病机。

本例病儿，因合并急性肺炎，故以麻杏石甘汤为主。其中生石膏、丹皮、紫草，三药合用可代犀角，退高热有奇效。蚤休为清热解毒、息风定惊要药，可治一切毒蛇、毒虫咬伤、疔疮恶毒，解毒力最强，可清除入血之病毒而护心醒脑，又独有止痉功效，故为方中主药。竹沥、天竺黄、葶苈清热泻肺涤痰，芦根清热养阴。羚麝止痉散（羚羊角3克、麝香1克、蝎尾12只、蜈蚣2条为末，分3次服）为余急救小儿高热惊风开窍醒脑常备药。轻症单服立效，不必配服汤剂。若小儿有窒息之险，另加麝香0.3克立解其危。因麝香不仅能兴奋呼吸中枢，且能辟秽醒脑，缓解大脑缺氧，故

余经治本病数百例，多数在 10 小时内痊愈，无一例有后遗症。若因乳积化热而致本病，则与保和丸合方化裁；里实者，釜底抽薪，加大黄 5 克，另泡汁兑入，得泻则去之。小儿急惊，不外风、热、痰、食为祟，上方加减可以通治。

二、无热惊风成痿

温 ××，女，7 岁。1980 年 5 月 28 日半夜 2 时，突然手足抽搐，角弓反张，牙关紧闭，两目天吊，约 5 分钟发作 1 次。起病下痿，两腿不能站立，着地则外翻跌扑。入儿内科，观察治疗 3 日无效。怀疑破伤风，查无外伤痕迹，疑脑及脊髓病变，急转晋中 ×× 医院住院 3 日，治疗无效，发作更频，多次发生窒息。会诊结果，认为本病大脑缺氧时间过长，病情危急，不易挽救。即使治愈，难免变为痴呆，建议转院。患儿家属绝望之下，连夜赶回灵石，邀余做最后诊视，以尽人事。见患儿气息微弱，冷汗淋漓，面色萎黄无华，唇色发青，神情萎靡、呆钝，二便失禁，脖颈左右倾倒。呼之可醒，两目无神，手足四肢不停抽搐，约 10 分钟大发作 1 次，发则角弓反张，呼吸窒息，脉象微弱模糊。询知生后缺奶，自幼体弱多病。显然系先天不足，后天失调，脾肾两虚。肾主骨生髓，脑为髓海，肾虚精怯则不能作强，脾主四肢，脾气虚不达四末，故痿弱不能站立；病发于子夜，为营卫不固，暴感寒邪，寒主收引，故频频抽搐不止；况重病 10 日，小儿脏气怯弱，气血耗伤殆尽，大汗不止，时时欲脱；天柱骨倒，二便失禁，为肾气败亡死证。唯峻补气血，以救暴脱。令先服高丽参粉 5 克、麝香 0.3 克，以救呼吸衰竭而止痉，服后约 20 分钟，抽搐停止，神志转清。遂疏一方：

生黄芪 100 克，山萸肉 90 克，当归 15 克，高丽参 15 克（另炖），附子 10 克，生龙牡粉各 30 克，磁石 30 克，白芍 15 克，龟鹿二胶各 10 克（烊化兑入），肾四味各 30 克，炙甘草 15 克，麝香 0.15 克（分次冲服），鲜生姜 5 片，大枣 10 枚，连皮胡桃 4 枚（打）。

煎取浓汁 500 毫升，分作 5 次服，2 小时 1 次。

次日再诊，抽搐已 12 小时未发作，汗敛，呼吸和匀，开始进食。上方连服 6 剂而愈。本方由当归补血汤重用生黄芪，合参附龙牡救逆汤加活磁石之吸纳上下，合张锡纯氏来复汤救脱，更加血肉有情之品补五脏，肾四味鼓舞肾气。小量麝香救脑缺氧，振奋呼吸中枢而解窒息，止痉挛，不论闭脱皆有卓效，且治愈之小儿智力可保正常。余数十年以上方加减，治各种原因导致之小儿慢脾风证不计其数，无一例有后遗症。古代医籍所论"死证"，实不尽然。竭力挽救可活三四，不可诬为不治。若为保虚名见死不救，则有损吾辈天职矣！

三、小儿大脑发育不全症

吴××，女，2 岁半，1975 年 2 月 1 日初诊。病 2 年，出生后不久，无故手足抽搐，两目吊天，吐舌摇头，甚则角弓反张，无一日停息。牙关紧，屡因哺乳，咬伤母乳。

曾赴省求医，山西省儿童医院诊为"先天性大脑发育不全症"，无法治疗而返。途中感受外邪，高热达 39.7℃。痰声如曳锯，面色青惨，山根青筋暴露，指纹深紫直透命关。询知患儿从出生至今，喉间痰鸣声从未间断。偶然腹泻一次，诸症可有短暂好转，今已 5 日不大便。证属痰热久蕴，复感外邪，热极动风。拟礞石滚痰丸变汤，清热解毒，涤痰开窍，息风止痉。

1. 三棱针点刺十宣、十二井、双耳尖出血，毫针雀啄术点刺素髎、双合谷，患儿汗出，大哭出声而醒。

2. 煅礞石 15 克，生石膏 30 克，丹皮、紫草、蚤休各 15 克，黄芩、大黄、天竺黄、菖蒲、郁金、胆南星、僵蚕、地龙各 10 克，甘草 10 克，羚麝止痉散 3 次量，煎取浓汁 100 毫升，小量多次频投，热退，余药弃去。

2 月 2 日二诊：日夜服药 7 次，服至 5 次时泻下胶黏状痰涎，共泻 3 次，热退，抽搐大减，日发作 7 次，为患病以来抽风最少的 1 天。紫纹退至风关，山根之青紫退去，神情委顿，舌红少苔，囟门闭合不良。热伤阴分，予大定风珠 3 剂。

龟鳖甲、牡蛎各 12 克，生地、白芍、麦冬各 15 克，天竺黄 10 克，五味子、炙甘草各 6 克，羚麝止痉散分 3 次服，蛋壳粉 3 克（冲），竹沥 15 毫升（兑入），蛋黄 2 枚（药汁煎沸冲兑）。

4 月 3 日三诊：两个月内，上方加减进退共服 21 剂，诸症均减，体质改善，两目有神，已会笑，且牙牙学语。

日前外感风热，热退后痰鸣抽搐复作，神情又痴呆。忆《伤寒类方汇参》云："柴胡加龙骨牡蛎汤，和解镇固，攻补兼施，能下肝胆之惊痰……"实本病之症结所在，正堪借重，并加潜镇坠痰之品。

柴胡、桂枝、生半夏、红参（另炖）、酒黄芩、酒大黄各 5 克，黄丹 3 克（绢包），生龙牡、珍珠母、生铁落各 10 克，炙草 3 克，鲜生姜 3 片，大枣 4 枚，竹沥 10 毫升（兑入），羚麝止痉散 2 克（分冲）。

5 月 14 日四诊：三诊方隔日 1 剂，共服 20 剂。每服均便下裹有白色脓状胶黏痰涎，至 7 剂时，便已黄软。神志大清，食纳大增。一月之内，每逢伤食（其母已无奶）则发作一两次。体质明显改善，由一个黑瘦小婴，变为一个小白胖子。因思肾为先天之本，主脑生髓，乃以血肉有情之品，培元固本，补肾督，益脑髓，化痰镇惊通窍，散剂缓图治本。

全河车、黄毛茸尖、蛋壳粉各 30 克，羚羊角、全虫尾、大蜈蚣、熊胆各 10 克，麝香 5 克，朱砂 5 克。

制粉，每日 3 次服，每次 1 克。

至 1983 年 2 月 5 日，患儿因伤食邀诊。询知上药调治半年多，诸症均愈。今年 10 岁，已上一年级，10 年内因伤食发热曾发作抽风 3～5 次，追访至结婚，生育，一切正常，唯智力稍差而已。

四、小儿暴发型脑炎

温××，男，13 岁。1977 年 3 月 14 日早，上学途中突然高热寒战，头痛呕吐昏厥，被校长抱回家中。经注射青霉素、安乃近不能控制，邀余诊治。体温 39.7℃，颈项强直，频频抽搐，角弓反张，喷射状呕吐，体若燔炭，四肢厥冷，胸背部有瘀点、瘀斑，神昏谵语，溲赤便结，大渴饮冷，脉滑数，牙关紧闭，不能察舌。已查血，白细胞 20×10^3/L、中性粒细胞 90%，建议查脑脊液，家长拒绝。脑膜刺激征阳性。见症符合暴发型脑炎特征，同班同学已有人患病住院，有白灰厂小儿救治不及死亡。遂急以三棱针重刺十宣、十二井、十足趾、百会、大椎出血，双手中缝穴刺泄黏液、黑血。毫针雀啄术泻涌泉，点刺素髎、人中、合谷。针后患儿全身透汗，呕止，苏醒。再查体温已降 1℃。辨证属瘟毒炽盛，气血两燔，热深厥深，入营动血，热结阳明，引动肝风，邪闭心包重症。予清瘟解毒，清气凉血，荡涤邪热，开窍息风为治。

1. 羚麝止痉散 15 克，玉枢丹 2 瓶，匀作 5 份，2 小时 1 次。

2. 生石膏 200 克，丹皮、紫草、蚤休各 15 克，二花 60 克，连翘、生地、大青叶、芦根各 30 克，大黄、甘草各 15 克，青黛 10 克（包煎），芒硝 15 克（冲化），加冷水 1500 毫升，浸泡 1 小时，急火煮沸 10 分钟，取汁 1000 毫升，3 小时服 1 次，每次 200 毫升，昼夜连服。

3 月 15 日二诊：于 24 小时内服完 1 剂，服至第 3 次后，泻下恶臭便 2 次，热退，抽搐止，头痛、呕吐亦止，脱险。今日体温 38℃，气短有汗，呼吸弱，语音低，舌红，脉数。

气津耗伤，正气欲脱。原方生石膏减半，去玉枢丹、芒硝、大黄、羚麝止痉散，加西洋参 15 克、麦冬 20 克、五味子 10 克，2 剂，每剂分 6 次服，3 小时 1 次，昼夜连服。服 1 剂，热退净，知饥索食，2 剂服完康复，10 日后复学。流脑发病急，病势凶险，余所经病例，很少有按卫气营血演变者，起病即见气血两燔热结阳明，动风惊厥，邪陷心包，故下不厌早。大黄荡涤热毒，釜底抽薪，对毒血症、脑病变，有迅速降低脑压、减轻脑部瘀血水肿之效。

五、疹毒内陷

1.1963 年春，灵石麻疹大流行，余之长女李萍 3 岁，在靳村奶妈家染病 4 日，病危，连夜送返余家。面色苍白中带灰暗，唇青，气急鼻翕，抬肩撷肚，指冷，足冷过膝，痰壅昏睡。询之，初病发热咳嗽，流泪喷嚏，误作感冒，打一针，热退咳重。次日又发热，再打一针，服止咳药 2 片。又隔 2 日，喘咳昏睡不食。视之，耳后有玫瑰丘疹，耳梢发凉，中指独冷，确属麻疹无疑。体温 36.5℃，时过 4 日，当见头面出疹（发病初疹从上至下，先于耳后玫瑰状针尖样丘疹，扪之碍手。从第 4 日起，头面出疹，渐及胸背，四肢、手足心见疹为出齐）。乃因误用退热药，损伤正气，阻遏疹毒外透，内攻于肺，已成疹毒内陷，合并肺炎，濒临亡阳危症。麻疹本为阳毒，发热为麻疹由内达外之必有症，亦疹毒外透之唯一出路，当因势利导，以升麻葛根汤辛凉透疹。小女虚羸，病从寒化、虚化，气虚、阳虚已

著,辛凉透疹常法,已不可用。若闷疹不出,势必憋胀而死。遂断然拟一益气助阳宣肺托毒透疹之法,针药并施,内外兼治:

(1)红参10克(另炖),附子、当归、葛根各10克,麻黄、细辛、杏仁、升麻、黑芥穗、炙甘草各5克,赤芍、生半夏、云苓各10克(鸡冠血1盅,鲜芜荽1颗,麝香0.5克,姜汁10滴,分次兑服)。

急煎频灌,小量多次服。

(2)针双天井穴、少商穴,宣肺助阳解毒透疹。

(3)荞麦面2两,蛋清和匀,滴入香油数滴,揉成面团,反复搓擦胸背四肢,拔毒透疹。

上法施用3小时,计针刺1次,全身搓擦2次,服药2次,到凌晨1时许,体温上升至37.5℃,肢厥退,奶妈喂奶,少能吸吮。痰喘大减,唇色淡红,偶尔睁眼看人,啼哭声弱,神情仍显疲惫。又服药2次,天亮时前额、双颊透发出稀疏疹点,色淡红。又服药2次,搓擦全身3次,到中午12时许,胸背、四肢布满疹点,体温达38.5℃,痰喘消失,阴证回阳,喂奶吸吮有力,昨夜至今13小时,开始小便,脱险。遂停服中药,予鲜芜荽1棵、虾米1撮煎汤饮之。加服麝香0.2克、鸡冠血1盅,至下午3时许,手足心见疹,安然入睡。上述诸法,针对"疹性喜透,非透不解","透"字贯彻始终。小女属误治变证,阳虚毒陷。故以参附汤、麻附细辛汤、三拗汤、升麻葛根汤、小半夏加茯苓汤合方,益气助阳宣肺化痰、托毒透疹;加鸡冠血、黑芥穗入血透毒于外；麝香辟秽开窍，活血解毒，兼解呼吸衰竭之危；鲜芫荽辛香透疹；虾米为"发物"，有托毒透疹之功。外擦疗法乃内部资料介绍河北儿科王岩谷大夫所创，可使皮肤毛细血管充血，旺盛血行，疏通腠理，促疹毒外透。搓擦胸背，可减轻肺炎之瘀血水肿。余经治小儿、成人麻疹千例以上，用温阳法者，独小女一人，虽属从权应变，亦偶然中之偶然。疹为阳毒，忌用辛温，阴分一伤，毒势转盛，误用必死，不可轻试。若遇气候大寒，阳虚气弱小儿，疹毒阻遏难出者，可暂用人参败毒散加芫荽托透之，较平妥。

2. 灵石中学教导主任康××之女，3岁。1963年春患麻疹，体质健壮，至第4日疹已大部透发，不料其母月经来潮，又抱孩子外出，触冒风寒及秽浊之气，致麻疹突然回没，热毒内攻，高热40℃，剧烈咳嗽，喘急鼻翕，唇指青紫。经用青霉素治疗2日无效，高热不退，反增神昏惊厥，甚则角弓反张。求治于校医，认为病程超过7天，血液中毒，呼吸循环衰竭，已无能为力。事有凑巧，患儿姨妈即余女之奶妈。闻讯遂抱患儿来家求治。诊见患儿昏迷抽搐，胸高喘急，胸腹灼热烫手，膝以下冰冷，口唇干裂，舌绛起刺，已3日不能吮乳，大小便俱闭。证属疹毒内攻之后，熏灼脏腑，不仅热毒闭肺，且已内陷心肝，引动肝风，蔽阻神明，所幸喂水尚能下咽，当竭力挽救。先重刺十宣、十二井出血，泻天井以透疹，重刺人中以醒神开窍，患儿啼哭出声。遂疏大剂人参白虎承气合麻杏石甘，通脐泻热，急下存阴，宣肺开闭。

（1）生石膏200克，西洋参20克（另炖），麻黄、杏仁、炙甘草、葶苈子、大黄、芒硝、皂角刺、桃仁、红花、丹皮、紫草、赤芍各10克，蚤休15克，元参、芦根各30克，大枣10枚。

（2）羚麝止痉散5克，牛黄、麝香、熊胆各1克，匀作8等份，辟秽开窍，透疹息风。

（3）鸡冠血10毫升，入血透发疹毒。

上药，急火煎汤400毫升，兑化芒硝，频频灌之，每次兑入芝硝散剂0.5克，鸡冠血3毫升。

（4）外搓法，重点胸背。

上药于11时50分煎妥开始服用，至下午2时10分服药4次，搓擦2次，泻恶臭黏便1次，小便亦通，高热退至38.7℃，下肢已暖，疹毒外透，全身麻疹复出，喘定咳减。下午4时安然入睡，呼吸和匀。晚8时全剂服完，又泻下2次，开始吮乳，脱险。次日诊之，舌光绛无苔，神情疲惫，气阴耗伤过甚。以西洋参10克煎浓汁，鲜芦根、鲜白茅根煎汤加白糖，兑入鲜梨汁100毫升，一日多次分服，连服3剂痊愈。（自发明疹毒疫苗，近10年麻疹已少见。）

六、小儿痄腮，过用苦寒冰结

武××，女，2岁，1976年10月22日初诊。患流行性腮腺炎2日，左耳下肿大如小儿拳头，焮赤肿痛，发热呕吐，体温39.5℃，口不能张，吮乳难，手足时时抽动，紫纹直达命关。此属痄腮重症，热毒壅聚少阳，已见热极动风之兆。先以三棱针点刺十宣、十二井穴出血，得汗，神清。为疏普济消毒饮加蚤休、钩藤防痉厥。

二花 30 克，板蓝根、夏枯草、土贝母、芙蓉叶、蚤休各 10 克，马勃、钩藤、柴胡、升麻、桔梗、牛子、陈皮、僵蚕、薄荷、赤芍、甘草各 6 克。

上药，冷水浸泡 1 小时，急火煮沸 7 分钟，日夜连服 2 剂。

10 月 23 日二诊：热退呕止，肿消强半，嬉戏如常，予原方 2 剂。

10 月 26 日三诊：腮肿消至杏核大，予一诊方 3 剂。

11 月 4 日四诊：仍如杏核大，坚硬色白，且增痰声瀝瀝，食少便稀，面色萎黄欠华，指纹淡。小儿脏腑娇嫩，气血未充，虽系温毒重症，亦当中病则止。三诊寒凉过剂，损伤中阳，致外邪冰伏，阴凝不化。予辛散软坚以救误，尤不敢过用辛温，恐炉烟虽灭，灰中有火。

干姜、元参、牡蛎、大贝、漂海藻各 10 克，生甘草、柴胡、桔梗、羌活、蝉衣各 5 克，木香 1.5 克，甲珠 1 克（研冲服）。

水煎服，3 剂后全消。见病治病，医家大忌。症对方对，亦须掌握分寸。若药过病所，便是诛伐无过，而生变症，慎之。

七、小儿暴喘

郑××，男，3岁。1976年10月8日，夜半突然暴喘痰壅，面色乌暗，无汗，喉间痰鸣漉漉，唇青，四肢欠温。询之知下午给喂肥肉两小块。症属寒喘夹食，予小青龙汤加味。

桂枝、白芍、炙甘草、生半夏、云苓、干姜、五味子、麻黄、细辛、莱菔子、炙紫菀、炙款冬花、带壳白果各5克，白芥子10克（炒研），鲜生姜5片。

上方服1剂即愈。凡小儿喘症，喉间痰鸣，服上方立效。若经年累月不愈，必肾元不固，加肾四味各10克、胡桃2枚，三服可以除根。

八、小儿半声咳嗽

郭××，男，14岁，1983年4月17日诊。因半声咳嗽2年不愈来诊。其症移时即"吭吭"一声，否则胸闷气憋不能忍耐。诊脉细涩，舌左有瘀斑。询其得病始末，不能记忆。体健，食纳好，嬉戏如常，无证可辨。问其在校参加义务劳动否？答曰：抬过炭，搬过桌凳。此子好强，不落人后。想必此乃"劳伤"咳嗽，年小体弱，不胜重负，又不甘人后，遂致努伤胸络留瘀乎？姑从痰瘀论治。

丹参15克，檀降香、砂仁各5克，桃仁、杏仁各10克，赤芍、川芎、桂枝各6克，炙枇杷叶、瓜蒌各15克，薤白、红花各6克。

试服之，日好一日，服 6 剂竟获痊愈。后遇多例半声咳嗽小儿，凡见脉涩，即投此方，辄愈。

九、婴儿黄疸

老友郭 ×× 之外甥女，出生 7 个月。1983 年出生后 4 个多月发生黄疸，2 月多不退。经 ×× 医院诊查，肝脾肿大，建议取血化验，家长拒绝，未能确诊。家人有知医者，谓婴儿肝炎，不治也罢。与其留一残疾儿，不如听其自生自灭，已托人料理后事，唯患儿母亲，不忍坐待，整日悲泣。遂由外祖父出面邀余一视，以尽人事。诊见病孩面色灰暗，全身暗黄，哭声如蚊蚋，不动不闹，身下床单落满暗黄色粉末，腹部以手搔之，即落黄屑，瘦弱脱形。喂乳则吸吮几下即停，肝脾均在肋下半横指强。大便灰白，尿如浓茶。四肢不温，指稍凉，呼吸微弱。以纸捻搔其鼻孔，患儿发嚏睁眼，两目尚属有神，趺阳脉缓缓搏动，病虽沉重，未必就死，然此阴黄重症，迁延失治，延误病机，致寒湿深入血络，预后堪虑。今拟茵陈四逆合五苓，温阳泄浊，加藿香、佩兰芳化湿浊，炮甲珠、桃红入络化瘀，难保必愈，仅供酌定。

茵陈 30 克，附子、干姜、红参（另炖）、藿香、佩兰、炙甘草各 5 克，茯苓 10 克，猪苓、泽泻、炮甲珠、桃仁泥、红花各 5 克，煎取浓汁 150 毫升，加红白糖 30 克，装入奶瓶，一昼夜 1 剂，3 剂。

上方连服 3 剂，小便转清，已能吮乳。又服 3 剂，大便转为黄软，患儿食欲大增，母乳不足，加喂炼乳3次。肝脾仍能触及，面色已显红润，全身灵动。又服3剂，共服9剂，全身脱壳一层而愈。现已15岁，上初中，体魄壮健，昵称"铁疙瘩"，智力上乘，是三好学生。

十、婴儿幽门梗阻

祁××，男，1990年冬出生后连续7日呕吐不止，水乳不入，内妇科会诊意见：产妇超期，致婴儿吞入羊水，幽门梗阻。遂遥拟一方：

赭石细末10克，生半夏10克，云苓10克，甘草10克，煎浓汁兑入姜汁10毫升，缓缓喂之，每次兑入麝香0.1克，服2次而通，余药弃去。共治4例，均愈。

十一、丁奚疳重症

李××妻侄，7岁，1975年4月5日初诊。出生后断脐不洁，致成烂脐（脐疝），久治不愈。且因用清湿热解毒之剂数十剂，遂致食少腹胀，肚大筋青，便溏，四肢枯细，头大脖颈细，面色萎黄，毛发枯焦，皮肤干瘪，满脸皱纹，如小老头状。四肢不温，脐突，中心湿烂流黄水，味臭，午后潮热，唇指苍白，脉数无力，舌淡白无华，已成疳积重症。此症，由过用苦寒伤中，致中气下陷，湿热不化。法宜下病上取，内服补中益气汤，外敷化腐生肌敛疮之品。

1. 生黄芪60克，当归、苍白术、炙甘草各10克，红参（另炖）、柴胡、升麻、姜炭各6克，生苡仁30克，鲜生姜 3 片，枣 6 枚，5 剂。

2. 五花龙骨、枯矾、无名异各 10 克制粉，每日以盐椒水洗净干掺，纱布包扎。

4 月 15 日二诊：药后 7 年痼疾已痊愈，无丝毫痕迹。予培补脾肾方：全河车 1 个，红参、三七、鸡内金、炒二芽各 30 克，共研细粉 1.5 克，2 次 / 日。

追访至 1983 年底，病孩 13 岁，已上四年级，体质增强，与健康小儿无异。

> **按：**"丁奚疳"指小儿疳积，骨瘦如柴，其形似"丁"之证。由脾肾虚损，气血衰颓，以致出现面色萎黄或苍白，低烧潮热，四肢细小，颈长骨露，尻臀无肉，腹胀脐突，以及食多吐逆，吐泻无度等症，为脾疳重症。本例则因损及先天肾气，病情更为严重。"疳"为儿科四大症之一，处置不当，轻则影响小儿生长发育，成为侏儒，重则危及生命。治疳如治痨，有热莫清热，有蒸勿退蒸，保得脾胃健，何愁病不瘥！

十二、小儿遗尿（二则）

张 ××，男，11 岁。遗尿 5 年多，服专科汤丸散剂不计其数，无效。面色萎黄欠华，食少神倦，放学后即呼呼大睡，不甚玩耍。脉弱舌淡。其母云：尿似有臊臭味，易感冒。一派气虚脾弱见证之中，冒出一条"尿臭"，似乎肝胆湿热下注。但不热不痛，尿色清，量亦多。《内经》有"中气不足则溲便为之变"，大约即指此种症情。遂拟补中益气汤进治。

生黄芪 30 克，当归、白术各 10 克，红参（另炖）、柴胡、升麻各 5 克，陈皮 0.5 克，炙甘草 5 克，肉桂 3 克，鲜生姜 3 片，枣 4 枚。

上方连服 7 剂而愈。肉桂意在蒸动膀胱气化，不加缩泉丸及桑螵蛸散，因既经专科治疗，显然套方无用。补中益气汤既能治气虚失运之尿闭，当亦能治气虚不摄之遗尿。经文中那个"变"字，包括了正、反两方面的意义。

王××，女，19 岁。3 岁患麻疹，高烧 5 日不退，疹后即患遗尿，初不以为意，至小学四年级仍夜夜尿床。既长，羞于启齿，讳疾忌医，遂成痼疾。今已高三，即将考大学，遂硬着头皮，求余诊治。询知自幼体弱，常常感冒。经来迟，16 岁初潮，经前少腹绞痛，脐周冰冷一巴掌大。面色苍白，气怯多汗，四肢欠温，不渴尿多，舌淡脉细。证属先天不足，病后失调，肾阳虚衰，冲任虚寒，冷积膀胱关元。肾关不固，膀胱失约。阳虚之病，子时后阴霾四布，阳失统束，故遗尿。遂拟人参四逆合当归四逆加吴茱萸生姜汤治本。

1. 附子 30 克，干姜 20 克，炙甘草 30 克，红参（另炖）15 克，当归、通草各 30 克，吴茱萸（开水洗 7 次）15 克，桂枝 15 克，白芍 30 克，细辛 15 克，炮甲珠 10 克，鲜生姜 30 克，大枣 12 枚，10 剂。

加冷水 1500 毫升，文火煮取 500 毫升，兑入参汁，早晚分服。

2. 吴茱萸、油桂各 30 克研末，醋炒热，每晚贴敷脐中，入麝香小米大 1 粒，次晨揭去，连用 10 日。

上法内服外用，3 日内平平。第 4 日觉全身发热，脐内似有虫行。其母摸之，脐周已温。精神健旺，食纳大增。当晚 1 时许，被尿意憋醒，未遗尿，为有生以来第一次。10 日后其症得以根除。次年考取大学，寒暑假归家，必来我处走走，以表感激之情。

十三、小儿湿疹（二则）

王××，男，9 岁，1972 年正月初七初诊。患黄水疮 45 日，始起于头顶部，搔痒抓破后，黄水所到之处即浸淫成片。渐及前额，双颊，四肢，胸背，全身无一处完好。日夜瘙痒无度，号哭不止。颈侧、腋下、鼠蹊部之淋巴结全数肿大疼痛，高热烦渴。其母以玉米蕊棒给其搔痒，搔至血水淋漓亦不能止痒。现患儿已不能起床，其父来城代诉病情。考虑为湿热化毒，乃疏连翘败毒合三妙汤，重加土茯苓、苦参、白鲜皮、苡仁化湿，生石膏清阳明经热：

土茯苓 120 克，煎汤代水煎下药：

二花、连翘、生石膏、苦参、白鲜皮、生苡仁各 30 克，羌活、独活、前胡、柴胡、川芎、桔梗、苍术、黄柏、芥穗、防风、甘草各 10 克，3 剂。

上药服后，黄水渐少，患儿已能起床，由其父背来门诊就医。视之，其衣裤皆被黄水痂粘于身上不能揭起。据云，夜间脱衣睡觉，早上起床，其身上之黄水疮痂即和被子粘在一起，一揭就要粘去少许皮肉，痛苦不堪。如此重症，确属罕见。仍予原方6剂，3剂内服，3剂外洗，内服方加全虫12只、蜈蚣1条、乌蛇肉30克研末，蜜丸先服。另拟外敷掺药。

蛤粉、青黛、滑石、甘草、生硫黄、苍术、黄柏、苦参各30克，雄黄、冰片各15克，共研末，洗后干掺于疮面。

一周后又带患儿来诊，其症已愈七八，全身脱一层皮。用二诊方后即不再流黄水，痒亦轻微。唯夜间烦渴，心烦不宁，瘙痒时有发生。舌光红，无苔，便燥，3~4日一行，努挣殊苦，甚则肛裂出血。证属血虚生燥，乃予大剂桃红四物汤加首乌、蒺藜、黑芝麻、丹皮、紫草，5剂后痊愈。

曹××之女1岁半，泛发性湿疹70余日，用上方小其剂，3日而愈。1983年1月8日受风复发，针尖大之红疹密匝匝布满全身，胸腹四肢重，瘙痒无度，哭闹不休，夜甚。搔破流淡血水，血痂斑斑。证属湿疹后血虚风袭，风毒郁于血络，演化为"血风疮"症。予下方3剂，养血凉血疏风解毒又愈。

生地、当归各10克，赤芍、川芎、桃仁、红花、丹皮、紫草、白蒺藜、首乌、皂角刺、炒芥穗各5克，乌蛇15克，鲜生姜3片，枣4枚。

> **按：** 小儿湿疹古谓胎毒，由孕期过食辛辣发物，遗毒于胎儿所致。出生后，多数在 3 周内透发于外，当因势利导用连翘败毒散合三妙散，重用土茯苓、白鲜皮（可清湿热，疗死肌）、苦参，升散化湿、清解内毒，经治数百例，少则 3 剂多则 5 剂即愈。重症加虫类药（全虫、蜈蚣、乌蛇）入络搜风解毒，止痒特效。本病治则，以清解内毒为主。渗出液多者，可选解毒、拔毒、清凉燥湿止痒散剂外掺。若内毒未清，单用敛疮涂剂，则易使湿毒内攻。南关镇一小儿，湿疹用膏剂外涂，外症消失，3 日后内变为急性肾炎。此时仍以连翘败毒散加麻黄、红豆，透毒于外，仍未为晚。可惜医者不察，只管打针输液，不效，去太谷住院，终成肾病综合征。数月后邀余诊治，问明原委，遂以连翘败毒散合麻杏苡甘汤加红小豆、丹皮、紫草，每服皆得润汗，小便渐多，浮肿、蛋白尿逐日消退，月余痊愈。

湿热为黏腻之邪，如油入面，缠绵难解。经治病例，由于过用升散燥湿之剂，有个别病例出现燥化、伤阴之弊，此亦"见病治病"之过。以桃红四物汤凉血活血，养血润燥，可免此弊。

十四、小儿舞蹈病

孟××，女，11 岁，1978 年 12 月 16 日初诊。患病

1周，全身舞动无片刻宁静。其状，颈转头摇，吐舌咂嘴，眉眼频搐，四肢摇摆。舌短不能言，手颤不能握物，脚飘摇不能迈步。嘴不停开合如嚼物状，生活不能自理。进食亦需人喂之，且必须按其口部开合之节奏喂食，痛苦万状。某医院诊为"小儿舞蹈病"，曾用激素、镇静剂，并服虫类息风之剂皆无效，建议去省级医院住院治疗。患儿父母系农村社员，生活困难，邀余诊视。视其舌光绛，无苔，全身疲软，入夜盗汗，烦渴。由于喉头亦随舞蹈之节奏而抽搐，饮水即呛，脉沉细数。据其父言，起病时似曾感冒发烧。当年冬应寒反温，晋南洪洞以南桃花开放。症既从发热而来，必是温邪久羁，消灼肝肾真阴，故内风妄动。肾之经脉络舌本，肾阴亏耗不能上承于舌，故舌短难言。且肝肾同源，肾精匮乏不能滋荣肝木，故阳无所制而风动。乃选大定风珠滋肾柔肝而息内风。

牡蛎、龟鳖甲各15克，生地、麦冬各18克，阿胶12克（烊化），枣仁15克，炙甘草12克，天麻、五味子、远志各10克，菖蒲12克，蛋黄1枚（冲），3剂。

12月20日再诊：舞动已止，语言大有进步，生活可以自理。唯盗汗不止，神情疲惫，腰困膝软。乃气阴未复，肾元受损。仍予原方，去菖蒲、远志、天麻，加山萸肉45克，黑小豆30克，生黄芪、肾四味各18克，上方服5剂后随班学习。腰为肾之府，诸症凡见腰痛如折或腰酸膝软，即为肾虚的据。随症选用肾十味（枸杞、菟丝子、盐补骨脂、仙灵脾、沙苑子、杜仲、盐巴戟肉、仙茅、骨碎补、狗脊）于对症方内，其效如神。

祁××，女，16 岁，1979 年 10 月 11 日初诊。患小儿舞蹈病月余，唯手臂抽动不停，不能握物，食少神疲，腰困膝软，脉细弱，舌苔白滑，有痰涎。

此例为小儿舞蹈病之余波，所伤者为脾肾之阳，乃予补中益气、温养肝肾，佐以龙牡之敛固。

生黄芪、党参各 30 克，白术、当归各 15 克，柴胡、升麻各 5 克，炒麦芽 60 克，肾四味各 15 克，炙甘草 10 克，生龙牡各 20 克，鲜生姜 5 片，大枣 6 枚，胡桃 4 枚。

上方服 6 剂而愈。

妇科重危急症、疑难病医案

一、母乳不足，当分虚实

1. 宋××，女，24 岁。1983 年 11 月 19 日因乳汁不足哺育幼儿来门诊求治。询之产后已 8 个月，未服生化汤。从产褥期至今，少腹时觉胀痛，呕恶食少，时有带下如恶漏。脉弦涩，面部有黄褐斑，舌右侧有瘀斑，苔腻。证由产后恶血未净，致瘀浊留阻，上攻为呕，下则为恶漏。且败血不去，新血难生，故乳少。当治其本，予加味生化汤。

益母草、当归各 30 克，川芎 10 克，炙甘草、姜炭、炮甲珠、公丁香、郁金、红花各 10 克，桃仁泥、泽兰叶各 12 克，黄酒、童便各 1 杯（兑入），2 剂。

11 月 23 日二诊：前方服后恶漏、瘀血畅行，诸症已愈八九，乳汁大增，已足哺婴。唯少腹仍觉胀痛，嘱原方再服 2 剂善后。

2. 裴××，女，27 岁。1979 年冬，产后半月，少腹痛，恶漏不净，乳汁不下，脘胀不能饮食。追询病史，知素体瘦弱，食纳不馨多年。产后仅服生化汤丸 2 日，汤者荡也，丸者缓也。为图省事，反而误事。妇科确认为子宫收缩不良，正是生化汤适应证。予加味生化汤。

益母草、当归各 30 克，川芎、桃仁泥、红花、炙甘草各 10 克，泽兰叶、炮甲珠各 12 克，黑姜 15 克，胡桃肉 4 枚，红糖 30 克，童便、黄酒各 1 杯（兑入）。

上方连服 3 剂，诸症均愈。食纳倍增，每餐吃 1 海碗。半夜饥不能眠，再吃馍片 5 两许（1 两 =50 克），始能入睡，乳汁如涌。百日之后，体重增加 10 千克。

按：生化汤为明末山西名医傅山遗方，流传民间数百年，是一首家喻户晓，专治产后理血清宫名方。由当归 24 克，川芎 9 克，桃仁 14 粒（研），炮姜、炙甘草各 1.5 克，黄酒、童便 7 味药组成。功能活血逐瘀，温经止痛。余于 1961 年加益母草 30 克、红花 10 克、泽兰叶 12 克、生乳灵（炮甲珠粉 12 克，绵胡桃仁 4 枚连壳点燃，去壳取仁加红糖 30 克，共捣如泥，药前嚼服）成为加味生化汤。益母草味苦、辛，性微寒，入肝经，为活血通经利水消肿要药。经现代药理实验研究，可使子宫收缩频率、幅度、紧张度增强，成为产后缩宫专药。泽兰叶苦、辛，性微温，入肝、脾经，活血祛瘀、行水消肿。二药相合，可有效消除产褥期感染之炎性渗出物，使弛缓之子宫迅速复原。生乳灵系来自灵石城关一位民间接生员秘方。其中炮甲珠味腥，微咸，性平，入肝胃，善活血通经、下乳、消肿排脓。张锡纯氏盛赞此药："走窜之性无微不至，贯彻经络，透达关窍，凡血凝血聚皆能开之。以治疗痈，立见功效。并能治癥瘕积聚，周身麻痹，心腹疼痛。"

此药用于下乳，不但取其"透经络而直达病所"之功，据现代药理研究证实，此药有升高白细胞作用，又有补益气血之功，寓通于补，虚实皆宜。核桃仁为食疗妙品，味甘，性温，入肾、肺、大肠经，补肾固精、温肺定喘、养血润燥。加味后的生化汤，较原方有更强的推陈致新、缩宫化瘀功效，并能于短期内强壮身体并生乳。产后即服此汤3剂，可在3日内，使宫缩复原、乳汁畅通。余治疗产后病约千余例，凡产后即服加味生化汤3剂者，无一例发生产褥感染或乳腺发炎者，可见本汤可以增强妇女免疫力，消除产褥期隐患。

3. 王××之儿媳，23岁，1982年11月17日初诊。产后45日，昨因夫妻大闹争吵，今早乳汁点滴全无。头胀痛，左肋窜痛，乳胀，胸憋，目赤气粗，面赤如醉，口苦，脉沉涩。证由暴怒伤肝，气机郁结化火，肝失疏泄，故而乳汁不行。径投丹栀逍遥小剂加炮甲珠、郁金之通络解郁，服药一煎，乳汁如涌。嘱其将二煎弃之勿服，恐苦寒之剂有碍产后诸虚也。

一月之后，患者又因乳少求治。询之，则过食油腻荤腥而致黎明作泻。腰困神倦，食少腹胀，脉大不任重按。证由饮食不节，损伤脾胃，脾失健运，生化无权。且五更泻为釜底无火，较脾胃阳虚更深一层。当予温肾，以复肾开合之常，中州得命火之温煦，健运自复，生化有权则乳汁自多。予拙拟三畏汤。

红参（另炖）、五灵脂、公丁香、郁金各10克，油桂5克（研末冲服），赤石脂30克，附子10克，3剂。

药后晨泻止，食纳增，乳汁渐多而愈。

4.曹××，30岁，1983年7月25日来诊。临产出血过多，产后又继续出血45天，血红蛋白60g/L。因乳少，服验方滋乳汤（黄芪、当归、知母、元参、炒王不留行、炮甲珠、路路通、丝瓜络、七孔猪蹄2只）2剂，第3日起泄泻35天，气怯难续，脘痛泛酸，食入不化，肢厥，脉迟细（56次/分）。面色㿠白，唇、指、舌淡白无华，日泻3次以上。近10日来更增黎明必泻，脱肛不收，子宫脱垂。证属脾不统血，阴损及阳，误投寒凉滋腻，重伤脾阳，延久损及下焦元阳。拟四逆汤、三畏汤合方化裁，补火生土以救药误。

附子15克，姜炭、三仙炭、炙甘草、红参（另炖）、五灵脂各10克，油桂6克（研冲服），赤石脂30克，2剂。

8月1日二诊：两进温肾助阳，厥回泻止，食纳如常。改投小剂补中益气汤重用红参、黄芪，加五灵脂、姜炭、三仙炭、油桂（小量冲服）、赤石脂、山萸肉，连服10剂。半月后血红蛋白上升到120g/L，脱肛及子宫脱垂亦愈。

按：滋乳汤为中医界习用之增乳、通乳验方。为北方名医张锡纯氏所创。原方主治"乳少之由于气血虚或经络瘀者"。方中虽重用黄芪、当归大补气血，而知

母、元参之苦寒，猪蹄之寒中滑泻，殊非脾虚者所宜。尤以纯虚之候，本无经络瘀阻，而用炮甲珠、路路通、王不留行辈则徒伤气血。本例产后出血久治不愈，明系脾阳虚衰，不能统摄阴血；食入不化，不能化生气血，病在化源衰竭。医者运用前人成方不知变通，纯虚之证，误投寒凉滋腻及通络诸品，重伤脾阳，致脾气下陷，变证丛生。延久损及肾阳，致关门不闭，演变为五更泄泻。由此可见，运用专方专药亦需辨证。不仅要辨证，还须辨药，务使理法方药恰合病机，化裁取舍得当，方能达到治病救人之目的。猪蹄下乳，历代医家皆赞其功。现代实验研究亦证明其含有丰富的蛋白质、脂肪、碳水化合物、钙、磷、铁等元素。但由于其性凉，助湿生痰，有寒中滑肠之弊，并非人人可用。以余临证体验，凡禀赋强、脾胃健、生活贫困、营养不良而致乳少，或有轻微的炎症而致乳腺不通者，用之确有奇效。若素体阳虚，脾胃虚弱者，服之反见其害，不可不慎。

5. 李××，女，23岁。1983年9月因产后无乳来门诊求治。追询病史，知产后已70天不能进食，产前饮食不节，产后3天吃苹果半个、西红柿一个、肥肉数块，从此即胸脘痞塞，时呕涎沫，绕脐痛，有恶漏，已8日未大便；饥不能食，食入少许便觉胸膈如堵。产后未服生化汤，妇科会诊子宫收缩不良。脉弦而有力，舌边尖满布瘀斑。病由产后败血未净，瘀阻胞宫，且伤食积于中宫。予新订生化汤合半夏泻心汤、小陷胸汤合方化裁，温经化瘀、行气消导为治。

益母草、当归各 30 克，川芎、桃仁、红花、黑姜各 10 克，泽兰叶 12 克，生半夏、瓜蒌、党参各 30 克，焦三仙、酒芩各 10 克，五灵脂 15 克，姜汁炒川连 5 克，炙甘草 10 克，沉香 3 克（磨汁冲），鲜生姜 10 片，大枣 10 枚，黄酒、童便各 1 杯（兑入），3 剂。

服药 3 剂，恶漏畅行，便下夹有脓血、腐肉状物甚多，脘痞除，食纳大增，未治乳而乳汁如泉涌。

二、巨型胰腺囊肿

刘××之女，16 岁，1991 年遇车祸，脾破裂。术后 5 日发生肠扭转，第二次手术后一月，左上腹日见膨隆，左肋下刺痛不休，按之有波浪感，日见增大。致胸闷气憋，卧则胀不可忍，不能呼吸。肿物左超剑突，上界在 12 肋，下界在左鼠蹊部上方，高凸如怀孕状。医院外科拟剖腹探查，插引流管，未果，求治于余。肿物既由外伤而来，必是络脉损伤，致湿痰死血积聚成癥。复元活血汤善治跌打损伤，恶血流于胁下；桂枝茯苓丸为消癥瘕积聚效方，师其意而拟一方。

柴胡 15 克，当归 30 克，赤芍 25 克，甘草、大黄、酒香附、红花、泽兰叶各 10 克，丹参 30 克，桂枝、桃仁泥各 15 克，茯苓 45 克，丹皮 15 克，肉桂、苏木、猪苓、泽泻、木香、枳壳各 10 克，炮甲珠 6 克（研冲服），水煎 2 次，混匀，兑入黄酒 2 两，再煎三沸，2 次分服。

服药 1 剂，遂赴天津 ×× 医院外科。CT 检查，确诊为胰腺囊肿 16.5cm×22cm，定手术摘除。专家会诊，考虑患儿失血过多，恐有不测，建议调养恢复一段再议。又返灵石，往返劳顿，出现气虚不支征象。原方加红参、五灵脂各 10 克，服 3 剂，二便畅行，腹中鸣响，矢气频频，小便特多，大为松宽，可以平卧。连服 9 剂，共服 12 剂，庞然大物，消无芥蒂。赴晋中 ×× 医院 CT 复查，肿物消失，痊愈。

三、子宫肌瘤

燕 ××，女，44 岁，1983 年 7 月 13 日初诊。经晋中 ×× 医院妇检，确诊为子宫肌瘤（9cm×8cm），建议手术切除，以免后患。患者畏惧，特来门诊求治。腹诊，少腹胀大如怀孕 5 月状，脐下有拳头大之圆形肿物。痛经 5 个月，每月经行不畅，色黑稠黏，块屑甚多，淋漓不断，常延续 10 日以上不止，经期绞痛胀急。面色暗，舌淡红，脉弦。有形癥积，已非一日，予桂枝茯苓丸加虫类搜剔缓攻之。

桂枝、桃仁、丹皮、赤芍各 15 克，茯苓 45 克，柴胡、红参（另炖）、五灵脂、土元、甘草各 10 克，大贝 15 克，生水蛭、炮甲珠各 6 克，蜈蚣 2 条研末黄酒冲服，10 剂。

8 月 11 日二诊：前投桂枝茯苓丸缓攻癥积，红参、五灵脂扶正化瘀，虫类入络搜剔，迭进10剂，少腹膨隆之状大减，胀势已松。今适值经期，腹未痛，黑块已少，脉沉滑，舌色暗，因势利导，通经化瘀为治。

桂枝15克，茯苓45克，赤芍25克，桃仁、丹皮各15克，坤草、归须、丹参各30克，柴胡、酒香附、泽兰叶各12克，川牛膝30克，甘草10克，生水蛭、炮甲珠各6克，蜈蚣2条研末黄酒冲服，鲜姜5片，枣10枚。

8月16日三诊：上方连服3剂，经行畅通，下瘀块甚多，少腹如孕之状已消，腹痛已除。近日白带多，脉舌如前。予一诊方5剂，加生山药30克、车前子10克（包）。

8月31日四诊：少腹平软如常人，丸方缓攻。

桂枝茯苓丸方中各药各30克，归须、土元、大贝、炮甲珠各30克，太子参60克，五灵脂30克，生水蛭15克，蜈蚣30条，制10克大小蜜丸，每次1丸，3次/日。

9月16日五诊：丸药服约过半，超声探查，子宫5cm×8cm×5cm，肌瘤基本消失。1984年3月15日追踪复查，超声提示：子宫6cm×5cm，一切正常。

截至1984年5月，以上法治子宫肌瘤17例，除一外省患者情况不明，皆获痊愈。凡瘀积重，面色暗黑，眼有黑圈，环口一圈紫暗，手足心、前胸后背发热者，为血瘀发热，加酒大黄10~15克，三五日即退，去大黄，此即大黄䗪虫丸意。正虚加党参、五灵脂，虚甚者用红参。4种虫类药，软坚散结，化瘀力强。生水蛭为破瘀第一要药，破瘀血不伤新血。可视瘤体之大小，病程之久暂，用3~6克。

炮甲珠穿透走窜之性无微不至，凡血瘀血凝皆能开，且有升高白细胞作用，寓补于攻，妙用无穷。冲任隶属于肝，血瘀者气必滞，加柴胡疏达肝气。大贝消痰软坚，缩短病程。又，卵巢或输卵管囊肿，余多从瘀阻胞宫、寒湿凝聚论治，以桂枝茯苓丸合五苓散，加油桂温阳化湿。若少腹不时绞痛，多属寒凝，加吴茱萸15克（洗）直入肝经血分，破冰解冻，收效更速。加子宫专药益母草，协以丹参、泽兰叶，加强宫血循环，促进炎性渗出物之排泄及吸收，加炮甲珠透达囊肿，五苓利水，多数可在半月内治愈。慎用清热解毒药，用之不当，反使寒湿凝结不化。

四、结核性包块型腹膜炎

王××，女，30岁。1983年8月9日，当年15岁，因呕吐腹痛，其母给患儿揉肚，发现下腹部明显隆起，有一包块质硬，经省级医院B超探查，证实为结核性包块型腹膜炎。包块在耻骨联合上4cm处，大小17cm×16cm。据其母告知，患儿喜吃生冷，喝凉水，月经尚未来潮。面色萎黄，脉弦涩，舌淡有齿痕。女子二七而天癸至，患儿发育良好，已属经行年龄。由过贪生冷，致寒痰凝于胞宫，已成有形癥结。拟温经化痰，逐瘀通络，待其经通，癥结自消。

生黄芪45克，当归、丹参各30克，赤芍15克，川芎、桂枝各10克，茯苓30克，桃仁、红花、丹皮、炮姜、没药、白芥子（炒研）、三棱、莪术、木香、甘草各10克，失笑散 20 克（包），炒小茴香 15 克，7 剂。

8 月 16 日二诊：肿块渐软，仍未缩小。原方加酒大黄 6 克、醋鳖甲 30 克（打碎先煎）、土元 10 克，5 剂。

8 月 22 日三诊：肿块缩小 1/3，二诊方加党参 30 克，再服 5 剂。

8 月 26 日四诊：肿块又缩小 1/2，唯屡用攻破，气分已虚，脐下筑筑不宁，食少神疲，腰困如折，脉细无力。拟益气扶元，佐以化瘀。

生黄芪 30 克，当归 20 克，红参（另炖）、五灵脂、桂枝、桃仁、丹皮、赤芍、川芎、土元、柴胡、炙甘草各 15 克，炒小茴香 15 克，肾四味各 30 克，茯苓、炒麦芽各 30 克，鲜生姜 5 片，大枣 6 枚，胡桃 4 枚（打）。

隔日 1 剂，10 剂。

10 月 22 日，其母偕女来家，喜告服完药后第 6 天月经初潮，块已全消。

五、重症结核性腹膜炎

王××，女，35 岁，1967 年 6 月 28 日，由平车拉来求治。经 ×× 医院诊为结核性泛发性腹膜炎，住院月余，链霉素治疗一疗程无效，渐至不能起床。经闭 2 月，面色苍白无华，眼眶塌陷，潮热盗汗，气短不足以息，泛酸嘈杂，日仅吃两三个水饺，链霉素中毒性耳聋。满腹板硬，疼痛拒按。脉细而涩，舌胖淡有齿痕。证属寒凝下焦，血瘀经闭。以少腹逐瘀汤合海藻甘草汤，温经散寒，软坚散结，扶正化瘀为治。

当归 30 克，桂枝、川芎、红参（另炖）、失笑散（包）、姜炭、没药、土元各 10 克，炒小茴香、赤芍、漂海藻、生甘草各 15 克，鲜生姜 5 片，大枣 6 枚，"全虫 12 只、蜈蚣 1 条"（研末冲服），7 剂。

7 月 16 日二诊：腹胀痛大松，时有矢气。食纳增，每日可进食半斤，潮热盗汗已止。下腹部除脐周巴掌大一块外，其余部位已变软。加抗结核要药猫爪草 50 克，10 剂。

7 月 17 日三诊：患者步行来诊，面色红润，日可进食斤许。脐周已变软，仍疼痛拒按。觉少腹、乳房憋胀，阴道出现分泌物，脉弦有滑意，此乃经通前兆。因势利导，原方去漂海藻、生甘草，加坤草、丹参各 30 克，柴胡、泽兰叶、桃仁、红花各 10 克，10 剂。

8 月 1 日四诊：经通，下紫黑块屑状瘀血甚多，满腹已柔软如初。经后神疲乏力，腰困如折。久病伤肾，气血已虚，补中益气汤加肾四味各 30 克，5 剂后康复，又生一女。

六、多囊卵巢致不孕

郭×，女，34 岁，2000 年 10 月 4 日初诊。婚后 10 年不孕，四处求医，百治不效。1996 年春，赴省级医院做腹腔镜检，诊为"多囊卵巢"，又做输卵管造影，见"左输卵管梗塞"，现代各种疗法遍用不效。凡顽症痼疾必有非常之因。乃详询始末，得知其母怀患者 7 个半月时跌扑动胎而早产，虽侥幸拾得一命，但瘦弱多病，先天不足，生殖系统发育不良，为其主因。肾为胎孕之本，肾虚则生殖无能，现代医院断定不能生育，不无道理。又加不善调摄，嗜食生冷，经期冷水洗脚，致寒入冲任，患痛经18年。平素腰困如折，脐中冷痛板硬，少腹两侧刺痛不移，带多清稀。经事月月超期，色如黑豆汁，夹有块屑、胶漆状秽物，面部有蝶形褐斑，脉沉涩，舌边尖满布瘀点、瘀斑。据上症情，先天肾气不足，冲任虚寒，湿痰死血凝结胞宫而成癥瘕。拟方如下：

1. 培元固本散

仿古代河车大造丸，有再造先天之功。以血肉有情之品培补先天肾气以治本，虫类入络搜剔，温经化瘀涤痰以治标。

紫河车、坎气、茸片各50克，蛤蚧5对，海马30克，蛇床子、大三七各100克，红参、五灵脂、琥珀、土元、水蛭、炮甲珠、全虫、蜈蚣、白芷各30克。

共研细粉，3克/日，热黄酒送下。

2. 以当归四逆加吴茱萸生姜汤直入奇经，开冰解冻，破沉寒痼冷，合桂枝茯苓丸、少腹逐瘀汤温通冲任，缓消癥瘕积聚。

当归、桂枝、赤白芍各45克，丹参、坤草、刘寄奴、通草各30克，茯苓45克，桃仁泥、丹皮、炒小茴香、川芎各15克，失笑散（包）20克，吴茱萸（开水洗7次）、细辛、炙甘草各20克，企边桂（后下）、没药、白芥子（炒研）各10克，鲜生姜45克，大枣25枚。

加冷水 1500 毫升，文火煮取 600 毫升，日分 3 次服，10 剂。

另以炮甲珠 60 克、麝香 2 克，研末分 20 包，随中药早晚以热黄酒冲服各 1 包，以此对药穿透攻破无微不至之性，直捣病巢，而消囊肿，化瘀积。

10 月 25 日二诊：上药服 7 剂，腹内鸣响如雷，频频矢气，胀消痛止。月经如期畅行，下秽浊黑血块甚多，痛经已愈，少腹柔软，白带消失，食纳大增。唯腰困特重，稍觉气怯。经后当益气补虚，温养肝肾。

生黄芪 60 克，当归 30 克，红参（另炖）、五灵脂各 10 克，制肾四味、川断、熟地、蛇床子、山萸肉、茯苓、老鹳草、决明子各 30 克，苍术、白术各 15~30 克，每月经后连服 15 剂。

2001 年元旦三诊：上法无大加减，连服 2 个月，面部褐斑、舌上瘀斑退净，少腹已温。今日月经超期 16 日不行，左三部滑大，微呕，喜食酸鲜。令做尿检，妊娠反应阳性，足月顺产一女婴。

按：经后连服半月方中，有老鹳草、决明子各 30 克，为先辈叶橘泉先生治不孕症之验方。机理不甚明了，但用之多奇效。老鹳草除强筋壮骨，治风寒湿痹外，又据《滇南本草》记载："治妇人经行受寒，月经不调，腹胀腰痛，不能受胎。"决明子为明目要药，有益于肝肾，冲为血海，任主胞胎，冲、任又隶属于肝肾，皆与胎孕有关。且用法为经后连服半个月，则重在补虚，以促排卵，意不在通利。

七、妊娠恶阻重症

1. 耿××，27 岁，1983 年 11 月 9 日初诊。急诊入院病人，因妊娠 4 月，剧烈咳喘，呕吐日夜不停 50 天而住入内科已 10 日。已给补液纠正脱水，但病情危重，仍未脱险。内科确诊：肺结核，妊娠恶阻脱水。

刻诊，患者时时泛呕，食入即吐，咳唾白黏痰涎。四肢枯细，面色萎黄无华，脉微、细、急，160 次 / 分。烦渴，水入亦吐。两目无神，从住院部来门诊二楼即喘不能言，舌紫暗。虚损久延，孕期郁怒，致肺、胃、肝三经气逆，有升无降，恐有暴脱之虞。救脱为先，佐以温肝降逆。

红参（另炖）、山萸肉、生半夏、赭石粉、炙枇杷叶各 30 克，旋覆花（包）、吴茱萸（洗）、炙甘草各 15 克，鲜生姜 30 克，姜汁 20 毫升，大枣 10 枚，1 剂。

浓煎，小量多次频饮。

11 月 10 日二诊：咳、吐已减八九，已能进食。舌红，脉微、细、急，144 次 / 分。烦渴，喘、汗不止，未离险境，救脱为要：

红参（另炖）、山萸肉、生半夏、芦根、赭石粉各 30 克，麦冬 15 克，五味子 10 克，炙甘草 15 克，鲜生姜 30 克，姜汁 10 毫升，2 剂。

11 月 13 日三诊：咳、喘、吐均愈。身软神疲，脉细数有神，120 次 / 分。腰困，少腹坠胀。肾主胎孕，久损不复，恐有堕胎之虞，予益气固肾救脱。

赭石粉、生黄芪、红参（另炖）各 30 克，肾四味各 30 克，姜汁 10 毫升（兑入），大枣 10 枚，胡桃 4 枚（打）。

11 月 17 日四诊：脉急，144 次 / 分。腰困、腹胀虽愈，而气血虚极不支，便溏，脾气下陷，救脱为要。

生山药 60 克，山萸肉、红参（另炖）、生龙牡粉各 30 克，白芍、炙甘草各 15 克，2 剂。

11 月 21 日五诊：脉细数，120 次 / 分。食纳渐佳，自我感觉良好。久损不复，未可轻忽。

生黄芪、山萸肉、生龙牡粉、肾四味各 30 克，红参 15 克（另炖），白芍 15 克，生山药 60 克，炙甘草 15 克。

上方连服 3 剂，脉 98 次 / 分。于 11 月 24 日出院，回家调养。张锡纯氏来复汤确是扶危救脱神剂。

2. 赵 ××，女，28 岁，1965 年 7 月 25 日邀诊。怀孕 2 个月，剧烈呕吐 35 天，随夫返乡调养。从天津至灵石，旅途劳顿，已形成脱水，眼眶深陷，气喘多汗，水米不入，脉细如丝。

生半夏、茯苓、红参（另炖）、鲜生姜各 30 克，炙甘草 15 克，姜汁 10 毫升兑入，浓煎，小量多次呷服，1 剂而愈。

3. 孙 ××，女，26 岁，1980 年 3 月 18 日初诊。妊娠 45 天，剧烈呕吐，水米不入，卧床不起已半月，消瘦气短，少腹坠胀，腰困如折，左肋刺痛不休，脉滑。拟降逆和胃，疏肝理气，补肾固胎。

赭石末、生半夏、生山药、酒当归、酒白芍、寄生各30克，柴胡、枳壳、红参（另炖）、苏梗、姜竹茹、旋覆花（包）、陈皮、炙甘草各10克，川断、菟丝子各15克，鲜生姜30克，姜汁20毫升，煎浓汁，兑入参汁、姜汁缓缓呷饮，2剂而愈。

4.王××，女，26岁，1979年3月18日初诊。因妊娠40天，剧烈呕吐月余，水米不入求治。面色萎黄，消瘦神倦，无端恐惧，常觉背后有人跟踪。予加味温胆汤。

野党参、赭石末、生半夏、朱茯神各30克，旋覆花（包）、枳实、竹茹、橘红、胆南星、炙甘草各10克，鲜生姜30克，姜汁2盅兑入，3剂后痊愈。

5.侯××，女，28岁。怀孕2月，呕吐酸苦37天，便燥，口苦，咽干，目眩，两耳如蒙，听力减退。头面时觉烘热上冲，脉沉弦数，舌红中根黄。拟和解肝胆，降逆和胃。

柴胡、黄芩、红参（另炖）各15克，生半夏、赭石末各30克，旋覆花12克（包），鲜生姜30克，姜汁2盅（兑入），大枣10枚，煎浓汁，兑入两汁，缓缓呷服，1剂而愈。

按：生半夏为止呕要药，加等量鲜生姜解其毒，经治妊娠剧吐患者千例以上，确有覆杯而愈之效。笔者

40 余年用生半夏超过 3 吨，无一例中毒。半夏为妊娠禁忌药，又是妊娠剧吐之特效药，"有故无殒，亦无殒也"，岂可因噎废食！

八、先兆流产

1. 张 ××，女，23 岁，1967 年 10 月 7 日急诊。怀孕 2 月，晚上同床后少腹灼热而痛，凌晨 5 时出血，已 7 小时淋漓不断，血色鲜红，烦热口苦，腰痛如折，心悸不宁。脉弦滑数，120 次 / 分，舌红，少苔。由房事不节，损伤冲任，相火妄动，致胎漏下血。冲任隶属于肾肝，肾为胎孕之本，脾主统血而载胎，今血热妄行而损伤胎气，所幸尚未大崩堕胎。拟峻补其气以摄血，滋阴清热而固胎。

生黄芪 60 克，当归、白芍、九地、红参（另炖）、煅龙牡、阿胶（另化）、苎麻根、白术各 30 克，黄芩炭 15 克，寄生、川断炭、杜仲炭、菟丝子、盐补骨脂各 30 克，艾叶炭、炙甘草各 10 克，三七 3 克（研末冲服），胡桃（打）4 枚。

煎取浓汁 600 毫升，3 次分服，3 小时 1 次。

8 日晨二诊：昨晚 12 时服第 2 次药后血已全止，心悸、腰痛亦愈。脉敛，尺部弱。面色转为苍白欠华，舌上生出薄白苔，食纳不佳。原方去九地、煅龙牡、黄芩炭、三七，加三仙炭各 10 克，姜炭 5 克，又服 3 剂而愈，足月顺产一男孩。

> **按**：本方以当归补血汤重用生黄芪加红参，补气摄血以载胎；胶艾四物去川芎滋阴养血止血以安胎；寿胎饮（寄生、川断、菟丝子、阿胶）合青蛾丸（杜仲、盐补骨脂、胡桃）补肾益精固冲任而固胎；白术、黄芩为安胎圣剂，善治血热妄行之胎漏下血；苎麻根功专止血安胎；三七最擅止血。诸药相合，对阴虚内热、血热妄行之胎动下血，投剂立效。出血多者，为保胎儿发育正常，血止后以泰山磐石散（人参、黄芪、当归、白术、九地、白芍、川芎、续断、砂仁、黄芩、糯米、炙甘草）加紫河车、鱼鳔胶珠，龟鹿胶制粉，装胶囊，每次6粒，2次/日，连服2月以固本。

2.和××，女，22岁，1987年10月14日初诊。怀孕2月，今晨突然出血不止，量多色淡，气喘肢凉，少腹隐痛坠胀，腰困不能转侧，食少泛酸，面色萎黄欠华。舌淡有齿痕，脉数且弱，120次/分。询知禀赋素弱，无故牙龈出血。此属先天不足，肾失封藏；脾阳虚衰，不能摄血载胎。

生黄芪45克，酒洗归身、酒炒白芍各25克，红参30克（另炖），三仙炭、姜炭、醋艾炭、柴胡、苏梗、砂仁、芥穗炭各10克，阿胶20克（化入），煅龙牡各30克，寄生、炒川断、菟丝子（酒泡）、青蛾丸各30克，炙甘草10克，白术30克（黄土炒焦），三七3克（研末冲服）。

煎取浓汁600毫升，6次分服，3小时1次，日夜连服2剂。山萸肉100克煎浓汁代茶饮。

10 月 15 日二诊：腹痛出血已止，食纳好。脉滑弱 80 次 / 分。仍觉腰困、气短、畏寒。予泰山磐石散去九地、黄芩、糯米，加紫河车、鹿茸、鸡内金、焦三仙、鱼鳔胶珠、龟鹿胶，制粉，每服 3 克，2 次 / 日。上药共服不足 3 个月，体质改善，足月顺产一女孩。胎动下血属脾不统血者最多，此型患者，非但不能运化饮食，而且难以运载药力。故宜采取多次少量频投之法，既保持药物之血液浓度，病人又能消化吸收，平稳奏功。此型尤不可用一切寒凉滋腻、清热止血等品，一旦出现滑泻，其胎必堕。

九、习惯性流产

张 ××，女，37 岁。患者已生 3 个女儿，求子心切，屡孕屡堕，又流产 4 胎。1970 年 10 月再次怀孕，某老大夫断为男胎，唯滑胎已成痼疾，恐难保全，遂求治于余。询之，知前流产 4 胎，间隔最长半年，最短 70 天。今次怀孕 60 天，时觉少腹冷痛、憋胀、肛门坠胀，咳则遗尿，小便多，腰困如折，夜多噩梦，眼圈、环唇色黑，舌边尖有瘀斑。脉迟涩，58 次 / 分。诸多见症，悉属瘀阻，兼见气虚下陷，肾元不固。患者屡孕屡堕，堕后即服坐胎补剂，致胞宫旧创未复，积瘀未化，即是致瘀之根源。如此怀孕，岂不是 7 层大楼建于沙滩之上？冲任肾督既伤，复又瘀阻胞宫，胞胎失养，故不出 3 月必堕。病根既明，则当在益气运血、温阳固肾之中，佐以活血化瘀之法。重用参芪益气运血，以寿胎丸、青蛾丸、胶艾四物养血滋冲任而固肾壮胎；附子、肉桂养命火；少腹逐瘀汤、坤草、泽兰叶、桃红温化积瘀，使胞宫得养，则胎孕或可保全。如此治法，骇人听闻，实是险着。乃疏方，并剖析原委，供病家酌定。

生黄芪 90 克，红参 15 克（另炖），寿胎饮、青蛾丸各 30 克，坤草、当归各 30 克，赤芍 20 克，川芎 10 克，失笑散 20 克（包），附子、油桂、没药、炒小茴香、姜炭、细辛、醋炒艾叶、桃仁、红花、泽兰叶、炙甘草各 10 克。

二煎混匀，日分 3 次服，10 剂，若能顺利度过 3 个月堕胎期，每月初连服 3 剂，直至产期。

多年后知患者遵嘱服药，胎儿竟得保全，足月顺产一男孩，此子今年已 27 岁。引申其理，又治胎萎不长，孕后不出 3 月必胎死腹中之疾，亦愈。可见，活血化瘀之法，只要妥为驾驭，佐以益气运血、滋补冲任、温养固肾诸法，对胎孕疾患，非但无害，反有奇效。若不打破妊娠禁忌的千古戒律，则以上诸疾必将永无愈期矣！"有故无殒、亦无殒也"，有是证则用是药，《内经》的指导思想，永远是临证之指南针！

十、剖宫产后二便闭结

王××，女，30 岁，1984 年 3 月 10 日初诊。3 月 8 日行剖宫产后，腹胀气急，不能躺卧，二便闭结已 3 日。血红蛋白 60g/L，面色苍白近灰，声低息微，目不欲睁，脉芤大无伦，满腹鼓胀如小瓮，高出胸际寸余。导尿、灌肠皆无效。无矢气，按之中空，追询病史，已生 3 胎，均因子宫不收缩而剖宫，此系第 3 次。患者胀急欲死，频频要求通通大便。然腹大中空，纯属气虚不运，妄用通利是速其死也。径投大剂补中益气汤，塞因塞用，大气一转，诸症自愈。

生黄芪 60 克，红参 15 克（另炖），白术 30 克，当归 30 克，柴胡、升麻、陈皮、炙甘草各 10 克，真木香、沉香、油桂、砂仁各 1.5 克研末冲服，葱白 3 寸，鲜生姜 5 片，大枣 10 枚，2 剂。

3 月 14 日二诊：药进 1 剂，即频转矢气，胀消，二便皆通，食纳增，乳汁下，2 剂后已如常人，血红蛋白上升至 70g/L。嘱原方陈皮减为 5 克，去后 4 味，加元肉 10 克，3 剂后血红蛋白上升至 100g/L，出院。

凡气虚失运，生黄芪必重用，曾治一老妇，57 岁，在某医院外科行直肠癌手术后，7 日小便不通，少腹鼓胀如孕，气急而喘。予上方生黄芪 120 克，上方后 4 味除砂仁外磨汁冲服，加麝香 0.5 克 2 次分冲，吴茱萸、油桂各 5 克研末填入脐中，艾条灸之，40 分钟而通。

十一、产后误用开破致变

张××，女，30 岁，1987 年 10 月 12 日初诊。三月下旬，二胎又生一女，心中抑郁不快，悲怒交加，渐延食少、自汗、胸闷、喘急。服瓜蒌枳实半夏汤，喘不能步，更增失眠、心悸，神魂摇荡。易医服养血归脾、补心安神 20 余剂不效，寒热往来，全身皮肤麻木，腰困如折，脐下悸，甚则有气上攻。少腹憋胀，鼓凸如孕状，面色苍白欠华。脉上不达寸，下不及尺，舌淡红，少苔。此症虽有情志之变，毕竟产后气血大虚，卫外失固，故自汗半月不止。继见食少、胸闷而喘，本属肺气虚失于敷布，中气虚失于运旋，肾气虚不能纳气，妄用开胸破气，遂致大气虚极下陷。故见上则喘不能续，下则少腹胀如孕。久则肝虚失敛，肾气失固，冲脉不守于下，时时上奔。心肾不能交济，故失眠心悸，神魂摇荡。五脏交虚，肺主皮毛，故周身肌肤麻木；肝之疏泄太过，故寒热自汗；肾元耗损，故腰困如折。拟补气升陷，敛肝固肾为急。

生黄芪45克，知母20克，柴胡、升麻、桔梗各6克，红参10克（打小块吞），山萸肉90克，肾四味各30克，生龙牡各30克，炙甘草10克，3剂。

10月15日二诊：除失眠、麻木外，诸症已愈。仍觉脐下悸动不宁，加紫石英、活磁石之固镇冲脉，燮理上下，当归养血和血，3剂后渐愈。

十二、痛经痼疾

马××，女，25岁，1979年11月2日初诊。婚后5年不孕，室女时即患痛经，经医多人，服药数百剂不效。其症，经前3日，少腹开始坠胀绞痛，日甚一日，辗转床笫，冷汗淋漓，肢厥如冰，头痛而呕涎沫，如害一场大病，至第4日经行始减。经量少，色黑多块。面色乌暗，眼圈、山根、环唇色黑。诊脉沉紧搏指，舌左边尖布满瘀斑。证属寒凝胞宫，寒主收引，不通则痛。且病程已达 10 年以上，久治不愈，深入血络，已成痼疾。拟当归四逆加吴茱萸生姜汤合少腹逐瘀汤合方化裁，开冰解凝、逐瘀通经。

当归 45 克，炙甘草、赤芍各 30 克，肉桂、细辛、吴茱萸（洗）各 15 克，通草、川芎、没药、炮姜各 10 克，桃仁 20 克（研），红花、土元、炒小茴香各 10 克，失笑散 20 克（包），柴胡 15 克，丹参 30 克，炮甲珠 6 克（研末热黄酒冲服），鲜生姜 10 大片，大枣 12 枚。

上药，经前服 3 剂，出现月经前兆即连服 3 剂，连服 2 个月。

1980 年 1 月 3 日二诊：两个月共服上药 12 剂，当月月经畅行，下黑块屑甚多，痛减其半。次月经前痛止，经临胀痛轻微，已能耐受。刻诊，面部红润光泽，山根、环唇之黑色均退净。唯牙龈棱起处仍见淡黑；腰困如折，不耐坐立，脉中取和缓，舌上瘀斑少有淡痕。原方桃仁减为 10 克，加肾四味各 30 克，每月经见连服 3~5 剂，经净停药，连服 2 个月。

次年春，路遇其婆母，知上药又服 10 剂后已全好，现已怀孕。

十三、急性盆腔炎寒证

耿 ××，女，33 岁，1983 年 8 月 27 日初诊。少腹两侧痛，拒按，黄带如注，秽臭。妇科检查子宫前位，血常规中白细胞 19.5×10^3/L，中性粒细胞 80%。诊为慢性盆腔炎急性感染，转中医诊治。

诊见脉迟细，58次/分，舌淡胖水滑。胃中酸腐作呕，腰困膝冷，神疲欲睡，面色嫩红如妆。妇科虽诊为急性盆腔感染，而患者症情有异，不仅中上气化无权，且见浮阳飞越之戴阳危象。若妄用清热利湿之剂，难免顷刻生变。

少腹逐瘀汤合四逆汤，加党参、云苓、泽泻、鸡冠花各30克，附子15克，易官桂为油桂3克（研末冲服），引浮游之火归原，3剂。

9月14日二诊：上药服3剂，面赤如妆得退，腹痛止，带减，纳食已馨，两目有神，语声朗朗，诊脉滑数，94次/分。正气来复，加清热解毒药性和平之公英60克清化之。

11月14日三诊：患者带幼子来门诊治腹泻，询其旧病，自服二诊方后已愈，农事繁忙季节亦能胜任家事劳作。

按：对炎症的治疗，当因人而异。不可把"炎"字理解为火上加火，不可一见血象高便恣用苦寒攻泻。由于体质禀赋的差异，血象虽高，证属虚寒者并不少见。此例农妇，家中8口人，6个孩子，劳力少，生活困难，由劳倦内伤而致病，正气先虚，故多寒化、虚化。《御纂医宗金鉴》云："膏粱之变营卫过，藜藿之体气血穷。"古代中医已认识到疾病的个体特异性。豪门权贵、富商大贾与穷苦人民，患同样的病，而病机转归便截然不同。前者恣食膏粱厚味、肥酣美酒，无

> 病进补，必然营卫壅塞，病多化热化毒，凡患痈疽，
> 宜攻宜泻；后者食难求饱，衣难蔽体，吞糠咽菜，劳
> 倦内伤，正气先虚，易于内陷，凡患痈疽，便当补托，
> 起码要慎用攻伐，以保护脾胃为第一要义。即使当攻，
> 也要中病则止，勿伤正气。

中医之"证"，乃疾病主要矛盾的集中点，包括了"人体形气盛衰"因素在内。对"证"下药，"证"解则病除，一切便迎刃而解。从中西医结合的现状来看，某些地方仍是西医诊断，中医用药。对现代医学确诊的病，中医只要按图索骥，对号入座，便万事大吉，故常常导致失败。搞中西结合，绝不能"吃现成饭"。对西医确诊的病，中医仍需独立思考，深入剖析疑难，追根寻底，这样才能体现中医特色，切合"人"情、病机，提高疗效。

十四、乳腺囊性增生症

耿××，18岁，1984年1月9日初诊。右乳下方于3月前发现有一包块，约杏子大，逐渐长至鸡蛋大，表面光滑，边界清楚，可活动，无粘连。妇科诊为乳腺增生，请中医治疗。

见症如上，患者个性愚拙，不苟言笑，爱生闷气。3个月前正值经行暴受气恼，遂致经断。不久即觉左乳窜痛、憋胀，胁肋不舒，痰多，渐渐长块。曾服逍遥丸6盒无效。脉沉滑有力，苔白腻。证属气滞血瘀，痰气交阻。予疏肝

化瘀，软坚散结。

漂海藻、生甘草各15克，柴胡、白芥子各10克（炒研），夏枯草、牡蛎粉、炒王不留行、丹参、木鳖子各30克，桃仁、红花、泽兰叶、路路通各10克，"全虫12只、蜈蚣2条"（研末冲服），鲜生姜5片，大枣6枚，7剂。

1月21日二诊：上方服后乳部有虫行感，服至第4剂时经通，下黑血块甚多。经期又服3剂，经净块消。

按：上方为余20世纪60年代中期自创攻癌夺命汤之减味方，可治一切气滞、血瘀、痰凝所致之全身各部肿物，包括颈淋巴结核、甲状腺囊腺瘤、乳腺增生、包块型腹膜炎、风湿性结节、脂肪瘤（痰核）。若属阴寒凝聚者，加肉桂、细辛；坚积难消者加生水蛭3克、炮甲珠6克研末冲服。多数7剂即消，瘤疾20剂可愈。方中海藻、甘草各等分，相反相激；以全虫、蜈蚣、水蛭、炮甲珠入络搜剔，直达病所；夏枯草、牡蛎粉、王不留行散结软坚；白芥子去皮里膜外之痰；木鳖子甘温微苦有小毒，为消肿散结祛毒要药，通治一切痈肿、疮毒、瘰疬、痔疮。余用此药40余年，未见有中毒者。以柴胡引入肝经，疏解气郁，诸活血药化瘀消积。诸药相合，气通、血活、痰消，其症自愈。

十五、产后便燥肛裂出血

燕××，女，32岁。产后3个月，便燥如羊粪球，每便肛裂出血如注。延至气怯神倦，面色萎黄，舌淡唇白，脉细寸微，一派脾不统血征象，血红蛋白80g/L。用治肠风便毒之剂，反致自汗心悸昏眩。本属产后血虚失于濡润，今误药损伤脾阳，当用黄土汤温之。前人经验，重用白术120克反有滋液润便之效，亦脾主散精之义。

红参（另炖）、炙甘草各10克，生地30克，白术120克，阿胶25克（化入），附子10克，黄芩炭10克，灶心土120克，3剂而愈。

十六、乳衄二则

1.刘××，女，34岁，1983年12月21日初诊。双乳房憋胀窜痛半年多，渐见乳头内陷，乳房萎缩。挤压乳房有黏稠之黄臭液及鲜血溢出。近来乳衄频发，变为有恶臭味之黑血，每次可浸湿一条毛巾。兼见胁肋胀痛，带多黄臭。曾去省级医院检查，不能确诊，建议手术切除双乳，免除后患。患者回县邀余商治。询知病由长期气恼所致，诊脉弦。七情内伤，肝失疏泄，五志过极化火、化毒。拟疏肝解郁，通络化瘀，解毒化湿为治。

柴胡15克，当归、白芍、茯苓、白术各30克，丹皮15克，栀子10克，酒炒龙胆草10克，生苡仁30克，苍术、黄柏、川牛膝、橘络、炮甲珠、路路通、甘草各10克，漏芦 12 克，蒲公英 90 克，连翘、王不留行各 30 克，贯众炭 5 克、三七 10 克研末冲服，车前子 10 克（包），鲜生姜 10 片，大枣 10 枚，10 剂。

1984 年 2 月 14 日，其夫带他人来诊小儿多尿症。据云，上药服 7 剂后出血止，带亦减。10 剂服完诸症悉除，且内陷、萎缩之双乳亦渐形丰满，1986 年夏生一子。

2. 刘××，女，44 岁，1983 年 6 月 22 日初诊。乳衄 2 月余，由生闷气渐致两肋窜痛，右乳结核如胡桃大，乳头溢出鲜血。每逢经期，必头眩泛呕，血黑多块。常觉有一股热流从右胁下章门穴向乳房涌来，立即灼痛如针刺状，随即有鲜血溢出，轰热自汗，左侧亦有同感。每月经行 2 次，经量少则乳头出血必多。舌红，无苔，口苦，脉沉弦而数。

脉证合参，必是七情内伤，肝气久郁化火。肝之经络布胁肋，乳头属肝，乳房属胃。肝气横逆必先犯胃。今见一旦动气，病必发作，明是木强侮土。疏泄太过，则肝不藏血；脾胃过弱，则不能统血。此即出血之由。治法拟养肺胃之阴，清金制木而解胃之围，兼柔肝之体而敛其用。

醋柴胡 10 克，当归、白芍、生地、石斛、沙参、枸杞子、山萸肉、乌梅各 30 克，麦冬 15 克，川楝子 10 克，三仙炭各 12 克，丹皮、黑栀子、炙甘草各 10 克，3 剂。

7 月 2 日二诊：药后块消血止，但增少腹胀如孕状，视之，少腹鼓凸，神倦、腰困膝冷。舌暗红，无苔，脉沉，右寸极弱。一诊见患者口苦、舌红，遂用大剂养胃汤之甘寒，丹栀之苦寒，致损中下之阳，中气随之下陷，故有此变，医之罪也！情志之火，非同实火，宜疏、宜降（气降火即降）不宜清。且前贤曹炳章氏谓"舌红非常并非火"。"非常"二字，当细细咀嚼。凡见舌色鲜红或嫩红，皆因气血虚寒，阳浮于上，类同"面赤如妆"之假热，误用清热泻火则危。临证极需留意。遂改投大剂补中益气汤升提下陷，加肾四味温养肾命。

生黄芪 60 克，当归、白术各 20 克，红参（另炖）、五灵脂、炙甘草、三仙炭、柴胡、升麻、桔梗各 10 克，陈皮 3 克，肾四味各 30 克，鲜生姜 10 片，枣 10 枚，胡桃 4 枚（打）。

9 月 30 日遇患者于街头，得知二诊方患者连服 9 剂，已痊愈 3 月，且腰困、经乱亦愈。

12 月 13 日三诊：上症已愈半载，近来生气，经前又见两乳烘热、齿衄、鼻衄、晕眩、足膝冰冷，脉沉细而不渴，舌嫩红无苔。虽见倒经血逆上行，究其因则系肾阴虚极，龙火不藏。予引火归原法：

九地 90 克，盐巴戟肉、二冬各 30 克，云苓 15 克，五味子 6 克，油桂 2 克（米丸吞服），5 剂后诸症皆愈。

十七、鸡爪风症

宋××，女，26 岁，1983 年 5 月 7 日初诊。产后 9 个月，春末，忽觉四肢麻木，气怯神倦，腰困如折，劳累或气候突变则加重。近 1 个月来，麻木一旦发作，手脚便频频抽搐如鸡爪状。内科诊为缺钙性抽搐，补钙亦不能控制。视其面色萎黄欠华，脉细舌淡。断为产后血虚、肝失所养，故挛急，遂予加味芪桂五物汤益气养血、补肾益精、柔肝缓急。

生黄芪 45 克，当归 30 克，白芍 90 克，桂枝、红参（另炖）、肾四味各 10 克，黑木耳 30 克，炙甘草 10 克，鲜生姜 10 片，枣 10 枚，胡桃肉 20 克，7 剂。

5 月 15 日二诊：药后精神健旺，面色红润，气怯腰困麻木均愈，而遇冷仍有抽搐。详询病史，知患者产后未及满月，淘菜洗衣不避冷水，致寒湿深入血分，正虚不能鼓邪外达。寒主收引，故经脉挛缩。且同气相引，内寒久伏，复感外寒，两寒相迫，症状加剧。前方虽曾治愈多例鸡爪风，但本例主证有变，故仅有小效。上药为补益气血、滋养肝肾之剂，无直接驱寒效用。服后仅体质改善，病根未拔，故遇寒便发。且本例之寒，非表寒可比，乃深伏厥、少二经之伏寒，非大辛大热温通十二经之猛将不能胜任。乃选《金匮要略》乌头汤变方加滋养肝肾及虫类息风之品进治。

生黄芪 90 克，当归、白芍各 45 克，川乌 30 克，炙甘草 60 克，麻黄、桂枝、细辛各 15 克，肾四味、防风、黑小豆各 30 克，全蝎 12 只、蜈蚣 4 条（研末冲服），蜂蜜 150 克，鲜生姜 10 大片，枣 10 枚，核桃（打）4 枚。

加冷水 2500 毫升，文火煮取 600 毫升，日分 3 次服，3 剂。

5月26日三诊：川乌有剧毒，灵石境内曾发生服用川乌9克，3例中毒，2例经余参与抢救脱险，1例死亡。皆因配伍不当，煎煮不遵法度所致。为免病家提心吊胆，余亲临病家，为之示范煎药，待病人服后安然入睡，平安无事，方才离去。上方服后诸症均愈，患者恐日后复发，又照方连服6剂。计9日内服川乌270克之多，其症得以根治，追访10年未犯。

十八、治崩漏一得

1. 青霉素过敏后血崩

张××，女，48岁，1984年11月16日初诊。3日前青霉素过敏休克，急以毫针刺鼻尖素髎穴，行雀啄术；内关提插捻转约20秒，患者苏醒脱险。（此法救治过敏休克20余例，最多1分钟脱险）然暴受惊恐，气短身软不能起床。前日适值经期，遂致暴崩不止，经妇科抢救，仍淋漓不断，邀余会诊。见患者面色苍白，气喘自汗，食少头晕，心动神摇。血色鲜红无块屑，脉沉细弱，舌淡红。此由惊则气乱，恐则气下，脾胃气虚下陷不能摄血，陷者举之。

生黄芪60克，当归20克，煅龙牡、朱茯神各30克，山萸肉60克，姜炭、三仙炭、红参（另炖）、五灵脂、炙甘草各10克，柴胡、升麻各6克，鲜姜5片，大枣6枚，3剂。

11月9日二诊：血止，脉起，食纳好，隐隐头痛不休，此由血脱气陷，血不上荣，予补中益气汤3剂而愈。

2. 暴崩欲脱

王××，女，46 岁，1983 年 6 月 13 日，因暴崩邀诊。至其家，见患者倚被侧卧，面色惨白，喘汗心悸，四肢不温，口不能言。诊脉右空大，左沉弦，舌淡。暴崩之后，气随血脱，阴损及阳，急固之，予破格救心汤平剂。

山萸肉 120 克，红参 30 克（捣末同煎），煅龙牡、活磁石、附子各 30 克，姜炭 30 克，炙甘草 60 克，急煎频灌，约 1 小时许脱险。

询之，知患者去年遭伤子之痛，当时适值经期，悲伤忧思，致食少经乱，淋漓不断达 10 个月之久。妇科诊为更年期功能性出血。悲切伤肺，忧思伤脾，脾肺既伤，中气萧索，不主统摄。日久失治，损及八脉。且五脏之伤，穷必及肾。肾失封藏，故近日崩漏大下，腰困不能转侧。年近五旬，天癸将竭。治崩之法，傅氏女科有安老汤一方，峻补中气，滋培肝肾，当属对证。唯于八脉损伤，气虚下陷欲脱，不甚合拍。拟参照《医学衷中参西录》固冲止崩汤意，合方化裁进治。

生黄芪、九地、红参、当归、山萸肉、煅龙牡各 30 克，乌贼骨 24 克，茜草炭 10 克，柴胡、升麻、炙甘草各 10 克，三七 6 克、五倍子 1.5 克（研末冲服），阿胶 15 克（化入），盐补骨脂 30 克，胡桃 4 枚，3 剂。

6 月 21 日二诊：家人来告，血全止，精神食纳均佳，腰困大见好转。拟补气血，固肾气，统冲任以善后。

生黄芪 30 克，当归 15 克，肾四味、山萸肉、三仙炭各 10 克，姜炭 5 克，红参 10 克（另炖），阿胶 15 克（烊化），炙甘草 10 克，乌贼骨 15 克，茜草 6 克，龟鹿胶各 10 克（化入）。

上方连服 5 剂，康复如初，追访 7 年，健康无恙。

3. 暴崩脱证

王××，女，42 岁，1973 年 9 月 10 日初诊。中午突然暴崩濒危，出血一大便盆，气息奄奄，四肢厥冷，六脉俱无。厂医注射止血强心针剂无效，现仍出血不止，被褥狼藉。本拟送医院抢救，稍动则出血更甚。因拟一方，从血脱亡阳立法，以破格救心汤合当归补血汤为治。

山萸肉 120 克，附子 100 克，姜炭 50 克，炙甘草 60 克，煅龙牡、红参各 30 克（捣末同煎），生黄芪 60 克，当归 30 克，本人头发制炭 6 克（冲），2 时 50 分边煎边灌边以大艾炷灸神阙。3 时 30 分血止，厥回脉渐出，黄昏时开口说话，夜 1 时索食藕粉、蛋糕，脱险。后以大剂补血汤加红参、山萸肉、龙眼肉、肾四味、龟鹿二胶连服 7 剂始能起床，以红参、五灵脂、三七、琥珀、紫河车、乌贼骨、茜草炭、肾四味，制粉服 40 日始康复，现仍健在，已 70 岁。

4. 蛮补致崩

马××，女，30 岁，1984 年 1 月 12 日初诊。素有"功血"宿疾，赴外地求医，连服黄芪、当归、阿胶、生龙牡大剂 10 余剂。至期不行，腹痛如绞，次日暴崩，一天下血一痰盂。3 日后，变为淋漓不断又 7 日，血红蛋白

60g/L，面色萎黄无华，自汗而喘，心悸，夜不能寐，脉反洪数，124 次 / 分。血脱脉易细弱，大则病进，恐有气随血脱之变，急固之。

山萸肉 100 克，生黄芪 30 克，当归 15 克，红参 10 克，五灵脂 5 克（研末吞服），白芍 15 克，沉香、四炭（姜炭、三仙炭）、炙甘草各 10 克，麦冬（小米拌炒）、五味子各 10 克，生龙牡粉、活磁石各 30 克，3 剂。

1 月 19 日二诊：血止，汗敛喘定。唯觉腰困如折，原方制小其剂，加肾四味各 15 克，胡桃 4 枚，以固封藏之本。3 剂后诸症悉除。以善后方加价格较廉之鹿茸底座一具，制粉服月余，得以根治。

按：见血止血为血证大忌，也是医者易犯的通病。治血如治水，一味堵涩，愈补愈瘀，必致冲决堤坝。见效于一时，遗害于无穷。补中兼疏导，引血归经则愈。血证的关键在脾胃，脾主中气，气为血帅，统血而主升；胃为水谷之海，统冲任而主降，为人身气机升降的枢纽。脾升胃降，血循常道。若胃失和降，则诸经皆不得降，气逆而为火，火性炎上，血热妄行，血从上溢则病吐衄。证见面赤气粗，口苦苔黄，脉象数实。此时急以旋覆花代赭石汤加炙枇杷叶 30 克，降肺胃之气。气有余便是火，气降则火降，血自归经。不可一味苦寒清火，应以顾护胃气为要。脾气不升，则血失所统而下出，而病崩漏便血。症见少气懒言，面

色萎黄，甚则苍白欠华，脉多细弱，寸部尤弱。急以补中益气汤重用红参、黄芪，陷者举之，峻补其气，加四炭温经止血，红参、五灵脂等量研末吞服益气止血化瘀；用补气升提，下虚者须防"提脱"，加肾四味、生龙牡固肾气。脾气渐旺，自能统血。四炭为治脾不统血要药，平淡中寓神奇之效，百试不爽，颇堪倚重。若兼见出血量多不止，汗多而喘，则是肝气已伤，疏泄太过，不能藏血，急加山萸肉60克以上，敛肝救脱。

血证初期，多见肝不藏血，血热妄行。证见血上溢或下出，势急量多，面赤气粗，暴躁易怒，头晕胁痛，口苦脉弦数。以丹栀逍遥散舒肝之郁，炙杷叶30克清金制木，生地、阿胶滋水涵木、凉血养血、止血柔肝、赭石降气抑火平木。见肝之病，当先实脾，栀子炒炭减其苦寒之性，又能入血泻火而止血。煨姜易姜炭3克以护胃气，加三七粉6克吞服，止血化瘀而不留瘀，最是血证妙药。若见喘汗，则已虚化，速加山萸肉敛之，以复肝藏血之能。血止，养血柔肝，滋水涵木以治本。七味都气丸，以山萸肉为君，加枸杞子并三七粉蜜丸服。肝脏体阴而用阳，又为"生命之萌芽"（张锡纯），木能克土，若过用苦寒攻伐，损此萌芽，则虚化为脾不统血，病变又深一层矣！善于理肝，则可截断血证传变，实是重要一环。血证在肝、脾二经处置失当，进一步恶化则损及于肾，变为肾不封藏，生命之本动摇。约可分为三型：一为火不归原，上热熏蒸，势急如焚，面赤如醉，白睛溢血，鼻衄，舌衄，吐血，口舌生疮，目赤如鸠，比之实火尤为暴急。以腰困如折，双膝独冷，尿多不渴为辨。乃肾阴亏极，逼龙雷之火上奔无制，以大剂引火汤——九地90克，盐巴戟肉、天冬、麦冬各30克，云苓15克，五味子6克，加油桂3克去粗皮研末，小米蒸烂为小丸，药前圀圙吞下，以引无根之火归肾则愈。万不可误作实火而投苦寒、甘寒，否则亡阳厥脱，变生顷刻，误诊误治极多，临证宜慎！二为肾不封藏轻症，仅见腰困微喘，自汗尿多不渴，出血如注。急以大剂补血汤加红参助元气；重用山萸肉90克以上，敛肝固肾救脱；加肾四味鼓舞肾气；生龙牡粉固摄肾气；姜炭温脾止血；阿胶30克、三七粉小量3克，挽血脱之危，可愈。重症，上型兼见，四末不温或四肢厥冷，神疲欲寐，大汗暴喘，气息微弱，脉沉迟微细，或反见数极无伦，七急八败。一分钟超过120次以上，为气随血脱，阴损及阳，阳微欲绝，生命垂危。急投拙拟破格救心汤，以保十全。妇科血证，兼顾八脉，以血肉有情之品紫河车、鹿茸、龟鹿二胶辈填补肾督，滋养冲任。各型均给予善后方服1~2个月，多数可以巩固疗效，终身不犯。

外科急腹症医案十则

一、阑尾脓肿合并肠梗阻

任××，女，48岁。1964年8月14日病危，其子从何家焉村下山邀诊。乃一路急行，午前抵村。入室诊视，见患者取右侧位卧于炕上，痛苦呻吟，频频呕吐秽臭黏涎并夹有粪便，豆粒大之汗珠从头部淋漓滴下。右腿弯曲不敢稍伸，阑尾部有包块隆起约馒头大，外观红肿，痛不可近。扪之灼热，有波浪感。腹胀如瓮，阵阵绞痛，已3日不便，亦不能矢气，小便赤热刺痛。高热寒战，叩齿咯咯有声，腋下体温39.5℃。口气秽臭，舌黑起刺、干涩。仅从外观，已可断为肠痈脓成，热毒壅闭三焦、阳明腑实之关格大症。乃建议即刻护送去县医院手术治疗，但患者畏惧开刀，宁死不去。全家又苦苦哀求，设法抢救。又知患者素体康健，病虽5日，未见虚象。但症已危急，往返需2小时始可取药。乃从电话口授一方，嘱大队保健站火速派人送药上山：

1. 生白萝卜2.5千克，元明粉120克，上药加水5000毫升，置饭锅内同煎，分3次入萝卜，待煮熟一批，捞出再换一批，得汁浓缩至500毫升，备用。

2. 二花240克，连翘、生苡仁、赤芍、桃仁泥、厚朴、生槟榔、芙蓉叶、芦根各 30 克，冬瓜仁 60 克，生大黄 45 克（酒浸一刻取汁入药），丹皮、枳实各 15 克，皂角刺、炮甲珠、白芷、甘草各 10 克，广木香、沉香各 3 克磨汁兑入（此为拙拟攻毒承气汤加味）。

加水过药 2 寸，加白酒 100 毫升，浸泡 40 分钟，加速药物分解，然后以武火急煎 10 分钟，取汁混匀得 1000 毫升，与方一混合，每隔 2 小时服 300 毫升，连续服用，以通为度。

3. 先予舌下金津、玉液、尺泽（双）、委中（双）刺泄黑血；阑尾、足三里、内关提插捻转泻法，强刺留针。待药取回，呕吐已止，绞痛减轻。下午 6 时，顺利服下 300 毫升。2 小时后腹中绞痛，上下翻滚，腹中阵阵雷鸣，频频打嗝矢气。幸得三焦气机升降已复，乃一鼓作气，再进 500 毫升，患者欲便，取针后仍未便下，但痛胀已大为松缓。于夜 11 时又进 300 毫升，至夜半 2 时，便下黑如污泥，极臭，夹有硬结成条、块状粪便及脓血状物一大便盆。随即索食细面条 1 碗（已 2 日未进食），安然入睡。余在病家守护一夜，次晨诊之，阑尾部之包块已消，仍有压痛。舌上黑苔退净，六脉和缓从容，体温 37℃。予《辨证奇闻》清肠饮，倍苡仁加芙蓉叶、甲珠、皂角刺以清余邪。

二花 90 克，当归 50 克，地榆、麦冬、元参、生苡仁、芙蓉叶各 30 克，黄芩、甲珠、皂角刺、甘草各 10 克，3 剂而愈。

阑尾炎因失治而成脓肿，甚至合并肠梗阻，在穷乡僻壤、缺医少药地区，并非偶见。此例病经5日，用青霉素未能控制，症情危急。若阑尾穿孔，易合并腹膜炎或脓毒败血症，其肠梗阻亦颇严重。现代医学认为，二者若见其一，已非保守疗法适应证。但余一生治愈此等急险重症却不计其数，且全部成功，无一例失败。擅治急症，是中医学的特色之一。而且见效快，费用低。如此大症，前后不出10小时，费用不过数元。本例所用方剂：

1. 即《医学衷中参西录》硝菔通结汤，其软坚润下通便之功甚为卓著，且无伤正之弊，虚人、老人之肠梗阻用之最宜。

2. 即《金匮要略》大黄牡丹汤加味而成攻毒承气汤，方中破格重用疮毒圣药金银花，善治一切大小痈疽、肿毒恶疮，消肿排脓止痛之芙蓉叶，更加苡仁、冬瓜仁、透脓散（甲珠皂角刺），清热解毒排脓。并以广木香、沉香磨汁兑入，行气消胀、利水消肿之槟榔，配硝菔汤以破滞气，腑实一解，毒随便泄，沉疴立愈。若与大柴胡汤合方，重用柴胡125克，加金铃子散（冲服），可于40分钟之内，阻断病势，使急性胰腺炎痛止、肿消，血象基本复常，有效挽救了患者生命。

二、老年性高位肠梗阻

王××，男，65岁。急诊入院5日，病程半月。起病即见腹痛呕吐，半月无大便，无矢气。腹胀如鼓，时时绞痛，满床翻滚。外科诊为老年性肠梗阻。经胃肠减压，灌肠无效，准备手术。考虑患者高年体弱，脱水严重，心脏功能不好，恐难支持，特邀中医协治。

诊见患者面容憔悴，眼眶塌陷，极度消瘦，腹胀如鼓，已半月粒米未进。舌苔黄、厚腻，脉滑无力。高年，关格大症，邪实正虚，不堪峻攻。拟硝菔汤合扶正破滞之品。

1. 生白萝卜5千克，芒硝240克。

2. 红参（另炖）、赭石粉、厚朴、槟榔各30克，旋覆花15克（包），枳壳10克（炒），木香、沉香各3克（磨汁兑入）。

各依法煎煮，两汁混匀，2小时服1次，每次200毫升，连续服用，便通停药。

次日诊之，知昨晚8时服药1次，一刻钟后，先觉脐周绞痛，随即有气上下翻滚，腹中鸣响如雷，满室皆闻其声。约40分钟后开始频频打嗝，矢气不停。三焦气机升降已复，腹胀大减。又接服药汁200毫升，1小时后腹中大痛一阵，随即便下团块状结粪夹极臭之糊状大便甚多，痊愈出院。此例从服药到便通仅2小时10分，服约全剂的1/2。

三、化脓性阑尾炎合并重症腹膜炎

杨××，男，14岁，1984年9月16日半夜2时急诊。入院后化验血白细胞15.9×10^3/L、中性粒细胞90%，确诊为急性化脓性阑尾炎合并弥漫性腹膜炎。经输入大剂量青霉素不能控制。高热39.5℃，持续不退，神志迷糊。已定手术，家长不同意。17日请中医协治。见证如上，恐有热毒攻心犯脑之虞。予增损攻毒承气汤釜底抽薪，清热解毒排脓。

二花 120 克，桃仁、丹皮、紫草各 15 克，生石膏 30 克，冬瓜仁 60 克，生大黄（后下）、甲珠、皂角刺、甘草各 10 克，蚤休 15 克，生苡仁 45 克，芒硝 24 克（冲），三七粉 10 克（冲）。

上方 2 剂，日夜连服，2 小时 1 次，得畅泻去芒硝。

9 月 18 日二诊：热退，阑尾压痛及满腹剧痛已退八九。改投《辨证奇闻》清肠饮 2 小时 1 次。

9 月 19 日三诊：肿痛全消，已能起床。二诊方再进 1 剂。

9 月 20 日痊愈出院，带清肠饮 2 剂以清余毒。

四、老年高位肠梗阻合并疝嵌顿

李××，男，65 岁，1983 年 11 月 3 日初诊。病程 8 日，入院 2 日。透视平齐剑突一线有液平面；查右侧睾丸肿痛，嵌顿（3 日），频频呕吐，二便闭结，亦无矢气。经胃肠减压、灌肠无效，拟手术，家属要求服中药试治。患者高年，关格大症 10 日不解，体质尚可。

1. 生白萝卜 2.5 千克，芒硝 120 克。

2. 赭石粉 50 克，旋覆花 15 克（包），生半夏、厚朴各 30 克，枳实、木香、沉香、甘草各 10 克，鲜生姜 30 克，姜汁 1 盅（兑入），红参 15 克（另煎兑入）。

3. 生山楂 30 克（煎汤），红糖 15 克，白酒点燃 1 分钟后捂灭，真广木香研末 3 克，煎妥，混匀备用。

上药，方1、方2依法煎煮，混匀，得汁800毫升，首服300毫升，隔2小时服200毫升。待呕止、便通，再服方3方1次，以愈疝嵌顿。

11月4日二诊：服第1次后呕止，服第2次后腹中雷鸣阵阵，频转矢气，加3方顿服1次，约一刻钟后便通。今晨透视液平面消失，疝嵌顿在加服方3后20分钟亦愈，出院。

11月7日李××黎明来家急邀出诊。据诉：出院当天，半路觉冷，开始呃逆频作，至今已达28小时不止。刻诊患者面色青惨，神疲不支，脉迟细，60次/分，舌胖而润，四末不温。觉有冷气从脐下频频上攻，声低息短。久病见呃逆者危，此老绝非风冷小恙。一生牧羊，内伤积损可知。初诊失察，六五高龄，因关格危症竟在一日之间服芒硝120克，脾肾元阳大伤，冲脉不能下守。恐有亡阳厥脱之变，急急温肾镇冲救逆固脱。

附子30克，油桂6克（冲服），沉香、砂仁各10克，红参15克（另炖），山药30克，云苓15克，紫石英30克，泽泻、怀牛膝、公丁香各10克，柿蒂30克，姜汁1盅（兑），山萸肉60克。

急煎频饮，当日连进2剂。

余守护病榻，以大艾炷灸神阙半小时，服药1次后呃止，四肢回温，知饥索食，脱险。生萝卜制芒硝，本无伤正之弊，况有红参扶正，不当有变。农民生活艰难，觉药物弃之可惜，竟在便通之后，又多服2次，险遭不测！亦余医嘱不周之过。

五、急性子宫内膜炎

郭××，女，31 岁，1967 年 10 月 9 日初诊。患者于经净次日去公共澡堂洗澡，当晚即感少腹胀痛如针刺，黄带秽臭、灼热，腰痛，夜半时开始寒战高热如疟，体温39.5℃，自服镇痛片、四环素 6 片后得汗，入睡。今晨起床后头痛呕吐，体温回升至 39.7℃。当地医院注射青霉素 80万单位 10 支、安乃近 2 支，又得缓解。12 时起头痛如破，喷射状呕吐，高热达 40℃。黄臭带增多，夹有血水，少腹绞痛不可近，神志昏迷，牙关紧闭，时时抽搐。脉滑数搏指，苔黄厚腻，口中恶臭。当地医院诊为急性子宫内膜炎、盆腔脓肿，已发展为脓毒败血症。症情险重，建议迅速送县级医院抢救，患者之夫坚持中药治疗。乃先以三棱针重刺十宣出血，双尺泽抽取黑血 10 毫升，针泻素髎、合谷，患者全身透汗，苏醒，呕吐亦止。遂书简要方案：症由经后洗澡，秽浊不洁之物侵入前阴，湿热化毒，结于胞宫血室，热极动风，上犯神明。拟攻毒承气汤扫荡热毒，以刹病势而挽危急。

二花 240 克，芙蓉叶、连翘、生大黄、柴胡、生苡仁各 30 克，苍术、黄柏、蚤休、丹皮、紫草、桃仁各 15 克，冬瓜仁 60 克，漏芦 12 克，炮甲珠、甘草、车前子（包）各 10 克，川楝子 30 克，醋元胡 6 克（研末冲服），芒硝 30 克（另包），白酒 100 克。冷水浸泡 1 小时，急火煎沸

10 分钟，得汁 3000 毫升，每服 300 毫升，2~3 小时 1 次，每次冲化芒硝 10 克，冲服元胡粉 1.5 克，得泻 2 次，去芒硝不用。一鼓作气，不分昼夜，按时连服，以阻断病势。

患者于晚 7 时服药 1 次，8 时许畅泻恶臭便 1 次，腹痛止。9 时继服 1 次，11 时体温降至 38.5℃，黄带变稀。夜半 2 时，体温 37℃，患者入睡。余守护观察一夜，至次日天亮，共服药 6 次，约 1 剂的 2/3 量，诸症已愈八九，嘱余药弃去不用，改投清肠饮 3 剂。余于 9 时离双泉峪返回保健站，患者已能出门送行。患者自开始服药，至基本痊愈历时 12 小时，药费不足 10 元。余在农村条件下，经治多例危重急腹症，取得成功经验之后，将上方定型，定名为"攻毒承气汤"。历 30 年，资料散失不全，难做精确统计。除上述病症外，施用于急性胰腺炎、重症肺脓疡、可疑肝痛、外科创伤毒血症，均治愈。由于本方是从农村配药困难角度出发，从 1 剂药在 20 小时内解决一个大症设计，故用量过大。90% 以上病人，不待一剂药服完已基本痊愈。

六、肠梗阻术后粘连性不全梗阻

李 ××，男，37 岁，1984 年 1 月 14 日初诊。病历记载，患者于 2 年前做肠梗阻手术。今年冬至节后，又发生粘连性不全梗阻，已住院 20 日，呕吐频作，腹痛不休，大便似通不通，已 25 日不能进食。身瘦形脱，疲软不能坐立，动则气喘。脉大按之而散，舌红中根燥干。此由中气虚失于运旋，胃液涸不主和降。予益气降逆，增液行气。

生黄芪 90 克，红参 20 克（另炖），生地 30 克，元参 60 克，麦冬 90 克，厚朴 30 克，沉香、木香各 5 克（磨汁兑入），赭石粉 50 克，莱菔子 30 克（生炒各半），姜汁 10 毫升兑入，2 剂。

当日服药后，腹中响动如雷，呕止。中午开始进食，下午 2 时便通，腹痛止。次日又服 1 剂，一切复常，唯觉气短身软。已办出院手续，特来中医科向余告别。予补中益气汤加麦冬 30 克、五味子 10 克，3 剂善后。

按：治一切痞塞不通之症，重在治"气"。百病皆生于气，三焦气化升降之枢纽在脾胃。故治气之要，不过升脾降胃而已。脾宜升则健，胃宜降则和。若因六淫外邪或饮食内伤致脾气下陷，胃气上逆，则病阻隔不通。甚则气机逆乱，有升无降，上不得入，下不得出，而病关格。此即肠梗阻之成因。治关格大症，用扫荡攻坚之剂，必以气药为帅。如大承气汤（大黄四两，厚朴半斤，枳实五枚，芒硝三合）四味药，破滞气药占 1/2，厚朴为大黄之两倍，张氏硝菔通结汤两味药，芒硝四两，生白萝卜五斤。白萝卜为蔬菜，四季皆有，价廉易得。性温，生升熟降，一物而兼升降气机之能，又为食疗上品。生食下咽，立即嗳气打嗝，升气宽胸，上焦先通；熟食则转矢气，肠鸣漉漉，下气极速，通利二便，中下二焦可通。芒硝与萝卜同煮，软坚润下，以萝卜浓汁善下气者推荡之，肠蠕动加速，开结最速而不伤正，故治重症、虚证肠梗阻最理想。

手术后发生肠粘连或不全梗阻，或尿闭，更是气虚为病。气虚失运则窒塞不通，当塞因塞用，重用参、芪大补元气。佐小量木香，沉香磨汁兑入，助大气流转。莱菔子即白萝卜成熟种子，与萝卜同性，破气消痰"有推墙倒壁之功"，以大剂参芪为帅而统之，发挥其善通之特长，制其开破之弊，不使为害。再加赭石、厚朴之降胃逆，液枯者合大剂增液汤增水行舟，使三焦气化迅速复常，冲决窒塞，诸症立愈。用治术后各类脏器粘连为患，对症加减，效果极好。气虚者多觉胀闷，气虚下陷症，胀闷更甚。不可疏散，更不可开破，径峻补其气，气足，则运旋升降复常，胀闷自消。

七、胆石症胆绞痛

景××，男，45岁，1985年8月17日夜邀诊。患者右胁剧烈痛3日，××医院B超确诊为胆结石，胆囊内有大小不等之结石6个，大者如玉米粒，小者如红豆。已定手术，本人要求先服中药试治。刻诊患者痛发正剧，便结腹胀，尿频急痛。先以针刺清泻胆经郁火，予阳陵泉透阴陵泉，行泻法，约10分钟剧痛缓解。

患者嗜酒，喜食肥甘，脉滑数搏指，苔黄厚。证属湿热积久化火，胆石阻滞胆道。予清热利胆排石。

柴胡25克，白芍45克，赤芍30克，枳实、郁金、滑石、海金沙、大黄各 30 克，黄连、栀子、木香各 10 克，桃仁泥、甘草各 15 克，川牛膝 30 克，乳香 3 克，鸡内金 10 克、醋元胡 5 克研末冲服，芒硝 15 克（分冲），大叶金钱草 120 克。

煎取 600 毫升，早晚分服，3 剂。

8 月 21 日二诊：上方服后每日泻下胶黏、灼热大便 2~3 次，痛止。上方去芒硝，大黄减为 10 克，继服 3 剂。

8 月 25 日三诊：共服药 6 剂，B 超复查，结石化为泥沙状。食纳精神已如常人。嘱每日服鸡内金粉 21 克，以金钱草 60 克煎汤分 3 次送服，10 剂痊愈。追访至 1997 年，一切如常。

> **按**：急性胆囊炎及胆石症胆绞痛发作，疼痛剧烈，阳陵泉为胆经下合穴，止痛效果极好。或以复方冬眠灵 1 支，穴位注射，效果亦好。余以上法针药并施，经治数十例急性胆囊炎，均一次治愈，无复发。胆石症有的可以彻底排除，有的仍有结石，或溶解为泥沙后再缓为排除。但经治后临床症状消失，全部免除了手术。

八、胆道蛔虫症

闫××，女，45 岁。1977 年 4 月 9 日余在灵石县城关卫生院任职时，急诊入院。右上腹绞痛 1 周，县级医院内科怀疑胆结石，建议转省级医院手术。诊见患者面色灰暗，冷汗淋漓，呕吐不止，右胁剧痛 7 日，1 日发作 4~5 次。发作时满床翻滚，呻吟不绝，间歇时亦隐痛不休。四肢厥逆，脉伏，舌苔黑腻。两颊有白团斑；双巩膜下端可见蓝色条状纹，尾端如火柴头；下唇内侧白疹满布。上三点为虫症特征，按寒热错杂型蛔厥症论治。

附子 15 克，吴茱萸（开水洗 7 次）、川连、干姜、枳实、细辛、川椒、生大黄、木香各 10 克，乌梅、赭石粉、苦楝根皮、党参、炙甘草各 30 克，芒硝 15 克（分冲），姜汁 30 毫升，蜂蜜 120 克。

上药煎浓汁 600 毫升，入蜜煎三沸，兑入姜汁，分 2 次服，3 小时 1 次，于服药后半小时服芒硝。

上药服 1 次后，腹痛呕吐均止，7 日来第一次安然入睡。半夜醒来服第 2 次药，兼冲服芒硝。10 日黎明 5 时吐出蛔虫、泻下蛔虫 6 条，10 日下午出院，带原方 3 剂，去硝黄、赭石，加使君子仁 20 克，二煎混匀，每晨空腹先嚼食使君子仁，喝蜜水 1 杯，顿服汤液。每日均有蛔虫排出，其症遂愈。

古人谓，蛔虫"得酸则伏，得苦则安"。余治胆道蛔虫必加蜜及姜汁，取其"得甘则喜，得辛则散"。乌梅有明显之缓解痉挛作用。如牙关紧闭者，以乌梅擦之立解。更据现代药理研究，乌梅能使胆囊阵阵收缩，促进胆汁分泌，可将钻入胆道之虫体退出。

九、急性胆道蛔虫症并发急性胰腺炎

刘××，女，46岁，1983年12月2日急诊入院，经内、外科紧急处理，不能控制，请中医会诊。

患者于昨日早饭后右上腹绞痛，频频呕吐，下午4时，吐出蛔虫1条，剧痛部位扩展至左上腹，疼痛剧烈，一度休克，注射杜冷丁1支未效。今日持续性、阵发性绞痛加剧，满腹拒按，手不可近，反跳痛，寒热如疟，体温39℃。经查血：白细胞18.5×10^3/L，中性粒细胞90%。初步诊断：急性胆道蛔虫症合并急性胰腺炎。已给予大剂量青霉素静滴，亢热不退，剧痛呕吐不止。当时，本院未能做血清淀粉酶测定，但已见急性胰腺炎之三大主症，病势险重，如果转院，则势必延误病机，决定中西医结合进行抢救。

询知患者嗜食肥甘酒酪，内蕴湿热，诊脉沉弦数实，苔黄厚燥，口苦、口臭。近日食滞，7日不便，复加蛔虫内扰，窜入胆道，胰腺发炎。邪热壅阻脾胃肝胆，已成热实结胸、阳明腑实重症，拟方如下：

1. 舌下金津、玉液穴刺泻黑血，双尺泽穴抽取黑血2毫升，左足三里，右阳陵泉透阴陵泉，提插捻转泻法，留针半小时。

以上法疏泄胆胃瘀热而止痛，针后呕吐止，剧痛缓解。

2. 拟攻毒承气汤合大柴胡汤、大黄牡丹皮汤、乌梅丸化裁，清热解毒、通腑泄热、扫荡血毒。

柴胡125克，黄芩45克，生半夏60克，杭白芍45

克，枳实、丹皮、大黄（酒浸后下）、生大白、甘草各 30 克，桃仁泥 15 克，冬瓜仁 60 克，乌梅 30 克，川椒、黄连各 10 克，细辛 15 克，二花 90 克，连翘 45 克，芙蓉叶 30 克，芒硝 40 克（分冲），鲜生姜 75 克（切），大枣 12 枚。

加水 2000 毫升，浸泡 1 小时，急火煮沸 10 分钟，取汁 600 毫升，化入芒硝，加入蜂蜜 60 克，姜汁 10 毫升，3 次分服，3 小时 1 次，日夜连服 2 剂，以阻断病势。

12 月 3 日二诊：昨从 11 时 40 分开始服药，至 12 时半，腹中雷鸣，频转矢气，呕止，痛去十之七八，仍无便意。令所余 2 次药汁一并服下，至下午 2 时 40 分，畅泻黑如污泥，极臭、极热，夹有如羊粪球大便 1 大盆及蛔虫 3 条，痛全止，热退净。嘱其第 2 剂药去芒硝，于夜 12 时前分 3 次服完。至夜 10 时又畅泻 2 次，泻下蛔虫 1 团，安睡一夜。

今日化验血象已无异常，热退痛止，全腹柔软，患者要求出院。脉仍滑数，予上方 1/4 量 2 剂，以清余邪。

按：现代医学所称胆道系统疾病（胆蛔症、急性胆囊炎、胆石症）及胰腺急性炎变，所出现的症状，如胸胁剧痛，手不可近，呕吐不止，寒战高热等，与《金匮要略》蛔厥、《伤寒》"热实结胸""结胸发黄"、大陷胸汤证、大柴胡汤证之论述，基本合拍。故以大柴胡汤为核心组方，正是最佳方案。经治急性胰腺炎 6 例，急性胆囊炎、胆石症、胆绞痛（加大叶金钱草 120 克，内金、郁金各 30 克）70 余例均愈。本例合并胆

道蛔虫症，故加乌梅、川椒、黄连、细辛、蜂蜜为引，半小时后以芒硝 20 克泻之，1 剂即解。

针刺与放血，在止痛、止呕、退高热方面起到了顿杀病势的效果，为辨证用药扫清了障碍。

凡用经方治大症，一要辨证得当，见机即投，不可犹豫；二要掌握好经方的基础有效剂量，一次用足，大剂频投，日夜连服，方能阻断病势，解救危亡。余意以原方折半计量为准，此点已为 20 世纪 80 年代后考古发现之汉代度量衡制所证实。即汉代一两，合现代 15.625 克，上海柯雪帆教授已有专著，并经临床验证，真实可信。以此量治重危急症，可收到一剂知、二剂已，攻无不克之奇效。低于此量则无效，或缓不济急，贻误病机，误人性命！回顾中医史上，自明代医界流行"古之一两，即今之一钱"之说，数百年来，已成定律。习用轻剂，固然可以四平八稳，却阉割了仲景学术一大特色。沿袭至今，遂使中医优势变为劣势，丢掉了急症阵地。只有革除这一陋习，走出误区，急起直追，努力发掘经方的奥秘宝藏，立足实践，培养造就一批有胆有识，能治大病，能独当一面的青年中医队伍，才是当前复兴中医的当务之急。

十、胃结石症

孙 ××，男，48 岁。1997 年，中秋节前上山打猎，无所获。又饥又渴，见黑枣成熟，遂饱食一顿，约 1 千克，又饮山泉冷水。归家疲累已极，倒头便睡。半夜被脘痛憋胀而醒，其痛如绞，从此日甚一日。渐渐食入即吐，胀痛难忍。病延两月，由一彪形大汉，竟至两颊凹陷，骨瘦如柴，体重锐减约 10 千克，卧床不起半月。县级医院 X 线透视，见胃内有多个大小不等之充盈缺损，边缘清楚。结合临床诊为"胃黑枣结石"，拟手术摘出。家属不同意，邀余诊视。11 月 20 日，诊脉沉滑有力，舌苔黄燥。按诊胃部有小儿拳头大、桃子大之圆形包块滚动。患者素来壮健如牛，因病致虚，大实有羸状。当消积攻坚，兼顾正虚。选保和丸消食化积，莱菔子一药"有推墙倒壁之功"，鸡内金善消食化石为主药，二药利气止痛，消胀宽中而不伤正，莱菔子与红参、五灵脂同用，相制相畏，扶正攻积，相得益彰，遂拟一方：

莱菔子 60 克（生炒各半），鸡内金 30 克，连翘 30 克，枳实、大黄（酒浸后下）、焦三仙各 15 克，生半夏、云苓各 30 克，红参（另炖）、五灵脂、陈皮、木香（后下）、炙甘草各 10 克，鲜生姜 10 片。

上药连服 3 剂，每日泻下 1~3 次成团、成块、黏涎包裹之大便，3 日后痊愈。

危重痢疾五则

一、"辟秽解毒汤"治疫毒痢

田××，男，3岁。1975年8月8日16时突然昏厥，高热达40℃，腹痛哭闹，泻下秽臭脓血，手足抽搐，已昏迷2小时。先以三棱针重刺十宣、十二井出血，患儿全身透汗，随即苏醒。验舌黄腻，紫纹直透命关，口中臭气熏人。当时正值中毒性痢疾流行，即疏拙拟"辟秽解毒汤"。

二花60克，白头翁30克，香薷、藿香、佩兰、川连、肉桂、牛子（炒捣）、甘草各10克，白芍30克，炒扁豆12克，菖蒲12克，酒大黄15克，1剂。加冷水750毫升，浸泡1小时，急火煮沸10分钟，滤汁，多次小量频服，中病则止，不必尽剂。晚20时服药1次，约10分钟，汗出，热退，神清，泻下秽臭便2次。于当晚零时许约服1剂的2/3，痢止病愈，余药弃去不用。

赵××，女，同年9月20日16时发病入灵石城关医院，邀余会诊。患者高热41℃昏迷，呕吐腹痛，面赤如醉，谵语躁动，口气秽臭，脉滑实，舌苔黄燥起芒刺。化验血：白细胞19.5×10^3/L，中性粒细胞90%。诊为中毒性痢疾。经三棱针点刺十宣出血，毫针重刺鼻尖素髎穴，患者大汗苏醒，询之，腹痛后重，欲便不能。再以消毒针管从双尺泽穴抽取黑血 4 毫升，腹痛呕吐亦止。乃疏大剂"辟秽解毒汤" 2 剂，二花加至 90 克，重用酒大黄 30 克。嘱其家属连夜煎服 2 剂，2 小时 1 次。至 21 时半，服约 1 剂半，得畅泻，病愈出院。

> **拙按：**疫毒痢为痢疾重症，多由湿热秽浊之气所致。1975 年秋，灵石地区曾有暴发流行，偏僻山村有不及救治而死亡者。余当年自创"辟秽解毒汤"，经城关公社推广运用，经治皆愈，无一例死亡。本方重用大队芳香化湿辟秽之品，透邪于外；重用二花、大黄、白头翁、黄连扫荡于内。且运用一鼓作气，大剂频投，日夜连服之法，使盘踞三焦之病毒，荡涤尽净，多可救人于顷刻。此后多年，凡遇此症，即投此方，疗效可靠。轻症 1 剂可愈，重症 2 剂必愈，极少有用 3 剂者。费用低廉，患者均可承受，似较现代医学方法为优。其中，针刺放血疗法，其解毒退热醒神之效，不可轻视。

二、补法治痢疾脱证

温××，女，50 岁。1975 年 8 月 7 日发病，起病即噤口，饥不能食，渴不能饮，水米不入，频频呕逆。痢下赤白相杂，腹痛后重，日夜不休，约 10 分钟 1 次，喘汗如油，脱肛不收，面赤如妆，心悸躁扰不宁，热势鸱张（39.5℃），声低神萎，舌胖齿痕，中有黄腻苔，脉大如波涛汹涌，重按则似有似无。询知患者已病休 10 年，素有晨泻之疾，时时昏眩倾倒，稍触风寒即感冒缠绵病榻，显系脾肾元气大亏，暴感时邪作祟，起病正气先溃，已见脱象。古人谓"痢疾脉大身热者死"，盖即邪毒盘踞，精血下夺，正气不能内守而外越，油尽焰高，倏忽将灭，确是危候，亟亟固脱为要。

生山药 120 克，当归、白芍各 30 克，山萸肉 90 克，生山楂 30 克，红参（另炖）、石莲子、黄连、肉桂、炙甘草各 10 克，生龙牡粉 30 克，三七粉 6 克（冲），红白糖各 30 克（冲入），姜汁 1 小盅（兑入），2 剂。

服法：第 1 剂二煎混匀，浓缩至 300 毫升，小量多次频服，至呕止时，1 小时 50 毫升，连续服用。第 2 剂二煎混匀，分 3 次服，2 小时 1 次。未服药前先点刺舌下金津、玉液，双尺泽放血，以泄其毒，呕势已平，服药安然入胃，至夜半子时，脉敛，痢止，安然入睡，次晨全好。

拙按：此病例发生于当年灵石疫痢流行高峰期，凡病皆然，殊少不同，"辟秽解毒汤"投治辄效。但本例病情蹊跷，从体质禀赋，察知同中有异。气化之理，总是以人为本，以病为标。正胜则邪从热化、实化，即为疫痢，但攻其邪，正气自复。正虚则邪从寒化、虚化，正气无力与外邪抗争，初病即正气先溃，生命垂危。乃断然打破古人"痢无补法"之禁律，破格用补，且用大补。不仅用山药、红参（与石莲子为'开噤散'）之甘平益气滋液，且用山萸肉、龙牡之酸涩固脱。去邪仅黄连、三七、山楂（加红白糖为民间治痢效方），犹恐黄连苦寒伤胃，更辅以肉桂。余守护病榻，观察机变，幸得投剂无误，得挽危亡。所拟方即张锡纯氏"来复汤"（山萸肉60克，生龙牡粉各30克，白芍18克，党参12克，炙甘草6克）加味，并以红参易党参，山萸肉加至90克。此方扶危救脱之功甚著，原方论云："寒温外感，虚汗淋漓，势危欲脱，或喘逆……诸证若见一端，即宜急服。"张氏盛赞"萸肉救脱之功，较参术芪更胜。凡人身之阴阳气血将散者，皆能敛之。故救脱之药当推萸肉为第一。"暴痢致脱危证，临床并不少见，余以此法治愈者，不可胜记。

三、血痢重症

牛××，男，17岁。1983年7月患血痢，日夜达百余次，几乎不能离厕所。因来不及换洗，即垫数层卫生纸于裤内，一日夜用至四五包。病经3日，声低息短，自汗而喘。时在盛夏，身披夹衣仍时时冷战；体温不高却面赤如醉；神情委顿，脉反浮洪。追询病史，知患者自15岁热病后，常有遗精之患，显系下元久亏，暴感时邪，正气内溃不支，精血下夺，阴损及阳，有厥脱之险。所幸胃气不败，食纳如常。乃以来复汤合参附龙牡救逆汤合方化裁回阳救阴并重。

山萸肉 120 克，附子 15 克，生山药 120 克，生龙牡各 30 克（捣），红参（另炖）、炙甘草各 15 克，当归、白芍各 30 克，生山楂、白糖各 30 克（兑入），三七粉 10 克，鸦胆子仁 60 粒（元肉包吞），嘱其一日夜连进 2 大剂。

次日其母来告，痢不减，汗稍敛，气喘稍好。再予原方 2 剂，仍日夜不分次数频进。第 3 日其母又来门诊，痢减为 2 小时许 1 次，血大减，已能起床，已不甚畏寒，阳气来复佳兆。守方再给 3 剂，日服 1 剂，1 周后病愈复学。

> **拙按：**"痢无补法"之说，缚人手脚，贻害匪浅。清代医学家喻嘉言独斥其非，强调"凡治痢不审病情虚实，徒执常法，医之罪也！""七实三虚，攻邪为先；七虚三实，扶正为本；十分实邪，即为壮火食气，无正可扶，急去其邪，以留其正；十分虚邪，即为奄奄一息，无实可攻，急补其正，听邪自去。故医而不知变通，最为误事！"喻氏精辟的论述，示人以法度，堪为后学准绳。

四、休息痢

1.师×× ，男，33 岁。患休息痢 16 年，每年夏秋必发，服中药百剂不效，1977 年 6 月 26 日病发 3 日来诊。见患者寒热如疟，叩齿有声，头痛如破，目赤眵多，大渴引饮，脓血相杂，里急后重，日 30 余次。脉紧舌黄，口气秽臭，虽久病无虚象。考休息痢必有伏邪作祟，查其历年用方，多系以"久病必虚"的先入之见立法遣方，以致关门留寇，遏邪外透之机，致成痼疾。乃当机立断，投以大剂辟秽解毒汤加生石膏 30 克，因势利导，引邪外透，一日夜连进 2 剂。次日来诊，药后得润汗，伏邪透达于外，寒热头痛已罢，全身舒适，痢减强半，血止。后借用蒲辅周先生休息痢验方（生山药、当归、白芍、薤白头、六一散、大白、炒莱菔子、枳壳、广木香磨汁兑入），加木贼 10 克（为灵石名医郑叔康先生经验，云：木贼可深入肠褶折中，搜剔病毒，治痢血、便血、痔漏下血均有确效）增损调理 20 日痊愈，至今 22 年未发。

2. 李××，男，51 岁，1978 年 7 月 23 日来诊。诉患休息痢 10 年，每年夏秋必发。面色萎黄，神态疲惫，动则喘汗，日进食不足 6 两，大便日 3~5 次，脓多血少，后重脱肛，腰膝冷痛，腹胀心悸，气喘浮肿（省级医院确诊为肺心病），阳痿，瑟缩畏寒。追询病史，知其今年初病时，曾服白头翁汤加大黄、黄连，恨病服药，一方到底连进 10 剂。后即出现正虚不支，邪恋不退，胃气大伤，延久损及下焦元阳，生命根基动摇，致危象毕露，固本为要。

生黄芪、当归、附子各 30 克，生山药 120 克，三畏汤（红参、五灵脂、油桂、赤石脂、公丁香、郁金）、肾四味各 15 克，黄连、肉桂、广木香各 10 克（磨汁兑入），三七粉、鸡内金粉各 6 克（冲），炙甘草 15 克，葛根 30 克。

上方加冷水 1500 毫升，文火煮取 500 毫升，2 次分服。至 8 月 10 日，上方守服 7 剂，诸症均愈。拟培补脾肾善后。

黄毛茸 50 克，全胎盘 120 克，冬虫夏草 30 克，高丽参、三七、琥珀各 50 克，炒二芽、黄色鸡内金各 30 克，蛤蚧尾 5 对，共研细粉，日服 2 次，每次 3 克，热黄酒送下。

自服上方，其病得以根除，追访 10 年未发。且食纳大增，日可进食斤半，体重增加，神采焕发，其多年之阳痿亦愈。病前虽年仅五旬，而满头白发，毛悴色焦，满脸皱纹，腰弯如虾，俨然一老人矣。病愈之后，白发渐黑，皱纹消失，健步如飞，前后判若两人。

> **按**：善后方为笔者自创"培元固本散"，有补肾健脾、强脑、益智、活血化瘀、推陈致新、改善体质、延缓衰老、却病延年之效。用治百余例冠心病、肺心病、哮喘皆治愈。

五、重症痢疾疑癌变

王××，男，23 岁，1978 年冬诊。患痢经年不愈。其病始于平遥洪水成灾之际，时患者参与救灾抢险警戒，在水中浸泡 26 昼夜。洪水退后，劳倦内伤，复加寒湿郁久化热成痢。住院 3 月，日见加重。后转至 270 医院查出直肠息肉，手术切除坚硬、灰黑色之赘生物 4 枚，活检不能排除癌变。接受化疗 2 个疗程，服抗癌中药百余剂，病情迅速恶化，呕逆不能进食，痢下日夜无度，体重锐减 10 千克，形容枯瘦，眼眶塌陷。又赴省级各大医院再查，发现直肠部又有多个大小不等之赘生物长出，因重度贫血（血红蛋白 60g/L）无法再行手术，嘱其返家调养。刻诊患者卧床不起，两目无神，时时思睡，喘汗不止，躁扰不宁，心动震衣，宗气外泄，人极瘦弱而双颧艳若桃花，膝冷如冰，口舌糜烂。脉见浮洪，重按则如游丝。病情危重，奄奄一息，又见真阳浮越，恐有阴阳离决之变，亟亟回阳救脱为要。

红参（另炖）、附子、生龙牡粉、炙甘草各 30 克，山萸肉 120 克，赤石脂 30 克，真油桂 1.5 克（冲）。

因有假热在上，恐格拒不受。仿古人热药冷服，偷渡上焦之法，嘱家属文火煎取浓汁 600 毫升，冷透，分 3 次服，2 小时 1 次。服 1 剂，险象尽退，安然入睡。

12 月 10 日二诊：汗敛喘定。唯痢下无度，所下多脓血及腐臭黑水、脂膜之类，因 10 多分钟即痢下 1 次，乃垫多层卫生纸于身下，日用纸 6 包许。且因化疗损伤过甚，胃气逆乱，升降乖常，频频呕逆。以三棱针刺舌下金津、玉液，挤出黑血后呕减。为拟一方，师法张锡纯氏燮理汤意变通。

1. 生山药 120 克，红参、赤石脂、生山楂肉、三七各 30 克，共研细粉，开水冲，入红白糖 1 匙，每次 10 克，缓缓服下，日进药 5~6 次。

2. 山萸肉 100 克，西洋参 10 克，煎汤代茶饮之。

3. 鸦胆子仁 60 粒，每日以白糖水分 3 次送服。

12 月 12 日三诊：4 日内服尽散剂 1 料，下痢减为每日 10 次左右，腹痛后重大减，知饥索食。至此，脉大之象始敛，变为微细，尚属有神。胃气渐复，向愈佳兆。乃再疏原方 1 料与服。

12 月 16 日四诊：已能起床，1 日夜痢下 2~3 次，不再腹痛后重。食纳如常，令其停药将养。每日蒸食鲜山药半斤，与 30 克山楂粉和匀加红白糖适量佐餐，半月后痢止，体重恢复到病前水平，气血渐旺，面色红润，基本康复。

不料又生突变，自 1979 年 2 月起，每隔月余即暴痢 1 次，稍加调治即愈，但其周期性发作不能根治，用蒲老休息痢验方亦无效。苦苦思索，不得其要。灯下夜读，于《医门法律·痢疾门》见喻氏对外感夹湿型痢疾，用"逆流挽舟法"屡起大症，大受启迪。因思寒湿外袭，乃此症之来路，患者屡屡诉说肩背沉困，便是太阳表气闭阻之明证。初治失表，过用攻下，致邪深陷入里，遂成痼疾。喻氏云："邪从里陷，仍当使邪由里而出表。""以故，下痢必从汗解，先解其外，后安其内。""外邪但从里去，不死不休！故虽百日之远，仍用逆挽之法，引邪出之于外，死证可活，危证可安。经治千人，成效历历可记。"患者证情与喻氏所论相合。其周期性发病，便是新感引动伏邪，正虚无力鼓邪外达。若再攻下，便是"外邪但从里去，不死不休！"病机既明，自当因势利导，用逆挽之法，引深陷入里之邪从表透出。唯其久痢阴分已伤，加生山药 100 克，煎汤代水煮药，热服取微汗。

红参（另炖）、羌活、独活、前胡、柴胡、川芎、枳壳、桔梗、炙甘草各 10 克，云苓 15 克（此即逆挽主方活人败毒散），薄荷 5 克后下，鲜生姜 3 片，2 剂。

上方服后，周身得微汗，其多年之偏头不汗亦愈，每饭时头面肩背亦得微汗，伏邪尽透，痢止。其肩背如压一石磨之沉困感从此消失，经年久痢竟获治愈。赴省级医院复查，全消化道造影，直肠镜检，息肉亦已消失。追访 10 年未发。

拙按： 败毒散又名人参败毒散，原出宋代《和剂局方》，当时伤寒家朱肱收入《南阳活人书》内，成为一首著名的益气解表方剂，至清代喻嘉言氏著《医门法律》又转引入暑、热、湿三气门，成为中国医学史上第一首以解表法治痢之方。在痢疾的治疗上另出枢机，独辟蹊径。并创立"逆流挽舟法"，借重方中人参之大力，扶正益气，治疗外感夹湿型痢疾以及过用苦寒攻下，致表邪内陷而成的误治坏病，皆有卓效。兹举两例：

其一，赵×，女，39 岁。1983 年 5 月 2 日经水适来，患外感，恶寒发热无汗，头重如裹如蒙，周身骨节酸痛，胸闷干哕。本属表寒夹湿，医者不察，以为夏病多热，又加省内正有出血热流行，未予疏解，径投清热解毒套方（二花、连翘、板蓝根、生地、元参……）2剂，致生变证。服头煎后经断，服二煎后腹痛如绞，次日变痢，白冻夹少许血液，日下4~5行，里急后重，寒热如疟，脉沉紧而舌有白苔。断为风寒夹湿，经水适来，误服寒凉阴柔之剂，致邪入血室，外感之邪由表深陷入里变痢，法当引邪外透出表，予人参败毒散加黑芥穗透发入血之邪。服药1剂，得微汗，里邪出表，经通，痢止。

其二，吴××，女，41岁。患痢12日不愈，曾输液4日，服白头翁汤3剂、洁古芍药汤5剂不效。反增呕逆噤口，脘痛呕酸。脉沉紧，苔白厚腻。追询病史，知患者半月前曾患重感冒，恶寒无汗，周身关节、肌肉酸疼，呕逆头眩，明是寒湿外袭，湿浊中阻，而医者误作伏暑，投银翘汤大剂，俟后变痢，又迭进清热解毒治痢套方，终致卧床不起。此症标本俱寒，误投寒凉，损伤正气，致外邪深陷入里，败症已成。姑用逆挽法扶正托透，投人参败毒散，更加附子、干姜振衰颓之肾阳，日夜连服2剂，3小时1次。服第1次，头部见微汗，服第2次遍身见润汗。深陷入里之邪，得以外透，其症遂愈。次日到病家探访，唯觉殆惰思睡而已，调理而安。

泌尿系统疾患七则

一、直肠癌术后尿闭

张××，女，67 岁。1982 年 3 月 17 日，外科病房。直肠癌术后尿闭 15 天，导尿失败。面色泛白，气怯神倦，少腹胀急，尿道如刀割样痛，创口愈合迟缓，纳呆食少。脉细弱，苔白滑。证属高年重病耗伤，肺气虚不能通调水道，当先扶正。予补中益气汤，用生黄芪 60 克，加白蔹 10 克，益气化腐生肌，加速创口愈合。药后神旺思食，有尿意，烦渴，多饮不解。水蓄下焦，膀胱气化不行。予五苓散合验方新编通淋散，加交泰丸蒸动膀胱气化，止痉散、麝香通下窍。

桂枝、白术各 10 克，茯苓 30 克，猪苓、泽泻各 15 克，"川牛膝 30 克，乳香 3 克"（通淋散），川连、肉桂各 10 克（交泰丸），全虫 12 只、蜈蚣 1 条、麝香（研末，热黄酒送下）0.2 克。

进头煎后以艾条温灸气海、关元半小时，已有尿意，续进二煎，又温灸 40 分钟，4 小时许尿通而愈。

二、老人癃闭重症

张××，男，60 岁。1983 年 11 月 10 日饮酒大醉，当晚尿急淋痛，茎中如刀割，次晨滴沥不通，插导尿管1次。12日病重，用金属导尿管失败，无奈行膀胱造瘘术。诊为老年肥大性前列腺炎急性感染，连续用抗菌药治疗9日不效，邀余诊治。

诊见患者年虽花甲，体健逾于常人。脉沉滑数，苔黄厚腻。上则口舌生疮，焮赤肿痛，呕逆不能进食；下则前后不通，二便俱闭，邪热充斥三焦。人实，脉实，证实，宜乎速战速决，径予通下。

1. 莱菔子30克（生炒各半），栀子、黄芩、黄连、竹叶、肉桂、大黄、芒硝（冲）、甘草各10克，连翘、滑石、川牛膝各30克，乳香3克，薄荷5克，水煎服。

2. 大黄15克，海金沙、琥珀、泽泻各10克，大蜈蚣10条，共研细粉，分作3包，每包以蛋清2枚调糊，热黄酒1两冲服，3小时1次，量病情斟酌进退。

11月23日二诊：汤剂未配齐，于21日8时半服药末1包，9时20分小便得通。家人虑大黄量重，当日仅服1次，不久又滴沥不通。今晨8时，服药末1包，9时15分尿下血条、肉屑状尿300多毫升，患者喜不自胜。视其舌上黄腻苔未退，中焦湿热仍重，嘱将汤剂及药末1包于6小时连续服完。

11月25日随访，通而不畅。此由犹豫掣肘贻误病机。若能一鼓作气，重剂频投，直捣病巢，则疾已愈。可见危急重症，不仅医者要有胆有识，还需病家深信不疑，二者缺一不可。时青年中医秀山在侧，询及此例既断为湿热充斥，三焦闭塞，上下不通，何以汤剂要加肉桂，散要用黄酒？虫类药又起何作用？所问确已抓住要害。盖癃闭一证，病在三焦气化。肺居上焦，为五脏之"盖"，为水之上源。肺气宣降，则水道通调，下输膀胱而出。若因寒热外邪犯此"娇脏"，则肺气失其宣降之常，水道不通，下窍膀胱即闭。此类证候，当以麻黄、杏仁、紫菀、桔梗辈开宣肺气，得汗则上焦之闭开，肺气下行，水道通调，下窍亦通而病愈。试观瓷茶壶盖，旁皆有一小孔。若灌满水而堵住此孔，则水不能倒出。开此孔，揭此盖，则水流如注。此与中医宣上窍以通下闭同理。古人以形象的比喻，名之曰"提壶揭盖"。中医医理，多从事理、哲理中悟出。其中奥妙，绝非化验、透视所能测知，此即上焦气化之理。脾胃居于中焦，为升降枢机。胃气不降，诸经之气皆不得降；脾气不升，诸经之气皆不得升。若因劳倦伤脾，寒凉败胃，使中焦升降出入之机能乖乱，则清阳之气不能敷布，后天之精微无所归藏，饮食水谷精微不能摄入，废浊之物不能排出，则诸证丛生，甚则大小便亦不能排出，正如《内经》所述："中气不足，溲便为之变。"此即中焦气化之要。肾居下焦，为先天之本，为气化之根。内寄命门之火，主温煦万物，此火一衰，膀胱寒水便成冰结，欲出而不能矣。故治三焦气化乖常诸疾，必以肉桂辛热善动之品，直入命门而补其火，火旺则阴凝解而气化得以蒸腾。黄酒之意亦同。至于虫类药则入络搜剔，善通诸窍。

12 月 13 日，诸症均愈，恢复到病前饮多则尿多，一有尿意便要马上上厕所，迟慢则尿裤。畏寒，食纳不如病前。脉细弱，舌上腻苔仍未化净。毕竟花甲老人，根本已虚。重病耗伤，复加苦寒伤阳，故有此变，吾之罪也。脾胃气虚，下焦阳虚。气为水母，水之不蓄，乃因气之不固；而升降之根本在肾，升少降多，责之无火，是宜两补脾肾之阳。

生黄芪、山萸肉、生山药、附子、肾四味、焦术各 30克，桑螵蛸、益智仁、油桂、炮姜、红参（另炖）各 10 克，核桃肉 30 克。

5 剂后，追访 7 年无恙。

三、急性肾盂肾炎

耿 ××，女，29 岁。1983 年 9 月 2 日，内科诊为急性肾盂肾炎。当日化验血：白细胞 14.45×10^3/L，中性粒细胞 80%。化验尿：尿蛋白（++++），尿白细胞（++++），尿红细胞 2~3 个 /HP。已定收入住院部治疗，因无人陪侍，要求服中药。

询知病经 3 日，初起恶寒发热，今恶寒已罢，高热 39.5℃。有汗，干呕。3~5 分钟即小便 1 次，尿道灼痛如刀割。气怯神疲，腰部双肾俞穴处困痛如折。面色苍黄不泽，脉沉细数，舌胖少苔。证由素体阴虚，外感寒邪失表，入里化热，三焦气化不行，湿热蕴蓄下焦。

酒生地、山药、云苓、山萸肉各 30 克，丹皮、泽泻、猪苓各 15 克，滑石 30 克，阿胶（化入）20 克，桔梗、杏仁、知母、黄柏（姜汁炒）各 10 克，川牛膝 30 克，乳香 3

克，甘草梢 5 克，琥珀（研冲）5 克，三七（研冲）3 克，2 剂。

2 小时半服 1 次，昼夜连服 2 剂，方以知柏地黄汤合猪苓汤滋阴清利湿热，桔梗、杏仁宣肺开提上焦，川牛膝、乳香直通膀胱窍道，三七琥珀化瘀通淋。其发热为阴不胜阳，虽见白细胞偏高，亦不予清热解毒，且重用萸肉、山药固护元气。因见舌胖，生地用酒浸，黄柏姜汁炒，以护胃气。

9 月 3 日二诊：昨夜 20 时服完 2 剂，至零时热退，小便通利，安睡一夜。今晨呕止，进食如常。脉细数，舌淡红有薄白苔。当日化验血：白细胞 9×10^3/L，中性粒细胞 70%。化验尿：尿蛋白（−），尿白细胞（++++）。原方去杏仁、桔梗，2 剂。

9 月 5 日三诊：当日化验血：白细胞 7.3×10^3/L，中性粒细胞 80%，尿蛋白（−），尿白细胞（＋）。已无自觉不适，食纳增，精神健旺，尿清长。一诊方去通淋散、知母、黄柏，续服 2 剂。

9 月 9 日四诊：当日化验，血、尿均阴转，脉细数，阴虚未复。一诊方 3 剂善后。

四、慢性肾盂肾炎急性感染

赵××，女，40 岁。1981 年 6 月 7 日，因连续熬夜排练、演出，于黎明时突然少腹绞痛，小便滴沥难通，每隔 1~2 分钟，即要小便 1 次，灼痛如刀割。发热烦渴，肉眼血尿，大便 3 日未行，脐腹疼痛拒按，里急欲便不能，辗转颠倒，痛苦莫可名状。脉沉数实，舌红苔黄而干。诉三四年来，每逢过劳即发，一发则十天半月不愈。当日化验：白细胞 $19.5 \times 10^3 /L$，蛋白（++++）。内科诊为"慢性肾盂肾炎合并泌尿系急性感染"，已服呋喃坦啶、注射青霉素无效。证虽久延，但见前后不通，仍属湿热蕴蓄下焦之实证。而劳伤之体，例同无粮之师，利在速战，邪去则正安。

大黄 15 克，海金沙、泽泻、血琥珀各 9 克，大蜈蚣 6 条，全虫 12 只，共为细粉，蛋清 6 枚调糊，分 3 次热黄酒冲服，3 小时 1 次。

上药于下午 1 时备妥，服 1/3，1 刻钟后尿出带有血条之小便约 200 毫升，至 4 时服药 2 次，泻下恶臭便半痰盂，热退痛止。时患者已疲惫不堪，呼呼入睡，嘱剩药弃去不用。

次日诊之，觉尿道仍感灼热，气短不思饮食，四肢乏力，烦渴喜饮，脉沉数，舌红少苔。气阴已伤，拟猪苓汤滋阴通淋，加白参益气，沙参、乌梅酸甘化阴。

阿胶 20 克（化入），茯苓 30 克，猪苓、泽泻各 12 克，滑石 30 克，白人参 20 克（另炖），沙参、乌梅各 30 克，甘草梢 6 克，3 剂后其病遂愈，追访 7 年未发。

五、劳淋

乔 ××，女，26 岁，1977 年 8 月 5 日初诊。3 年前患急性尿路感染，初病服呋喃坦啶，输红霉素可解，复发再用则无效。曾去西安、太原求治于中医，服药 200 剂以上，

油桂 10 克，焦三仙各 15 克，云苓 30 克，生半夏 30 克，猪苓、泽泻、吴茱萸（开水洗 7 次）各 15 克，炙甘草 10 克，麝香 1 克（冲），鲜生姜 30 克，姜汁 10 毫升（兑入），大枣 12 枚。

加冷水 1500 毫升，文火煮取 400 毫升，兑入参汁、姜汁，冲化芒硝，3 次分服，3 小时 1 次，每次另服麝香 1/3 克，1 剂。

当晚余留住办事处，以观机变。次晨，其弟面有喜色，同赴医院。见患者已坐于床上，语声清朗，告知昨日服药后，共泻下秽臭便 3 次，顿觉头脑清醒，全身舒适，呕吐已止。半夜觉饿，喝牛奶 1 杯，吃蛋糕 1 块、挂面汤 1 碗。药既中病，嘱其再服 3 剂，余遂返县。事隔半月，患者之弟再次邀诊，说病人已陷入昏睡状态，不知还有救否？询其致变之由，其弟云：药房拒绝配药，找一位老大夫，抄处方，大吃一惊，说如此重病，岂敢再泻？另拟一方，3 日后病情急转直下，已发病危通知。余遂婉辞。

尿毒症之症结在毒入血分，邪实正虚。以加味大黄附子汤温阳泻浊，邪去则正安，乃唯一救治良法。泻法既已得效，何以不问青红皂白改投补法？药贵对证，邪毒嚣张，大黄即是仙丹，人参反为鸩毒。可叹！上法救治尿毒症，仅此 2 例，一成一败，不过是一个思路，一种苗头，不足为法，尚望广大青年中医再实践。

肝病五则

一、急性黄疸型肝炎

1. 吴××，男，76岁，1984年4月24日初诊。内科诊为急性黄疸型肝炎。肝功能化验：黄疸指数300μmol/L，射浊5U，射絮（＋），GPT 112U/L。全身突然发黄3日，黄色鲜明如橘子色，右肋下刺痛，肝在肋下2横指，质软，压痛，腹胀，吐泻交作，溲若浓茶，泻下物秽臭，舌红苔黄厚腻，脉浮滑。证属高年嗜酒，胆胃湿浊内壅，气机逆乱，发为黄疸，侧重芳化。

茵陈45克，栀子、柴胡、枳壳、桔梗、藿香、佩兰、厚朴各10克，生半夏、云苓各15克，六一散21克（包煎），苍术12克，白蔻仁6克（捣后），鲜生姜10片，姜汁1盅兑入，3剂。

4月27日二诊：首方服1剂后吐泻即止，纳食如常，小便转为淡黄，高年行动不便，带药5剂。

茵陈45克，栀子、柴胡、桃仁、红花各10克，藿香、佩兰各10克，赤芍15克，茯苓30克，六一散21克（包煎），炒麦芽60克，猪苓、泽泻各15克，生姜7片。

5月5日来门诊复查，黄疸退净，症状消失，肝功指标转为阴性而愈。1987年10月追访，已79岁，红光满面，耳不聋，眼不花，食纳较病前尤好。

> **按**：中医学无"肝炎"病名。中医之"肝病"与"肝炎"亦风马牛不相及。黄疸多因中焦失运，湿热或寒湿停聚，脾主"湿"，故治在脾胃。脾宜升则健，胃宜降则和。故余治黄疸型肝炎，茵陈蒿汤除人实、证实、脉实外，不用栀子大黄，常用茵陈五苓合藿朴夏苓合方化裁。从芳香化湿醒脾、健脾利湿、活血化瘀利水、降逆和胃、调燮三焦气化入手。保护脾胃元气为先，不使苦寒败坏中焦气化。40余年经治此类疾患（包括无黄疸型、甲乙混合型）数千例，少则10天，多则半月必愈，无一例转为慢性。中医懂一点西医知识，西医懂一点中医方药，两者各以自己的一知半解套用中药，于是见"炎"消炎，治黄疸而加二花、连翘、板蓝根，甚至茵陈蒿汤一方用到百余剂。结果导致苦寒败坏中焦气化，升降乖乱，湿浊不化，阳证转阴，渐渐毒入血分而转为肝硬化。中西医结合，是一个复杂的课题，当局者迷，有一生悟不透此理者，特为点出，愿与青年同道共勉。

2.1983年6月7日，传染科病房住院病人李××，23岁。入院诊断：急性传染性肝炎。当日化验：黄疸指数320μmol/L，射浊13U，射絮（++），GPT 125U/L。患者自幼怕打针输液，要求服中药。询知类似感冒3日，无热、恶寒、无汗。从第 2 日起，一昼夜间全身皆黄，苔黄厚腻，口苦、恶心，身痛脉紧。此属寒邪郁闭表气，湿浊熏蒸，发为黄疸，予荆防败毒散加茵陈栀子。

荆芥、防风、羌活、独活、前胡、柴胡、枳壳、桔梗、薄荷、栀子各 10 克，茵陈 45 克，川芎 10 克，茯苓 30 克，鲜生姜 3 片。冷水泡 1 小时，急火煮沸 7 分钟，2 次分服，2 剂。

6 月 9 日二诊：药后得汗，恶寒已罢，小便特多。面目舌下、胸部之黄已退八九，呕止，食纳好，舌上黄厚腻苔化去大半，小便清长。当日化验：黄疸指数 160 μmol/L，射浊 10U，射絮（+），GPT 110U/L，自汗不渴。予和营卫、化湿退黄。

茵陈 45 克，桂枝、赤芍、炙甘草各 10 克，白术、茯苓各 24 克，猪苓、泽泻、桃仁各 12 克，鲜生姜 5 片，枣 6 枚，2 剂。

6 月 11 日三诊：全身黄已退净，气短口渴，舌红少苔，尿淡黄，脉虚而数。二诊过用渗利，气阴两伤。口中觉腻，湿浊未化，予益气养阴芳化。

生黄芪、茵陈各 30 克，生山药、石斛各 30 克，知母 18 克，白参（另炖）10 克，藿香、佩兰各 5 克，3 剂。

6 月 14 日四诊：纯中药治疗 7 日，肝功指标转为阴性，诸症均退。唯舌红，口渴，脉数，气阴未复。三诊方去茵陈，加玉竹 15 克，带药 3 剂出院。

二、急性无黄疸型肝炎

武××，男，33岁，1983年5月7日初诊。病程75天，住院73天。服茵陈蒿汤加板蓝根、大腹皮30余剂，板蓝根注射液160支，计用茵陈、板蓝根、大腹皮各1000克多。食纳日见减少，体质日见瘦削，面色黧黑，泛酸作呕，腹胀气急，腰困如折，左肋下隐痛不休，整日怠惰思卧。舌胖淡有齿痕，苔白滑。脉滑细，尺部极弱。日仅进食不足半斤，食入则胀急不堪，恶闻油肉味，吃水果则吐酸水，口中黏腻不爽。追询得病始末，始知患者素体阳虚，平日即觉胃寒膝冷，食少肢软。病后倍感困乏无力，食入则吐，不以为意。后被车间同事看出脸色发青，敦促就医，一查GPT已高达500U/L，愈服药愈觉不能支撑。

据上证情，属劳倦内伤，寒湿浊邪阻塞中焦气化所致。既无黄疸见症，何所据而用茵陈蒿汤？以阳虚之体，寒湿之邪，复加寒凉攻泻妄施，无怪中阳日困。且脾胃为后天之本，必赖先天肾阳之温煦，始能蒸化水谷。今误投苦寒，先伤脾阳，后及肾阳，阴寒肆虐，永无愈期矣！其面色黧黑，腰困如折，即是明证。当以温药治其本，芳化治其标。

党参30克，五灵脂15克，公丁香、郁金、吴茱萸（开水洗7次）、肉桂、藿香、佩兰、炙甘草各10克，炒麦芽60克，生半夏20克，泽泻18克，鲜生姜10片，枣10枚，姜汁10毫升（兑入），3剂。

5月11日二诊：药后呕止，胀消，食纳大增，日可进食 500 克之多，开始想吃肉类，唯腰困仍著。予原方加肾四味各 30 克、胡桃 4 枚，7 剂。

11 月 16 日，患者从孝义来信，知药后肝功阴转，体质较病前更好。并寄赠名家医著 3 册，以表寸心云。

三、急性肝炎误治变证

高 ××，女，30 岁，1983 年 6 月 27 日初诊。1979 年初患急黄肝炎，经治 3 个月，服茵陈蒿汤加味方 70 余剂，计茵陈 3000 多克，板蓝根 2000 多克，栀子、大黄 250 克。黄疸虽退，肝功持续不降，GPT 120U/L。日见食少神疲，畏寒肋痛。又服柴胡疏肝散加味方 20 余剂后，变生经闭、厌食、腹胀而呕涎沫，亦已 3 个多月。面色萎黄无华，肋间刺痛不休。痛作时按腹弯腰，头汗淋漓。近日更增腰困如折，足膝冰冷，小便不禁。脉细，左关特弱，舌淡，苔灰腻。已成迁延性肝炎，病程长达 5 年。证由过用苦寒攻下，损伤肝、脾、肾三脏之阳。又过用辛散，致气血耗伤。脾胃为后天之本，恶湿又主化湿，此经一伤，气血生化无源，故面色萎黄，食少经闭。肝为人身元气之萌芽，过用辛散攻伐、苦寒解毒等品，致伤肝气。肝寒则络脉滞，故胁痛不休。肝虚则自顾不暇，木不疏土，土气更壅，故见厌食腹胀纳呆。肾为先天之本，人之生全赖命火之温煦，肾阴之濡养。今苦寒伤损肾阳，肾气怯弱，故见腰困如折，虽在盛夏，瑟缩畏寒，小便失约。故治疗此症之关键，要忘却一切先入为主之偏见，置"肝炎"于脑外，但先温养肝、脾、肾三脏之阳而救药误，治法便在其中矣。

生黄芪、当归、肾四味各 30 克，红参（另炖）、五灵脂、吴茱萸（开水洗 7 次）、桂枝尖、生麦芽、细辛、炙甘草各 10 克，赤芍 15 克，干姜 30 克，油桂 2 克，鲜生姜 10 片，枣 10 枚。

上方守服 27 剂，计用干姜、肾四味各 810 克，吴茱萸、细辛各 270 克，服至 10 剂时，呕涎、肋痛得罢，食纳大增，日可进食 1 斤多。服至 20 剂时，面色已见红润，自感乳胀，又服 7 剂，月经来潮。8 月初化验，肝功阴转，诸症均愈。

按：余治此败症，受张锡纯氏之启迪颇深。张氏论治肝脾有独特见解。张氏论曰："俗谓肝虚无补法，以肝为刚脏，性喜条达，宜疏不宜补，补则滞塞不通。故理肝之法，动曰平肝，而遇肝郁之证，恒用开破肝气之药。"张氏提出："……不知人之元气，根基于肾，而萌芽于肝。凡物之萌芽，皆嫩脆易于损伤。肝既为元气萌芽之脏，而开破之若是，独不虑损伤元气之萌芽乎？"此论确有见地。五脏病理，有虚即有实，肝脏何独不然？肝郁，其气固不能条达。肝虚，则其气亦无力条达。凡遇此等证候（左关脉特弱）张氏重用生黄芪之性温而升，以之补肝，有同气相求之妙用。重用生黄芪，少佐理气之品，覆杯即见效验。张氏升散肝郁，喜用生麦芽，而不用柴胡。他说："升肝之药，柴胡最效。然治肝不升、胃不降之证，则不用柴胡而用麦芽。盖因柴胡不但能升肝，且能提胃气上逆。而生麦芽虽能升肝，实无妨碍胃气之下降。盖其萌芽生发之性，与肝木同气相求，能宣通肝气之郁结，使之开解而自然上升……"肝与脾，有微妙的关系。一人饮食不能消化，服健脾养胃药百剂不效。脉见左关特弱，知是肝气不振，张氏投以生黄芪30克、桂枝尖9克，数剂而愈。独创"补肝气以实脾胃"之论。因"五行之理，木能侮土，木亦能疏土也。"木气郁则过强而侮土，木气虚则太弱而不能疏土。张氏的论述，对肝脾郁证的治疗，独辟蹊径，解破临床一大难题。唯论中"柴胡提胃气上逆"之说未当。似观《伤寒论·大小柴胡汤证》以胃气上逆、喜呕、呕不止为主证，两方主药柴胡均用至半斤——按古今折算率，合今之125克。如此大量，服1剂的1/3，即可止极重之呕吐。余用两方，治验成千上万。可证柴胡并无"提胃气上逆"之弊。盖气机升降之理，以脾胃为枢纽，如轮之轴，是为中气。脾升胃降，则中气左旋，肝从左升，肺从右降，当升者升，当降者降，是为无病。况药物归经，各有妙用，药物功能，不止一端，而伤寒用药之灵妙，又不拘一法。升肝者，兼能降胃，木克土之原始含义，即木气升发、疏泄，以助脾胃中之湿土，不致壅塞。则柴胡升肝，不碍降胃。此为五行生克制化之常。此理，清代黄元御论之最详，民初彭承祖更有发挥，可参阅《中医系统学》。

四、产后阴黄重症

王××，女，23岁，1964年9月17日初诊。病人处于半昏睡状态，其夫代诉病史：产后未满3个月，患急性黄疸型肝炎61天。初病时发冷发热，因产后体虚服补中益气汤2剂，7天后发现眼睛发黄，腹胀呕吐，渐渐全身发黄，到32天，全身落黄末，衣被尽染。每日黎明必泻，泻后出汗、心悸，腿软不能走路。畏寒，脐周冷痛，腰脊困痛难忍，整日弯腰如虾。近1周来，过午即神糊思睡，小便浓绿色，大便灰白不臭。请医院内科诊查，认为已进入肝昏迷状态，建议去省级医院抢救。因家贫，邀余诊治。

见患者神糊耳聋，头面四肢胸背皆黄，黄色灰暗如烟熏。四肢枯细，眼眶深陷，神色憔悴，脐中怦怦跃动。脉微细急，132次/分，舌胖淡润，微喘。语声低微，神志似清似蒙。脉证合参，由产后将养失宜，始病风寒外束，失于疏解，误服补剂，致寒湿内郁发黄，迁延失治，致正气日衰，寒湿秽浊之邪，充斥三焦，蒙蔽神明，昏睡蜷卧，自利喘汗，脾肾将败，肢厥脉微，脉至七急八败，已是少阴亡阳内闭外脱危候，唯下三部之趺阳脉尚清晰可辨，胃气尚存，正在青年，虽见肝昏迷之前兆，一线生机未绝。拟回阳救脱，破浊醒神，以茵陈人参白通四逆汤、吴茱萸汤、三畏汤合方，加菖蒲、麝香之辟秽开闭为治：

1. 茵陈、附子各30克，干姜、吴茱萸（开水洗7次）、红参（另炖）、五灵脂、油桂、赤石脂、公丁香、郁金、菖蒲、炙甘草各 10 克，麝香 0.3 克（分冲），鲜生姜 5 片，枣 10 枚，葱白 3 寸，煎浓汁，小量多次分服，先单服麝香 0.3 克。

2. 外用蜡纸筒灸黄法，以加强温肾回阳泄浊之力：以 6 寸见方麻纸数张，蜂蜡 1 块，制钱 1 枚，湿面团 1 块。将蜂蜡置铁鏊上加热熔化，将麻纸浸润均匀，卷成直径与制钱相等之蜡纸筒，接头处用蜡汁封固。灸时，令病人仰卧，拭净肚脐，将制钱置于脐上，钱孔对准脐心。再将蜡纸筒扣于制钱上，蜡纸筒下端与脐相接处，用湿面围一圈，固定密封，勿令泄气，脐周用毛巾围好，保护皮肤。然后将上端点燃，待燃至离脐半寸，迅速将火吹灭，以免灼伤皮肤。取下蜡纸残端，另换 1 支，如法再灸。每灸毕 1 次，将脐中、制钱上、蜡纸残端内之黄色粉末（黄疸毒素）投入灶内烧化，以免传染。

于当日午时施灸 6 次，共拔出黄色粉末 3 小酒盅。施灸过程，患者觉脐中有热流滚动，向四周放散。灸至第 6 支时，患者全身微微见汗，松快异常。约 1 小时许，施灸完毕，神志稍清。其缠绵数十日之绕脐绞痛，灸毕即愈。且腹中鸣响不停，矢气频转，呕逆大减，自患病以来第 1 次感到饥饿。全家欢喜雀跃，其母做细面条 1 小碗（约 1 两半）顺利吃完。

9 月 18 日二诊：服药 1 剂，今日呕逆未作，四肢厥冷退至手足踝关节处，腹中时时鸣响，矢气不断。黎明泻延至 8 时后，泻后稍有气喘心悸。脉仍微细而急，较昨有力，

120 次 / 分。小便如前，不热不渴。午前又施灸 12 支，拔出黄疸毒素 4 小酒盅。神志清朗，耳已不聋，可以准确回答询问。每日过午即神迷昏睡之象未见，嘱原方再服 1 剂。

9 月 19 日三诊：昨夜子时服完第 2 剂药，尿量约 1500 毫升，便不成形，为白色团状。小便较前清，深黄色。四肢厥冷退至指趾根部，怯寒之状大减。腰仍困，已能起坐，时时觉饿，喘悸减而未已，脉细有力，120 次 / 分。药进 2 剂，施灸 3 日，基本脱险。营卫渐通，三焦气化渐复，体内瘀积之黄疸毒素得以外泄，已无内闭外脱之虞。羸弱如许，少有差忒便恐变生不测，仍需步步为营，处处小心。一诊方去二畏（公丁香、郁金）、麝香，加白术、云苓各 10 克，施灸如昨。

9 月 20 日四诊：药进 3 剂，附子已用 90 克，肢厥仍未全退，可见阴寒之重。近 2 日尿量增多，色淡黄。喘止，心悸偶见。阴黄蓄毒继续外透下泄，食纳增至每日半斤多。面部之灰暗渐退，已能和家人谈笑。晨泻愈，便不成形，黄白色。今日脉象中取有力，有神，90 次 / 分，大是佳兆。唯尺部反见浮象，乃下焦元气不固，五脏之伤，穷必及肾，万病不治，求之于肾。改投茵陈五苓、人参四逆、肾四味、青蛾丸、山萸肉，继续回阳破阴，温肾固下，泄浊退黄。

茵陈、附子、山萸肉各 30 克，炮姜、红参（另炖）、五灵脂、炙甘草、肾四味、白术、茯苓、泽泻、猪苓各 10 克，油桂 3 克，鲜生姜 5 片，枣 6 枚，核桃 4 枚，煎取浓汁 300 毫升，日分 3 次服，3 剂。

9月24日五诊：经治以来，施灸7日，药进7剂。白睛及舌下全身之黄退净。全身瘙痒，层层脱屑，小便清长，大便黄软，开始有臭味。正气渐复，釜底火旺，脾胃自能熟腐水谷，佳兆。日可进食斤许，面部灰暗退净。六脉和缓从容，80次/分。自服肾四味、山萸肉、青蛾丸，头已不晕，腰困大减，可在室内散步，唯指尖仍有凉意。命火渐旺，中运有权，胆汁已循常道，三焦气化复常。如此棘手重症，短期得以解危，得力于灸黄法非浅。中医宝库，蕴藏极富，勿以"民间小技"而轻忽。嘱再灸3日，肝脾仍大如昔。四诊方加炮甲珠6克与红参、五灵脂共研末，冲服。三者对虚中夹瘀证有不可思议之奇效。嘱服3剂，以观机变。

10月7日六诊：此期间余上山巡诊未能返回。患者原方守服13剂，昨日午时突然口舌生疮，灼痛非常，发热微渴。阴寒重症，非正复阳回，难能见到上热征象，求之不得。不可见热投凉，以免前功尽弃。停药一二日，浮火自退。虽有口舌生疮之苦，但精神大振，步履有力，身形渐见丰腴，体重增加5千克。自加红参、五灵脂、炮甲珠散剂冲服13天，每服必有肋下走窜如虫行，或咕咕作响，肝已回缩，肋沿稍能触及，脾大已消，面色红润。计20余日已用附子1000多克，大毒治病，中病则止。拟六君加炮姜，运中宫，溉四旁，合肾四味温养肾命，冲服河车粉3克。每旬服药3剂，一月9剂，调理2月康复，次年生一女。

按：有几点经验教训值得记取：

1.凡病，但有表证便当解表为先。外邪侵入，先从皮毛肌表而入。此时，邪在轻浅表层，妥施汗法，开门逐盗，一服可解。果有正虚的据，则佐以益气、养血、滋阴、助阳等法。本例患者，产后寒热如疟，以人参败毒散扶正托邪可愈。前医拘于"产后百脉空虚，虽有他证，以末置之"的戒律，误投补剂，闭门留寇，几乎酿成大祸。古人有"正旺邪自退""满座皆君子，小人自无容身之地"等说，对正与邪、攻与补的关系，做了富有哲理的论述。比如对待一个气息奄奄的痢疾病人，黄连、大黄，沾唇必死，是谓之"十分虚邪，无实可攻"。于是"但扶其正，听邪自去"保住了病人的生命，调动人体的正气（自然疗能）去战胜疾病，这就是中医的整体论、人本论，是中医学高层次辨证论治的经验总结，"不治之治"是治法中的最高境界。补法奥妙，无过于此。但补法又不可滥用，若一味蛮补，动辄参芪胶术，必然滞塞气机，闭门留寇，后患无穷。余之二弟，少时体弱，患外感身痛，医者但见面黄肌瘦，予补脾之剂三服，缠绵2个月不愈，致寒湿外邪深入五脏，演变为风心病。余母产后脾湿生痰，泛呕厌食神倦，某医从"产后百脉空虚"论治，令服参茸粉，未及1个月，痰血鼻衄，后变消渴，津损液枯，60岁变生噎膈。古代学派，各有所长，其所长，即其所偏，学习古人，当扬长避短，不可形成门户偏见。任何正确的东西若强调过头，势必走向谬误，当引为鉴戒。

2. 麝香为急救神志昏迷要药。其性辛温入心脾经，其味芳香浓烈，有辟秽化浊、开窍启闭之功。配清热解毒方药，则善凉开宣窍，其作用较牛黄、至宝为优；配回阳破阴方药，则善温开宣窍，其作用较苏合丸为速。单味麝香 0.15 克，铜勺内微炒，一次灌服，可治小儿高热抽搐不止；麝香 0.3 克配姜汁竹沥灌下，可治中风痰厥昏迷、失语、冠心病心绞痛发作；救治肝昏迷，属阴寒秽浊内闭外脱者，即用本例方药；若湿热化毒，腑实内闭之急黄症，热深厥深者，以犀角地黄汤合大承气加菖蒲、郁金、麝香 0.5 克，4 小时可醒。其辛香走窜之力，又善开经络壅闭，具有解毒、活血、通经、消肿止痛作用。故又可用于痈疽肿毒及跌扑瘀痛等症，效难尽述。现代药理研究，更证实本品有扶正补虚之功，有兴奋中枢神经系统，增强大脑机能，增强呼吸中枢功能及强心救脱功效；又能促进各腺体的分泌，有发汗及利尿作用，故可用于血毒症的抢救。因其辛香走窜之力极强，故只可暂用，不可久服，中病即止，过则泄人元气。上海中医药大学某教授认为，日用量以不超过 0.3 克为宜，多则反有麻痹呼吸中枢之险。笔者经验，一日极量 1 克分 3 次服，经用千人以上，未见不良反应。

3. 本例治疗过程，曾用笔者自创之"三畏汤"——

红参、五灵脂、公丁香、郁金、肉桂、赤石脂，三对畏药，属十九畏药范围。历史上相畏药不入煎剂。至于丸散剂，远在《千金方》即已突破，山西名药定坤丹、龟龄集内亦已应用千年，未见不良反应。三畏相合，功能益气活血，启脾进食，温肾止久泻、久带，消寒胀，宽胸利气，定痛散结消癥。红参、五灵脂相配，一补一通，用于虚中夹瘀之证，益气活血、启脾进食、化积消癥、化瘀定痛、化腐生肌。本例之肝脾肿大，服药 13 剂即消。曾治数百例胃肠溃疡，二药等分，为散吞服，当日止痛，半月痊愈。气虚血瘀型冠心病心绞痛发作，加麝香 0.3 克，覆杯而愈。结核性腹膜炎、肠结核，15~20 天痊愈。人参、五灵脂（五灵脂有抑制结核杆菌生长、缓解平滑肌痉挛作用）同用之史料：古代《东医宝鉴》人参芎归汤，《校注妇人良方》之定坤丹，《温病条辨》之化癥回生丹。《张氏医通》曰："古方疗月闭，四物汤加人参五灵脂，畏而不畏也。人参与五灵脂同用，最能浚（疏通之义）血，为血盅之的方也。"李中梓《医宗必读》治一噎症，食下辄噎，胸中隐痛。先与二陈加归尾、桃仁、郁金、五灵脂，症不衰。因思人参、五灵脂同剂善于浚血，即于前剂加人参二钱，倍用五灵脂，两剂血从大便中出，10 剂噎止。李氏叹曰："两者同用，功乃益显！"

现代上海姜春华教授用二药相伍治肝脾肿大，可见凡瘀血日久，正气已虚者，两者合用，收效甚捷。

公丁香与郁金相配，丁香辛温芳香，入肺、胃、脾、肾四经，温肾助阳、消胀下气；郁金辛凉芳香，清心开窍、行气解郁、祛瘀止痛、利胆退黄。二药等分相合，有温通理气、开郁止痛、宽胸利膈、消胀除满、启脾醒胃之功。对脘腹、少腹冷痛胀满，或寒热错杂之当脘胀痛，煎剂入胃不及一刻，即可气行、胀消、痛止（无胀感者无效）！对脾肾阳虚、五更作泻（包括部分肠结核）兼见上症者，效果最好。肉桂（油桂为佳10克）与赤石脂（30克）相配，肉桂补命火、益阳消阴、开冰解冻、宣导百药、温中定痛、引火归原；赤石脂甘温酸涩收敛，为固下止泻要药，据现代药理研究，内服本品能吸附消化道内之有毒物质及食物异常发酵的产物等，可保护胃肠黏膜、消除瘀血水肿、止血、生肌、敛疮。二药相合，对脾肾虚寒导致之久痢、久带、慢性溃疡出血、五更泻、久泻滑脱不禁、脱肛、各型溃疡性结肠炎，一服立效，一月痊愈。三对畏药，见一症用一对，三症悉俱则全用。余使用本方42年，以平均日用3次以上，则已达4万次以上，未见相畏相害，且有相得益彰之效。对难症、痼疾，一经投用，便入佳境。

4.关于"肾四味"，即余常用之枸杞子、酒泡菟丝子、盐水补骨脂、仙灵脾。四药入肝肾，药性和平，温而不燥，润而不腻。益肾精，鼓肾气，温阳无桂附之弊，滋阴无熟地之弊。阴中有阳，阳中有阴，合乎景岳公"善补阳者，须从阴中求阳，则阳得阴助而源泉不竭；善补阴者，须从阳中求阴，则阴得阳升，而生化无穷"之妙。笔者凡遇下元亏损，肾阳虚未至手足厥逆，肾阴亏未至舌光无苔，而属肾气、肾精不足之证，凡有腰困如折不能挺直，甚则腰弯如虾状、头目昏眩、记忆衰退、体虚感冒、阳痿遗精、小儿遗尿、老人小便余沥、夜尿频多、足膝酸软、肾不纳气（加胡桃肉与补骨脂为青蛾丸）久病及肾等症，万病不治，求之于肾，用之效若桴鼓。贫穷病人可代价昂之鹿茸。上四味合盐巴戟肉、盐杜仲、骨碎补、川断、仙茅、沙苑子为"肾十味"，对男女不育、骨质增生、老年前列腺退化性病变、更年期综合征等，随症选用，疗效满意。

5."蜡纸筒灸黄法"为20世纪50年代末中医采风运动中，河北省卫生厅搜集之民间秘方，《串雅外编》《验方新编》均有类似记载。用于各种黄疸皆有奇效，不妨一试。体质壮健病人，苦丁香搐鼻退黄法（苦丁香研末，少许吸入鼻孔，流出黄水，此法对鼻炎、额窦炎、鼻息肉均有效），收效更速（苦丁香即甜瓜蒂）。

五、肝硬化腹水

郭××，男。40岁前患急性无黄疸型肝炎，医者套用黄疸型肝炎之茵陈蒿汤数十剂，收效甚微，转氨酶居高不下，又加贯众、板蓝根、二花、连翘服60余剂，经治4个月，渐渐食少、腹胀、便稀、倦怠思睡，经县医院内科复查，又发现乙肝，遂定为"慢性迁延性甲、乙混合型肝炎，肝硬化腹水"。听人听"风劳气臌膈，阎王座上客"，心灰意冷，整日蒙头大睡，家人邀余诊治。询知患者一生嗜酒，面色黯，肝区刺痛不移，肝在肋下2横指，质硬，拒按。不渴尿少，色如浓茶，腰困膝软，食入胀加，瑟缩畏寒。舌淡胖，左边有瘀斑，脉弦迟，60次/分。证属饮酒伤脾，湿热聚于中焦。过用苦寒攻下，热去湿恋，变为寒湿。湿困脾阳，水蓄于中。延久损及于肾，肾阳一衰，蒸化无权，气化不行，气滞血瘀而成有形癥积的单腹胀大症。拟温氏奔豚汤加味（见温氏奔豚汤治验录），益火之原，化湿醒脾，行气化瘀，重建三焦气化为治。

附子15克，肉桂10克，沉香3克（磨汁兑入），砂仁3克，生山药30克，云苓30克，泽泻、川牛膝、红参（另炖）、五灵脂、公丁香、郁金、桃仁、红花、藿香、佩兰、炙甘草各10克，炒麦芽60克，柴胡10克，鲜生姜5片，枣6枚。

煎取浓汁300毫升，日分3次服。服至食纳大增时，加肾四味各10克，胡桃4枚，鼓舞肾气。煎取浓汁600毫升，日分3次服，10剂。

上方服至5剂后，小便日渐增多，色转淡，腹胀大松，时时觉饿。10剂服完肝疼轻微，肝回缩至肋下1横指，腰困畏寒除，病退强半。原方再服10剂。

上药服完，诸症悉除，肝肿在肋下稍能触及，日进食斤半多。精神健旺，恢复工作。嘱终生戒酒，慎饮食，节房室，散剂培元固本，缓图根治。

三七100克，藏红花30克，琥珀、高丽参、五灵脂、茸尖、炮甲珠、土元、鸡内金、葛花、焦建曲各50克，全河车1具，制粉装胶囊，每服6粒，2次/日。

上药服1料，复查肝功指标转为阴性，腹水尽消，追访至66岁，健康无病。

张××，男，23岁。1989年患隐匿型乙肝，发现时已成肝硬化腹水。肝在肋下2横指，质硬，脾在肋下2横指。食少腹胀，右肋下刺痛不移，烦躁易怒，目珠微突，面色黧黑，眼圈黑，唇黯，舌两侧瘀斑成条。暑假回家，邀余诊治。脉弦而涩，夜多噩梦，畏服汤剂。师化癥回生丹、大黄䗪虫丸意，予益气培元，化瘀消癥。

鳖甲胶、三七各100克，琥珀、红参、块灵脂、土元、生水蛭、炮甲珠、醋柴胡、茯苓、归芍、鸡内金、上沉香、桃仁、藏红花、全虫、蜈蚣各30克，全河车1具，夏枯草500克，熬膏合炼蜜为丸10克重，每服1丸，3次/日。

上药服月余，自觉症状消失，去山西省人民医院复查，乙肝5项（－），肝脾（－）。追访至大学毕业，参加工作，除目珠仍微突，余无异常发现。

发热待诊

刘××，男，31岁，1984年5月28日会诊。患者以"发热待诊"入院3日，从5月16日起，每日下午3~8时高热40℃不退，已半月。滴注红霉素，服银翘白虎无效，请中医协治。询知患者于半月前感寒发病，初病全身骨节、肌肉酸疼，项背强急，不渴，打针服中药无效，各项检查无异常发现。1周后变为有规律发热，过时便逐渐减轻。发热时眉棱骨痛，先寒战，后高热，有如疟状。烧退后头晕，夜间盗汗。口苦、咽干、呕逆目眩、便燥，舌灰厚腻，舌中裂纹，脉沉滑数。脉证合参，考虑今年夏行秋令，岁气偏凉，症本寒邪束表，初治见热治热，过用寒凉，致遏邪不得外透，渐入少阳、阳明，表寒未罢，里热初结，予大柴胡汤两解之。

柴胡125克，黄芩30克，半夏60克，赤芍、大黄、枳实各30克，鲜生姜30克（切），二煎混匀，准于正午12时顿服1剂，患者于11时50分服药，药后全身燥热，约10分钟后得畅汗，半小时后便通，热退痛止，诸症均愈，出院。

按：伤寒方治病，只要辨证准确，多有覆杯而愈之效。伤寒方的不传之秘，在于剂量。按20世纪80年

代初，考古发现之汉代度量衡制，汉代 1 两，为今之 15.625g，则用伤寒方当以原方折半计量为准，这是仲景经方的基础有效剂量（参见本书末篇）。

扫码领取

有声读物 | 中医理论
阅读工具 | 专业社群

直中少阴

杨××，女，30岁。1979年11月7日，患头痛项强，恶寒发热，无汗咽痛，经治3日，注射青霉素800万单位，服银翘汤2剂，病势有增无减，邀余诊视。见患者面壁蜷卧，盖两床棉被仍寒战不已。面色青灰，白睛尽赤，扁桃体微肿，色鲜红，体温39.5℃。查其双膝冰冷，腰痛不能转侧。饮些许温橘子汁，便觉胃寒嘈杂。时时思睡，又难以入寐。苔白润而不渴，脉沉细微。从症状看，具备太阳伤寒表实见证；从脉象反沉细、思睡看，又像少阴本证；而目赤、咽痛、高热则又似温邪。当时正值流感流行，门诊病人十之八九属银翘汤证。而前医用银翘2剂，病反加重，颇为疑惑。乃详询病史，始得悉素有食少便溏、五更泄泻之恙。较常人畏风冷，腰困痛，时欲躺卧等情况，可证素体阳虚无疑。肾元虚惫之人，感邪多从寒化。《伤寒论》辨寒热真假有云："病人身大热，反欲得近衣者，热在皮肤，寒在骨髓也。"可见其目赤、咽痛、高热俱属假象。且其咽部之鲜红色，等同"面赤如妆"（曹炳章云：舌红非常并非火）亦是寒象。乃断为寒邪直中少阴，心肾交虚，妄用寒凉，重伤肾阳，致正气不支，无力鼓邪外达。伤寒少阴篇有"少阴病反发热脉沉者，麻黄附子细辛汤主之"一条，基本合拍，但仍偏于攻邪。患者虚多邪少，亟须顾护下焦元气。乃疏一方，用"麻黄 10 克，附子 18 克，细辛 10 克，肾四味各 30 克，当归 30 克，仙茅、巴戟各 15 克"，乃麻附细合二仙汤去知柏，加肾四味，以鼓舞肾气。服后得汗，安睡一夜，次日痊愈，目赤、咽痛亦退。因其脾肾久虚，嘱原方去麻附细，加党参 30 克、五灵脂 15 克、生黄芪 30 克、炮姜 10 克，服 5 剂，以健脾固肾。4 年后遇于街头，见患者面色红润，精力充沛。据云：其多年缠绵不愈之五更泻竟也获愈，体质增强。往昔每月患感冒三五次，病愈之后 4 年来只感冒一两次。肾者本也，本固则枝荣。古人谓："万病不治，求之于肾。"洵非虚语。

阴盛格阳

赵××，女，29岁，1983年9月3日诊。因无故头面阵阵发热，服升阳散火汤1剂，变为心悸、气喘、自汗，头面烘热不止，面色嫩红，烦躁欲寐，足膝冰冷，多尿失禁，脉微细而急，120次/分。本属阴盛格阳，误作上焦郁火而投升散之剂，致有此变。幸在壮年，未致亡阳暴脱。予白通加人尿猪胆汁汤，破阴通阳为治。

附子、干姜各30克，葱白3节，童便、猪胆汁各1杯兑入，2剂。

次日家人来告，上药服1剂，心悸、喘、汗均止，足膝已热，月余之烘热症亦罢。本病病机，为下焦阴寒独盛，格拒真阳不能回归宅窟而浮越于上，故见种种上热假象。以白通汤破阴通阳，因有假热在上，以人尿猪胆汁之苦咸寒为反佐，热因寒用，宣通上下，消除格拒，引浮越之阳归于下焦而病愈。

扫码领取
· 有声读物
· 中医理论
· 阅读工具
· 专业社群

内伤发热

张××，女，36岁，1983年7月诊。伤暑吐泻之后，日晡发热，入暮单烧不寐，子时渐减，寅时复常，如此循环往复半月不愈。口淡不思饮食，时时自汗不渴，舌淡少华，六脉细数而急，120次/分。数脉见证多主热盛或阴虚。今患伤暑吐泻之后，暑必伤气，津液暴脱，气血必属虚寒。则所见之数脉，当属"数则为劳，数则为虚，数则为寒"之变局。今拟桂枝汤甘温益阳，和营固卫，加人参、乌梅、生龙牡酸甘化阴，固摄元气。服法遵桂枝汤例，于下午2时前服之，谨避风寒厚味。

桂枝、白芍各22.5克，炙甘草16克，红参10克（另炖），生龙牡粉各30克，乌梅30克，鲜生姜10大片（切），枣12枚。

上药仅服1剂而愈。

煤气中毒性精神病

薛××，男，29岁。1981年1月7日上午，因急性煤气中毒入院。昏迷4昼夜，反射消失。经抢救脱险后出院。29日突然神志不清，不识家人。上厕所后不知归家，跌入壕沟，丧失记忆。时而狂呼乱叫，时而木呆不语。下肢僵硬，不能站立。赴省级医院诊为"严重的意识障碍，智能减退症状群"，无法治疗而返。诊脉滑大搏指，舌尖赤，苔黄厚腻。断为痰浊蒙蔽心窍，体质壮实，予礞石滚痰丸加味。

礞石、大黄各30克，黄芩15克，沉香10克，菖蒲、郁金各10克，竹沥100毫升（兑入），麝香冲0.3克（冲服），3剂。

上药服后，每日泻下胶黏状大便二三次，第3日中午清醒，记忆恢复，催促妻子做饭。唯右手麻木，气短，下肢痿软不能站立，改投补阳还五汤加味。

生黄芪120克，当归30克，赤芍、川芎、桃仁、红花、地龙、白芥子、肾四味、桂枝、炙甘草各10克，红参10克，"全虫12只、蜈蚣2条、麝香0.15克"（研末冲服）。

上方连服10剂后康复，未留任何后遗症。补阳还五汤益气活血化瘀，加速脑部之血循环，麝香修复长期脑缺氧造成之损伤，对大脑病变确有治疗作用。后用上法又治4例煤气中毒后遗症，均在短期治愈。

青年期精神分裂症

杨××，女，20岁。经前突然发狂，打闹怒骂，不避亲疏。目神混浊、呆滞、目赤、舌尖赤、苔黄厚，舌左瘀斑成条，脉沉滑。××医院内科诊为"青年期精神分裂症，狂躁型"用强力安眠镇静剂无效。从心火亢盛，夹瘀血、痰热上攻，予拙拟"涤痰清脑汤"加祛瘀之品。

生石膏200克，丹皮、紫草各15克，大黄、芒硝（冲）、黄芩、黄柏、煅礞石、生铁落、夜交藤各30克，菖蒲、郁金、生桃仁、红花各15克，生地45克，黄连10克，天竺黄10克，胆南星10克，甘草10克，竹沥1瓶（兑入），人工牛黄2克（冲），青黛15克（包）。

上方服2剂，经通，下黑血块甚多，神清，打闹止，夜可安睡。又连服7剂，每次泻下胶黏状大便3~4次，恢复学业，追访至参加工作，未犯。涤痰清脑汤为余20世纪60年代末所创，原方有犀角，因价昂，遂以石膏、丹皮、紫草代之，亦效。治40余例，多数在1周内康复，无复发。本型病人，多由五志过极化火，夹痰上攻神明所致，用药寒凉攻泻无所不用其极，愈后当调理脾胃以杜生痰之源，愉悦情怀，以免复发。

脑外伤性精神病

续××，男，45岁，1987年10月3日初诊。7年前车祸撞伤右头部，昏迷2昼夜。脱险后精神失常，四处乱跑，无片刻安静，或无故哭笑，答非所问。医院脑血流图示："双侧脑动脉搏动薄弱，大脑储血量不足。"用药年余不效。渐渐项强不能转侧，形成"歪脖子"已3年多。近来左半身麻木，头痛，头皮麻木，下肢凹陷性水肿。面色如醉，隐隐有青色。脉细涩，舌淡润，乃外伤瘀阻脑部。唐容川氏云："一切不治之症，皆由不善祛瘀所致。"谨遵教言，予益气活血化瘀法。

生黄芪、粉葛根各100克，当归、川芎各30克，赤芍、炙草、桃仁、红花、地龙、僵蚕、桂枝、白芷各10克，车前子10克（包），麝香0.15克（冲），生姜10片，枣10枚，水与黄酒各半煎服，5剂。

10月23日二诊："歪脖子"状已愈，肿消，头痛未发。自觉7年来第一次感到头脑清楚，许多受伤前忘记之事，忽然想到好几起，对自身感觉亦较清楚。目前腰困极重，原方加肾四味、骨碎补各30克，7剂。

11月13日三诊：除多梦外，诸症均愈。

五十年奔豚兼脑鸣

——附奇经频发痼疾治法概要

燕××，女，75岁，1987年5月11日初诊。脑中轰轰鸣响，声如车轮滚动2年，渐致耳聋，病之起因，为脐下有气攻冲上奔。冲胃则呕，冲脑则鸣。整日昏昏欲睡，脉沉弦，舌淡润。大便燥结，非果导3粒不能通。脐周渐觉烧灼，溲赤热。1986年6月医院心脏超声提示心包少量积液。脑血流图提示脑动脉硬化。其女代诉，患者在30岁时，即发现脐周绞痛、攻冲奔突不止，50年无一日间断。上述见证，符合《金匮要略》奔豚气的描述。本证分寒热二型，寒为本，热为标，寒证积聚日久，变生热证。患者高龄，肾气虚衰，八脉失养，冲脉不能下守，沉寒痼冷达50年之久。老年之后，五液亏损，阴虚于下，故呈化热之势。每日病作，在凌晨4时前后，日重夜轻，寒热错杂。冲脉为病，当以桂枝加桂汤变通，佐以填补任督。

桂枝、油桂、白芍各10克，炙甘草6克，当归、首乌、肉苁蓉、黑芝麻、紫石英、活磁石、生龙牡、知母各30克，龟板（先下）45克，鹿角胶（化入）、鳖甲胶（化入）、盐柏、细辛各10克，泽泻18克，鲜生姜10片，枣12枚，二煎混匀，准丑时初刻顿服，3剂。

5月15日二诊：其女来告，药后当日，气归脐下，奔豚、脑鸣均止。又给原方 5 剂后痊愈。

按：奇经八脉病变的诊断，经络学说已作归纳：

督脉——总督诸阳，统领全身经脉。病变为角弓反张、脊柱强直、癫痫、惊风、痔疾。

任脉——任受诸阴，诸阴之海，主胞胎。病变为疝、白带、月经不调、不孕、小便不利、遗精、阴中痛。

冲脉——十二经之海，血海，渗灌十二经气血。病变为月经不调、不孕、流产、气急、腹内绞痛、奔豚气。

带脉——约束诸经，病变为下肢痿软、腰腿痛、腹满、白带、腰软无力。

阳跷脉——主左右之阳。病变为失眠、癫痫、足外翻。

阴跷脉——嗜睡、癫痫、足内翻。

阳维脉——维络诸阳，主表。病变为寒热交作，外感热病等表证。

阴维脉——维络诸阴，主里。病变为胃痛、心痛、胸腹痛等里证。

八脉病有两大特点，一是久治不愈的"频发痼疾"，二是"定时发作"类病证。清代叶天士《临证指南医案》对治疗八脉病变有独特的成功经验。经方桂枝加桂汤是治疗奔豚症——冲脉病变的特效疗法。我省中医学校已故温碧泉老师所创"奔豚汤"是通治八脉病变的特效方剂（另见本书"温氏奔豚汤治验录"）。清代《得配本草》并归纳了八脉病的用药规律。现参酌鄙见，简介如下：

督脉——黄芪、附子、肉桂、细辛、鹿茸、鹿角胶、鹿角霜、牛羊脊髓、紫河车、鹿衔草、枸杞子。督脉统诸阳，更具总督全身经脉作用。故凡入督脉药，可通治阴阳各经病，具补五脏元气、元阳、元精效用。其中动物药，号称"血肉有情之品"，主补五脏，为治奇经病要药。

任、冲脉——龟鳖甲、煅紫石英（镇冲要药）、王不留行、巴戟、香附、川芎、当归、苍白术、吴茱萸、枸杞、丹参。

带脉——乌贼骨、茜草、当归、白芍、川断、龙牡、艾叶、紫河车。

此外，肾为先天之本，治八脉不效时，"万病不治，求之于肾"，加肾四味鼓舞肾气，统率八脉则病愈。气为血帅，阳为阴根。重用生黄芪 100 克以上，以气统血，则八脉得养。重用附子 100 克以上，又是八脉病变中沉寒痼冷、危急难症的不二法门。由于八脉空虚，故补八脉用喂鸭子的方法——"填"。若脾胃虚衰者，又当先建中气，待后天健旺，可以运载药力时，始可进补。否则，滋腻伤脾，胃气一败，百药难施。奇经病变的给药方法，当按其发病节律，提前 2 小时给药，可收事半功倍之效。

重症呃逆

郭××，40岁，1994年5月11日初诊。从入室至诊脉的5分钟内，连连呃逆达7次。声高息涌，面赤如妆。舌淡水滑，六脉沉细，痛苦不堪。询其始末，据云，经营煤窑，心劳力拙。常觉口舌干燥，眼冒金星。粗知医，自认火证，服三黄石膏汤半剂，夜半发呃，至今已5昼夜，中西药罔效。

从脉证判断，此公必劳倦内伤之体，肾元久虚于下。火不归原，误作实火，致苦寒伤阳，中焦冰结，阻遏阳气不能上达。已见阳浮欲脱之象，幸在壮年，尚不致危殆。法宜大剂回阳破阴，开冰解冻之剂。

炙甘草60克，附子、干姜、吴茱萸（开水洗7次）各30克，公丁香、郁金各10克，红参15克（另炖），生半夏30克，鲜生姜30克，姜汁20毫升（兑入），大枣20枚，加冷水1500毫升，文火取浓汁500毫升，少量多次服。

另，先令患者将自己指甲剪为细丝，装入烟卷中，点燃，狠吸几口咽下，呃逆遂止。此法来自民间，治呃立时见效。人指甲点燃后极臭，其气下降甚速，吸入喉间，立即呛咳，是肺气先通之兆，符合"欲降先升，升已而降"之理。患者吸烟数口之后，至取药出门半小时内仅呃逆1次。后遇于街头，告知服药约1/3剂已愈，唯觉精神委顿而已。

凡久病、重危症见呃逆者，多属危候。于甲烟中加入麝香末 0.15 克，吸入立止，为辨证治疗争取时间。

扫码聆听
李可老师毕生中医心得

表证误攻变证

温××，女，37 岁。患胃病多年，1983 年冬患风寒外感，头痛恶寒与脘痛呕逆同见。医者失察，置表证于不顾，径投保和汤治胃，其中有莱菔子、瓜蒌各 30 克，枳实、青皮各 10 克，服药 3 剂，反增腹泻，四肢酸懒，卧床不起。询知仍觉畏寒无汗，头痛体楚，脉反沉紧。表证未罢而见里证里脉，为消导开破药损伤正气，寒邪由表陷里所致。逆流挽舟法治痢疾失表，邪陷入里，以人参败毒散扶正托邪外出之法，可以借鉴。

羌活、独活、前胡、柴胡、川芎、枳壳、桔梗、红参（另炖）、麻黄、炙甘草各 10 克，云苓 30 克，吴茱萸 15 克（洗），鲜生姜 15 片，枣 10 枚，水煎服。上药仅服 1 剂，得汗，诸症遂愈。

"诸症当先解表"，似乎是老生常谈，平淡之极。然而正因它平淡，往往被医者忽略，而造成严峻局面。《内经》明示"上工救其萌芽""善治者，治皮毛"。表居八法之首，凡兼夹外邪诸症，急则治标，皆当以解表为先，开门逐盗，拒敌于国门之外，最是上策。用之得当，阻断传变，大病化小，小病化了。表未解而误补，则闭门留寇，后患无穷；误攻，则邪陷入里，变生不测。小小一个发汗解表之法，要掌握得恰到好处，确也不易！余在青年时期，率尔操觚之际，在这方面摔的跟头不少。如此呶呶不休，意在引为鉴戒！

正气复则邪从热化例

王××，男，59岁，1987年诊。坑下作业14年，久受寒湿成痹，失治，演变为风心病。2年前，腰胯痛不能步，经××医院诊为坐骨神经痛，久治不愈。退休后，环境改变，近2年生活改善，觉体质较前些年大为好转，但病反加重，特来求治，并要求解答疑难。诊脉滑数，视舌黄燥。询之，知在坑下14年，病后虽盛夏亦畏寒。唯独今年发热，且四肢关节皆热肿，手腕肿不能翻，不能持箸，进食需人喂。扪之灼热，精神食纳均好。余因思忖此症之机理，颇有启迪。盖邪之所凑，其气必虚，且病与人之关系，人为本，病为标。邪之所中，视人体禀赋强弱为转移。正虚则邪从寒化、虚化；且由皮毛、肌肉、经络而深伏脏腑，而不能透达于外，故久治不愈。今正气已旺，"满座皆君子，小人无存身之地"，故从热化、实化。病热虽重，乃由阴转阳，由里出表之佳兆。乃因势利导，予补阳还五汤重用生黄芪120克，加肾四味各30克，益气壮腰，增强肾气，以一味黑芥穗深入血分，引伏邪外透。药进3剂，四肢关节肿甚，伏邪尽透发于外。乃予大乌头汤加减，温清并重，以求根治。

生石膏、川乌、附子、生苡仁、骨碎补、黑小豆、木瓜、楮实子、川牛膝各30克，防风30克，细辛、知柏、苍术、甘草、威灵仙、麻黄（先煎去沫）各15克，全虫3克、蜈蚣2条（研末冲服），桂枝15克，蜂蜜120克，鲜生姜15克，枣10枚，加冷水2500毫升，文火煮取600毫升，日分3次饭后服。

上方加减进退，主药川乌不变，服至9剂时，肿痛全消，改补阳还五汤加肾四味各15克，又服3剂，12年痼疾得以痊愈。10月下旬遇于街头，脚踏自行车，速度不亚于青年。据追述，曾患突发心动过速5年，每年均有一两次发作，最严重时1分钟心跳超250次，休克后住院，非毒毛花苷K不能解救，也一并治愈，心率保持在80上下。

按：以乌头汤为主，治风湿性、类风湿性关节炎、坐骨神经痛，约2000例以上，正虚加大剂量生黄芪，肾虚加肾四味，久病加虫类药，关节变形者加制马钱子粉，每次0.15克，渐加至0.6~0.8克，日服2次，连服10日间息5日，用绿豆汤佐餐。多数病例10天痊愈，最长1例两个半月。合并风心病者以温氏奔豚汤治本。

余用川乌类剧毒药，以黑小豆、防风、甘草、蜂蜜制其毒，文火煮2小时半，无1例中毒。黑豆不仅能解百药之毒，且入肾补虚，下气消胀，活血治疮。防风主大风，又为风药中润剂，祛风胜湿治诸痹，可舒筋脉，伸挛急，活肢节，起瘫痪，并能解乌头、附子毒。再加蜂蜜、甘草之解百毒，则乌头汤类方可谓万无一失。配伍齐全，又加久煎，可放胆使用，治疗过程，以绿豆汤佐餐，可免马钱子蓄积中毒。凡大毒治病，中病即止，以培补脾肾收功。

扫码领取

有声读物 | 中医理论
阅读工具 | 专业社群

阳虚型红斑狼疮治验

赵×，女，15 岁，2001 年元旦初诊。病程 3 个月，今冬第 1 次寒潮袭来，顿觉指、趾冷痛、青紫、僵硬，四肢关节痛，不能屈伸，手足背潮红作痒，每日午前，阵阵面色酡红，鼻、颊部出现蝶形红斑，过午则渐渐隐去。经省级 ×× 医院做抗体试验诊为系统性红斑狼疮。

询知自幼体弱多病，极易感冒，每冬冻脚，嗜食生冷，口渴即饮冷水；月经月月超期，脐周绞痛，色黑多块，带多清稀，脉沉细涩，舌淡胖有齿痕。证属先天肾气怯弱，藩篱失固，寒邪由表入里，深伏血分。日久，沉寒痼冷盘踞胞宫，冲、任、带脉俱病。复暴感外寒，致血脉痹阻。遵伤寒治厥阴脏寒之法，用当归四逆汤，内有久寒，合吴茱萸生姜汤；每日午前一阵面赤如醉，真阳有外越之险，更加附子、肉桂，直温少阴。全方重用当归，温润通脉；重用细辛，直通厥阴。合为温内解外，开冰解冻之剂。顽症痼疾，当用重剂。

当归 50 克，桂枝、白芍各 45 克，炙甘草、通草各 30 克，细辛 45 克，吴茱萸 50 克（开水冲洗 7 次后入煎），附子 30 克，企边桂 10 克，鲜生姜 125 克（切），大枣 25 枚（擘）。加冷水 1200 毫升，黄酒 500 毫升，文火煮取 600 毫升，日分 3 次温服，3 剂。

1月5日夜半二诊：上方服1剂，指、趾关节冷痛已愈。3剂服完，肢端青紫亦退，唯觉活动尚不甚灵活。今日气温零下10℃，凌晨赴省级××医院检验，路途感寒、劳乏，下午返回，突然寒战高热如疟，体温40.5℃，血象高，血沉120mm/h，已用大剂量青霉800万单位静滴，不能控制。大热，大渴，多汗，脉洪，舌中黄，口苦，呕逆，面部、背部红斑成片。症情突变，揣测原因有三：一则寒邪久伏，得温药之助，阴证转阳，遂见化热外透之机；二则经水适来，邪入血室，引动伏邪；三则正值冬季流感流行，兼夹瘟毒。既见发斑，为邪有外透之机。当因势利导，以拙拟贯众石膏汤，辟秽化斑解毒；小柴胡汤加味，枢转少阳，清透厥阴血分，引领伏邪外透。

透明生石膏250克，贯众、黑小豆各30克，苍术15克，明雄黄0.3克（研末吞服），柴胡125克，黄芩30克，生半夏60克，炙甘草30克，西洋参粉15克（冲服），丹皮、紫草各15克，青黛（包煎）、炒黑芥穗各10克，鲜生姜75克（切），大枣12枚（擘）。

上药，遵和剂煎服法，水煎2次，去渣再煎，浓缩至600毫升，3次分服，3小时1次，日夜连尽3剂，以阻断病势。

1月7日三诊：上药服至今日中午，热净身凉，红斑消去。化验血象正常，血沉12mm/h。唯今日活动较多，将息失宜，双下肢出现紫癜样红斑，痒甚。以拙拟乌蛇荣皮汤加味，清解血分余毒。

乌蛇、酒炒生地、当归、赤芍各 30 克，丹皮、紫草各
15 克，制首乌、白蒺藜各 30 克，川芎、桃仁、红花、川
牛膝各 10 克，大蓟、白鲜皮各 30 克，西洋参粉 15 克（冲
服），乌梅、生山药、元参各 30 克，炙甘草 20 克，鲜生姜
10 大片，大枣 12 枚，2 剂。

1 月 10 日四诊：诸症均退，红斑消尽，精神食纳好。
唯觉腰困如折，渴饮无度。邪去正虚，久病伤肾。三诊方
加肾四味各 20 克固护肾气，元参加至 100 克，以清浮游之
火，反佐油桂 10 克，以防寒凉损伤脾胃。

1 月 16 日五诊：上药又服 8 剂，已无病象。唯 3 日来脚
心涌泉穴热如火焚，夜卧非坦露双脚不能入寐，脉大不任重
按。考病本阳虚血寒，温热不过外邪，过用清透，寒伤元
阳，阳不统阴，致下焦阴火沸腾，例同浮阳外越。以加味四
逆汤温而敛之。外有假热，恐防格拒，用热药冷服法。

附子 30 克，干姜 25 克，炙甘草、生黄芪各 60 克，肾
四味各 20 克，红参（另炖）、五灵脂各 10 克，生龙牡粉各
30 克，1 剂。

1 月 19 日六诊：药进 1 剂，足心发热已敛。又见口舌
生疮，灼痛不能饮食。午前面赤如醉，全身烘烘发热一阵，
双膝扪之冰冷，脉洪不任重按，舌淡无苔。仍属阴胜于下，
坎中真阳不能下守，逼浮阳飞越于上。以傅山引火汤加油
桂引纳之，加坎气峻补先天肾气以固本。

九地 90 克，盐巴戟肉、天冬、麦冬各 30 克，茯苓 15
克，五味子 6 克，油桂 3 克（去粗皮研末，小米蒸烂为小

丸，药前囮囵吞下），坎气 6 克（研末胶囊装吞），3 剂。

1 月 27 日七诊：诸症均退，唯四肢欠温，面色㿠白，不禁风寒。予当归四逆加吴茱萸生姜汤减半量，合玉屏风、肾四味，附子 30 克，加服 8 剂。现虽零下 10℃，亦无不适，拟春暖后恢复学业。拟培元固本散，以血肉有情之品峻补先天，重建免疫屏障善后。

1. 全胎盘、带血坎气各 100 克，三七、琥珀、红参、西洋参、五灵脂、灵芝孢子粉、肾四味各 50 克，鹿茸混片 30 克，研末，日服 2 次，每次 3 克，热黄酒送下。

2. 九制豨莶丸 1 料，日服 2 次，每次 10 克。

按：之后不久，患者恢复学业，每隔 1~2 月赴省级 ×× 医院检验 1 次，除抗 ds-DNA 抗体高，余无异常。本病为自身免疫缺陷类疾病。现代中医，积 40 年临床科研，积累了丰富的经验。但一般定性为"阴虚血瘀"，而笔者所治病例却属"阳虚血寒"证型，临床少见，录之，以备参考。浅见以为，阴阳的判别，总以病人的正气强弱为转归。正气强者，受邪即病，邪正交争，从阳化热，表现为"阴虚血瘀"；正气虚者，卫外不固，无力抗争，病邪长驱直入，由表入里，深伏难出，从阴化寒，表现为"阳虚血凝"。阴阳的转化，也以病人正气的修复为转机。阴证，用药得当，正气来复，伏邪由里出表，阴证化阳为向愈；阳证，过用苦寒，损伤脾肾，阳证转阴，则缠绵难愈。

风湿热痹二则

1.王××，女，47岁。1976年秋突然高热42℃，全身肌肉筋骨剧痛，热退后双下肢僵硬肿胀青紫，痒痛不能入睡，脚肿不能穿鞋，已年余。今夏病重，停激素则高热40℃以上，大渴引饮，自汗心悸，六脉沉滑数实。病虽经年，幸未入营动血，按温病气分留连，予人参白虎加苍术、四妙清化之。

（1）生石膏100克，白鲜皮50克，西洋参10克（另炖），苍术、黄柏各15克，生苡仁45克，川牛膝、生山药、二花、连翘、老鹳草、蚤休各30克，桃仁、红花、丹皮、紫草各15克，炮甲珠6克研末冲服，炙甘草15克，水煎服10剂。

（2）木鳖子（打）、白鲜皮、苦参、大黄、芒硝、甘草各30克，桑、槐、柳嫩枝各1握，白矾、雄黄各15克（化入），煎汤一盆，趁热重洗双脚，5剂。

上法内服外洗，半月后双下肢脱皮一层而愈，停用激素后亦未复发。

2.马××，女，13岁，1977年6月17日初诊。急性黄疸型肝炎后罹患风湿热已5年，因病辍学，住院20余次，百治不效，已发展为风心病。下肢关节肿痛，停激素则发热40℃以上。神疲，大汗，烦渴，苔黄腻，舌边尖赤，脉洪。予苍术白虎汤清阳明、化湿热。

生石膏 60 克，党参 30 克，苍术、黄柏各 10 克，大青叶、白鲜皮、生苡仁、生山药、嫩桑枝各 30 克，豨莶草、老鹳草各 30 克，晚蚕沙、白蔻仁各 5 克，炙甘草 10 克，3 剂。

6 月 21 日二诊：热退，服中药期间停激素 3 天，体温 37.5℃。烦渴、大汗止，痛大减，嬉戏自如，食纳亦佳。其父云，从患病以来，尚未见如此精神过。询之，微觉腰困。侧重化湿，相机扶正补肾，以免热势复炽。

连翘、生苡仁、嫩桑枝、老鹳草、红小豆各 30 克，六一散 20 克，晚蚕沙 5 克，杏仁、白蔻仁各 10 克，防己、肾四味各 10 克。

上方服后病情稳定，遂去农村姥姥家将息，后失去联系。

类风湿性关节炎合并硬皮病

薛××，女，53岁，1986年4月7日诊。患类风湿性关节炎28年，由产后入冷水过早引起。2年前经西安铁路医院检查，又发现合并硬皮病，百治不效，已不能起床。其子带病案向余求治，病历载：两手关节肿凸变形，右手不能屈伸，双下肢踝关节肿胀，足趾僵硬，迈步困难。硬皮病仅有一句话诊断，资料不全。患者恳求遥拟一方先服，待病情减轻，夏季天热能行动时再来面诊。30年沉寒痼冷，难图速效。病虽在关节、皮肤，整体气血虚衰，自在意中。难症痼疾，师法仲景，遂仿乌头汤意拟一药酒方及外熨方：

1. 生黄芪100克，川乌、附子、活络效灵丹（当归、丹参、乳没）、白芍、黑小豆、乌蛇肉各30克，蜂蜜120克，桂枝、防风、全虫、甘草各15克，蜈蚣30条，豹骨15克。以乌附之大辛大热，通行十二经破冰解冻逐沉寒痼冷为君，以甘草、防风、黑小豆，蜂蜜解其毒，制其燥烈，以防中毒。以桂枝汤合活络效灵丹养血活血和营，虫类入络搜剔，豹骨强筋骨。生黄芪运转一身大气，周流气血。上药共捣粗末，加上白酒3斤入瓶浸泡7昼夜后，早晚各热服1次。从1酒盅起服，逐日渐加，至服后唇、舌稍感麻木为度，即以此量维持至服完，来信告知病情变化再议。又，两地相隔千余里，万一服药超量，出现中毒先兆，则服下方解救：

生甘草60克，防风、黑小豆各30克，加冷水1500毫升，蜂蜜150毫升煎汤，分次冲服，生绿豆粉30克，10分钟即解。

2.沙苑子、川草乌、红藤、荆芥、防风、当归、鸡血藤、海桐皮、乳没、透骨草、川断、红花、细辛、花椒、伸筋草、威灵仙各30克，乌蛇肉50克。

上药共捣粗末，95%酒精600毫升拌匀，浸3日后，用陈醋3千克，浸泡7昼夜，睡前以纱布8层蘸饱药液置于患处，以电熨斗熨之，干则再蘸再熨，连续半小时。熨完后活动、揉搓关节，谨避风寒。（此为前人经验加味变法，原法药液用电离子透入法。以熨斗熨之，亦有显效，止痛效果最快。此法用治一切关节肿痛、肩凝症，各部骨质增生之剧痛，皆有显效。若加服对症中药，则可根治上述各症。）

患者共服药酒45天，每次加至30毫升时，服后唇、舌麻木40分钟，维持服至1个月后，全身发热，从此脱去30年冬夏不离之棉袄，服完1料后，肿痛已减十之七八。患病之后10年，每早起床时，要经过1小时的床上运动，始能坐起。然后待僵硬之下肢逐渐灵活，始能下炕，可见其气血痹阻之甚。古代之"尪羸症"，亦不过如是。服此后，全身关节大为灵活，睡醒后可以直接起床下炕。又服半料，精神食纳增，已可自由行动。

患者全家喜不自禁，左邻右舍视为奇迹。同年6月14

日，患者在长子陪同下，不远千里从甘肃来到灵石。见患者病史中所述各症如指趾、腕踝关节肿凸处，服药酒后已恢复正常，唯天冷则痛不可忍。硬皮病亦有些微松动，但四肢从手到肘，从脚至膝，皮肤犹如贴于骨上，僵硬、绷紧光亮，前额皮肤亦变硬，10年前之满脸皱纹亦消失。由于上睑僵硬，两目不能闭合，夜间必须盖一条毛巾于面部，始能入睡。畏寒，夜尿频，腰困如折，脉弦，64次／分。舌淡胖，边尖有瘀斑。类关节病、硬皮病，现代医学认为与免疫缺陷有关。中医则认为邪之所凑，其气必虚。虽肺主皮毛，脾主四肢、肌肉，但30年痼疾耗伤，肾元必虚。当温养五脏，调节整体以治局部。

生黄芪120克，当归、熟地、川乌、附子、沙苑子、黑小豆各30克，麻黄、桂枝、细辛、干姜各15克，防风30克，肾四味各15克，红参10克（另炖），五灵脂10克，"全虫12只、蜈蚣4条"（研末冲服），炙甘草60克，蜂蜜150克，鲜生姜30克，大枣10枚。加冷水2500毫升，文火煮取600毫升，3次分服，30剂。

7月22日，患者在介休机务段其子处服完上方30剂，拟返甘肃。腰困消失，四肢已不疼痛。已变硬之皮肤，明显松软，前额出现抬头纹，四肢出现皱纹，臀部已渐丰满。眼睑活动灵活，可以闭合。嘱带原方30剂，加龟鹿二胶、胎盘粉各10克，趁伏天服完。停药将养至立秋后，再服药酒1料。

12月3日，其子来告，母病基本恢复，可以操持家务，做饭。此症，经前后三诊，服药酒 3 料，汤剂 70 剂，不满 4 个月，内服附子 1945 克、川乌 2245 克、生黄芪 8400 克。基本方用药，谨遵仲景法度。世人目为不治之症，竟获痊愈。计先后经治类风湿性关节炎 5 例，西北地方病"柳拐子"病 3 例，均以上法治愈。中医学之潜在生命力，经方之神奇奥妙处，吾辈罄毕生精力，亦难全盘领悟。

扫码领取
· 有声读物
· 中医理论
· 阅读工具
· 专业社群

脚气四则

1. 高××，女，60岁，1976年8月8日诊。肥人湿胜气虚，脚气10年不愈。时轻时重，每夏必犯。刻诊，双脚肿烂，脓水淋漓，不能步履。腹股沟淋巴结肿大如枣，痒痛夜不能寐。脉滑数而右寸极弱，知为气虚湿热下流。

生黄芪45克，忍冬藤、芙蓉叶、生苡仁、苦参、地肤子各30克，苍术15克，黄柏、川牛膝、通草、猪苓、甘草各10克，防己、生槟榔各12克，木瓜15克。内服3剂，药渣浓煎一盆，化入生白矾、雄黄各20克，趁热熏洗双脚，杀菌敛疮止痒，3剂而愈，追访3年未犯。

2. 长女李芹，16岁，1979年12月17日初诊。脚气3年，今冬脚冻成疮。近3日感染肿烂，脓水淋漓，红肿焮痛，不能步履，予清湿热解毒之剂。

生苡仁45克，苍术、黄柏、川牛膝各12克，忍冬藤、芙蓉叶各30克，蒲公英、地丁各20克，白蔹、车前子、甘草各12克，生姜5片，枣10枚以护胃气。

12月20日二诊：药进3剂，肿烂减而未愈。足背青紫，膝以下冰冷，右寸沉细，予益气温经和营。

生黄芪45克，当归30克，桂枝12克，赤芍15克，吴茱萸（开水洗7次）10克，炙甘草、桃仁、红花、通草、细辛各 10 克，生苡仁 45 克，白蔹 12 克，鲜生姜 20 克，大枣 10 枚。

12 月 24 日三诊：肿烂结痂，脚膝温，色红活。二诊方去白蔹再服 3 剂善后。

1976 年以后，余之家境困顿，求饱已属不易，故而"藜藿之体气血穷"，未病正气先虚。初诊未念及此，见病治病，徒以清热解毒为能事，损伤中气，出现寒化、虚化。二诊下病治上，又合当归四逆加吴茱萸生姜汤温经而治冻疮，重加生黄芪之益气生肌化腐，在下之疮疡立愈。吾女之冻疮，自此之后又历 10 冬，再未犯过。

3. 赵××，女，20 岁。1977 年 6 月 5 日，感染脚气，双脚肿烂，腹胀气喘，昼夜剧痛，号哭不止，双侧腹股沟淋巴结肿大如枣。脉沉滑数，舌红苔黄腻，此属湿热化毒入血，有攻心之虞。

忍冬藤 90 克，生苡仁 45 克，苍术 15 克，紫苏、泽泻、枳壳、独活、胡连、木香、黄柏、川牛膝、甘草各 10 克，木瓜 15 克，生槟榔 12 克，防己 12 克，通草 6 克，杉木屑 120 克（煎汤代水煎药兼外洗）。

服此方后，喘、痛、痒均退，脚肿未消，脉变右寸沉微，关上滑数。已是中气下陷，湿热下注，当下病治上，予五苓散加生黄芪 45 克，柴胡、升麻各 10 克，2 剂后多年痼疾得愈，追访 10 年未犯。

4. 王××，27 岁。患脚气 6 年，每年夏季必发，平时脚趾部已显麻木，为脚气之重症。1981 年 8 月 18 日，双脚肿烂，脓汁稠黏，两腿红肿延伸至膝部，呕吐，腹胀，神志不清，言语错乱，双腹股沟淋巴结肿痛，便燥 3 日未行，苔黄厚腻，六脉沉滑数实。证属湿热化毒入血，腑实，秽浊上攻，已成脚气攻心危症。

忍冬藤 120 克，生大黄 30 克，生槟榔 15 克，生苡仁 45 克，苍术、黄柏各 15 克，木瓜 15 克，白鲜皮 30 克，木香、川牛膝、甘草、胡黄连、车前子（包）各 10 克。

上药武火急煎，2 次分服，2 小时 1 次日夜连尽 3 剂。

8 月 19 日凌晨其夫邀诊，诸症已退八九，已下床操持做饭。改投生黄芪四妙加白菝内服，以苦参、白鲜皮、黄柏、甘草煎汤，入雄黄、白矾熏洗，3 剂后痊愈。追访 2 年未犯。

> **按**：脚气虽属小恙，然急性感染，湿热之毒入血上攻，而见气喘、呕吐、神迷则属危症，古代谓之"脚气攻心"。当急下之，荡涤热毒以解危。常用方剂有鸡鸣散（槟榔、木瓜、陈皮、吴茱萸、紫苏、桔梗、生姜）捣粗末，水煎 2 次，冷透，凌晨空腹分 3~5 次服。服后当泻下黑粪水为验。余组方时谨选槟榔、木瓜、紫苏，消胀宽中下气，未见有"泻黑粪水"现象。下病治上，调节整体法最效。急性感染期，用清热解毒利湿消肿，要掌握分寸，不可过剂。一见右寸沉微，即宜早投补气升提化湿。生黄芪一味，益气运血，内托化腐生肌，实是慢性疮疡之神药。下病治上之法，

源自《灵枢》，傅山先生将此法具体化，并拟出方药。大匠示人以规矩，济世活人，泽及万民，启迪后学，厥功甚伟。

扫码领取

有声读物 | 中医理论
阅读工具 | 专业社群

痔漏肿痛

赵××，38岁，1983年3月15日诊。因过食辛辣，复加暴怒，五志过极化火，上则口苦咽干，舌上生疮，下则痔疾肿痛如刀割，肛脱不收，脓血淋漓，不能迈步，兼见寒热如疟，脉弦滑数。拟清肠解毒，清泻少阳胆火。

1. 生地榆、芙蓉叶、二花、蒲公英、连翘、柴胡各30克，生栀子、黄芩、漏芦各12克，桃仁、红花、甘草、甲珠、皂角刺、白芷各10克，赤芍15克，白酒100毫升，冷水浸泡1小时，急火煮沸7分钟，2次分服，3剂。

2. 木鳖子（打）、蒲公英、连翘、芙蓉叶、苦参、甘草各30克，芒硝、生白矾、硼砂各20克化入，煎汤一盆，熏洗坐浴。另以木鳖子磨浓汁涂脱肛。古代验方，外治脱肛，立效。

上药内服外洗各用1次，诸症已去七八，药完痊愈。此法治本病约百例，虽不能根治痔疾，但可立解痛苦，不无小助。重症二花可用120克，一服立效。出血者加槐花炭、侧柏炭。

田××患内痔肿痛出血，一月发作3~4次，服上方20剂，并加"炮甲珠10克、三七6克"（研冲服）竟获根治，已25年未发。

颈椎增生症五则

1. 冯××，男，55岁，1983年2月11日诊。头晕，项部强直，转动不灵，左右转头时颈部"嚓嚓"作响。1982年6月29日山西省人民医院X线显示：颈4、5、6椎唇形增生。曾服骨质增生丸、骨刺灵等多种药物无效。近半年来双手1、2、3指麻木，气短，腰困，右半身麻木，因怕跌扑，不能骑自行车亦已半年多，阳事久废。脉涩，寸部极弱。

患者年近六旬，肾气已衰。肾主藏精、生髓，督脉隶属于肾。今肾虚精怯不能上承，故督脉空虚。且劳倦内伤，中气亦虚。血脉不充，周流受阻，气不运血，四末失养，故见麻木等症。剧团常年下乡演出，难免风霜雨露外袭，太阳经输受病，故见葛根汤证。拟桂枝汤加当归、首乌、桃仁、红花养血和营，活血通络，加葛根之专理头项，重用生黄芪120克峻补其气而运血，以鹿茸、骨碎补、龟板养肾精、强筋骨，更加虫类入络去风，不知效否？

桂枝、白芍、炙甘草各45克，粉葛根60克，生黄芪120克，当归、首乌、白蒺藜、骨碎补、龟板（先）各30克，桃仁、红花、僵蚕各10克，鹿茸尖3克，"全虫12只、蜈蚣4条"（研末冲服），鲜生姜10片，枣10枚，10剂。

10月21日相遇，知服上方16剂后，右半身及手指麻木已愈，头不晕，已恢复骑自行车而无提心吊胆之感。项部强硬感及头部转侧之摩擦声，在服至 7 剂药时已全好。惜不知本法对骨质增生之实质性改变效果如何。

2. 王××，59 岁。1996 年春赴云冈石窟参观时出现恐高症，当场晕厥。醒后项强不能转侧，头晕不能起立，面色苍白，四肢厥冷，腰困神倦，左手臂阵阵麻木。由他人护送回太原后，山西省人民医院 X 线显示：颈椎 3、4、5、6、7 广泛增生。脉缓，两寸沉微。此肾阳虚衰，风寒外袭太阳经输，痰湿内阻，气不运血，予大剂补阳还五汤加味。

生黄芪 120 克，粉葛根 90 克，附子、当归各 30 克，桂枝、赤白芍各 30 克，川芎、桃仁、红花、地龙、白芥子（炒研）各 10 克，炙甘草 30 克，红参（另炖）10 克，定风丹 60 克（首乌、白蒺藜），黑木耳 30 克，鲜生姜 10 片，枣 10 枚，加冷水 1500 毫升，文火煮取 500 毫升，2 次分服，3 剂。

上方服 3 剂，项强头晕消失，10 剂后诸症已退七八。腰困如折，原方加肾四味各 30 克，龟鹿胶各 10 克（化入），熟地 45 克，连进 20 剂后，已无自觉症状。其夫人多年腰困，右膝痛，腿软时时倾跌。见药剂大，弃之可惜，每剂药渣又煎 2 次，连服 10 剂后其症亦愈。

3. 景××，男，50 岁。1984 年 12 月 10 日因颈项强痛不能转侧，不能长时间抬头，为减轻痛苦，颈向右歪，致成"斜颈"已半年。X 线显示：颈 2、3 唇形增生。左臂及手指阵阵麻木，脉涩，舌淡。体质好，别无所苦，径投桂枝加葛根汤合止痉散和营解痉。

葛根 60 克，桂枝 15 克，白芍 90 克，炙甘草 30 克，"全虫 12 只、蜈蚣 4 条"（研末冲服），鲜生姜 10 片，枣 10 枚，遵桂枝汤服法，啜粥助汗。

上方连进 5 剂，斜颈消失，疼痛麻木亦愈。

4. 王××，男，51 岁，1983 年 5 月 3 日诊。右肩凝，臂不能上抬后展，阵阵顽麻，项强痛、不能转侧月余。本院 X 线见颈 2、3 椎唇形增生，肩胛骨增厚。阴雨天项、背、肩有痛、麻、抽搐感。口腔及下唇生疮，此起彼伏，经年不愈。三五日辄感冒，脉沉细涩，舌淡红。症属精血亏损，络脉失养；卫阳不固，复被风寒外袭，留而成痹。寒主收引，故见搐痛；阴虚阳浮，火不归原，故见上热。拟益气养血，滋阴和阳，逐寒通络复方。

生黄芪 120 克，葛根 90 克，当归、川乌、黑小豆、二冬、盐巴戟肉、云苓各 30 克，九地 90 克，五味子 6 克，桂枝、细辛各 15 克，桃仁、红花、地龙各 10 克，白芍 90 克，炙甘草 60 克，防风 20 克，全蝎 12 只、大蜈蚣 4 条研末冲服，油桂 1.5 克（米丸先吞），鲜生姜 10 片，大枣 10 枚，蜂蜜 150 克。加冷水 2500 毫升，文火煮取 600 毫升，3 次分服。

上药服 6 剂，诸症悉除。予培元固本散 1 料善后，追访 4 年，很少感冒，体质大胜从前。

5. 裴××，43 岁，1983 年 9 月 20 日初诊。入院 3 日，

右颈、肩、背、胸之上部，剧烈疼痛，日夜不停已3日。X线显示：颈2、腰3唇形增生。咳嗽、转侧，则痛如撕裂。追询病史，知于4日前曾患感冒，继续抡大锤半小时许，中午小睡1小时，随即痛醒，已不能翻身。局部无红肿，项强硬，脉浮弦，苔白厚。患者长期在坑下作业，久受寒湿，嗜酒无度，内蕴湿热。今受外寒，项痛及肩，胸痛彻背。症由寒袭太阳经输，过劳致瘀，便燥3日未行，肺气膹郁，腑气不通。拟散寒通络缓攻逐瘀。

桂枝15克，赤芍25克，炙甘草15克，葛根60克，瓜蒌30克，薤白15克，白酒100毫升，丹参、当归各30克，桃杏仁各12克，枳壳、桔梗、乳没、檀香、降香、木香各10克，生军10克，醋元胡5克，"全虫12只、蜈蚣4条"（研末冲服），生半夏18克，鲜生姜10片，枣10枚，3剂。

9月24日二诊：药进1剂，剧痛立止，行动如常。3剂服完，已如常人。唯苔变黄腻，侧重化湿。

瓜蒌30克，薤白15克，白酒100毫升，丹参、当归各30克，生半夏18克，大贝、郁金各15克，檀香、降香、佩兰、苍术、桃杏仁各10克，葛根60克，全蝎12只、大蜈蚣4条研末冲服，3剂。

9月28日三诊：已定出院，脉弱。拟益气养血，平补肾督以固本。

生黄芪120克，葛根60克，肾四味各30克，龟鹿胶各10克（化入），当归、丹参各30克，赤芍15克，桃仁、红花、川芎、地龙、桂枝、炙甘草各 10 克，骨碎补 30 克，鲜生姜 10 片，枣 10 枚，胡桃 4 枚（打），10 剂。

10 月 1 日随访，已正常上班。

· 有 声 读 物
· 中 医 理 论
· 阅 读 工 具
· 专 业 社 群

扫 码 领 取

足跟痛（跟骨骨刺）

温××，女，47岁。1974年9月下旬，患双足跟痛4个月不愈，迈步困难，整日足不出户。经摄X线片，确诊为跟骨骨刺（双）。肥胖体型，神疲、气短、畏寒，冬必冻脚。脉沉细，舌淡胖。局部皮色如常，不红不肿，冷感。考足少阴肾经经脉"入跟中"，肾虚精怯，经脉失养，加之湿盛气虚，气血失于周流，寒湿痹阻，不通则痛。拟补阳还五合附桂八味，当归四逆加吴茱萸汤合方化裁，下病治上，益气温经，活血通络。

1. 生黄芪120克，当归、附子各30克，九地45克，油桂、川牛膝、木瓜、乳没、通草、细辛、防己、泽泻各10克，吴茱萸（洗）、茯苓各15克，白芍30克，炙甘草15克，化铁丸（楮实子、威灵仙）20克，炮甲珠6克（砑粉热黄酒送下），象牙屑4克（研末热黄酒送下），鲜生姜10片，枣10枚，5剂。

2. 防风、苦参、红花、甘草、透骨草各30克，水1500毫升，煎汁1000毫升，入白酒0.5千克，微沸，趁热搓洗，浸泡双足。

上法，内外兼治，一日痛缓，二日后可走路，5日后自觉症状消失，当年冬季亦未冻脚。古方化铁丸，软坚散结之力甚强，兼补肝肾，炮甲珠通络，象牙屑善消骨刺。上方加减，治足跟痛症 10 余例，均获捷效，且无复发。惜病愈之后未拍片复查。不知本法对骨刺之实质改变，有无消散之功。

> **按：** 余经治各类骨增生病约 300 余例，资料散失，难做精确统计。肾主骨，治肾为本。肾四味、骨碎补、培元固本散，善后服之，可以根治。分部用药：颈椎病，遵仲景法，葛根汤类方专理颈项，疏通太阳经输，见效最速，主药葛根应 60 克以上。腰脊病，补肾督，强筋骨；四肢病，益气健脾化湿，以荣四末。寒湿骨痹，乌头汤用至止痛。胸椎病，瓜蒌薤白白酒汤合丹参饮。初治得效，以补阳还五汤大补气血，血肉有情补肾督，强筋壮骨，活血化瘀，虫类通络收功。

肩凝重症

马××，女，54 岁，1999 年 5 月因肩臂痛求治。其症：右肩臂剧痛，手不能抬举、后展年半，百治不效。境遇不顺，近年发胖。近来受凉加重，抬肩痛如撕裂，自己不能穿衣，苦不堪言。

本病又名"五十肩症"，属老年性、退行性病变，颇难治。唯《傅山男女科》载一方，有捷效。傅山先生论曰："肩臂痛，手经病，肝气郁。平肝散风，去痰通络为治"，方为：

当归、白芍各 90 克，陈皮、柴胡各 15 克，羌活、秦艽、白芥子（炒研）、半夏各 9 克，附子 3 克。

煎服法：水 6 碗，煎 3 沸，取汁 1 碗，入黄酒服之，一醉而愈。

细玩先生之意，大略肩臂乃手少阳、手阳明二经所过。肝气郁则木来克土，脾主四肢，脾气虚则痰湿内生，流于关节，故肢体为病。加之，五十岁后气血渐衰，复加风霜雨露外袭，日久，乃成本病。余师先生意，原方加生黄芪 120 克益气运血，加桂枝尖 15 克载药直达病所。加止痉散（全虫 3 克、蜈蚣 4 条研末冲服）入络搜剔，更加桃仁、红花、地龙活血通经。患者海量，令水与黄酒各半煎之，热服取汗，以开表闭，逐寒凝，3 剂。

6月13日遇于街头，据云：服第1剂后得微汗，当夜安然入睡，次日顿觉大为松动，数月来开始穿衣不需人帮助。不料，服第2剂后，竟暴泻黏稠便10余次，而臂痛亦减轻十之八九。因畏泻，剩1剂未服。10月9日又遇，据云服后又腹痛作泻5~6次，右肩上举、后展已如常人。

考致泻之由，一是当归富含油脂，大剂量难免滑肠；二是温药消融痰湿，由大便而去。

煎服法未遵先生法度，药量大，3沸难以充分溶解有效成分。故改为冷水浸泡1小时，急火煮沸半小时，兑入黄酒，2次热服。

五行辨证偶得五则

1. 赵××，女，47岁。1987年秋，因胁痛求治。8年前曾患急性黄疸型肝炎，医者不明肝病护脾之义，从始至终一张茵陈蒿汤用到底，约服60余剂，栀子、大黄均在500克以上，苦寒过剂，致生变证。先是食少、恶寒、作泻，自服附子理中丸1月而愈。近2年发现胁胀痛，呼吸牵引，甚则不能转侧。医者又以两胁为肝之分野，遂用舒肝丸1盒不效。继服元胡片、柴胡疏肝散2月以上，病终不愈。现症，痰盛咳剧，胸闷打呃，以呼出为快。右胁下痛不移处。脉涩，舌腻，舌右侧有大片瘀斑，舌下青筋怒张。见证纯属肺经，何以竟用治肝之剂？盖人但知肝主疏泄，胁痛责之肝气不舒，而忽略了"诸气膹郁，皆属于肺"。人身精气，发源于肾，充养于脾，敷布全身。脾胃中气，实为升降枢纽。脾气不升，则诸经之气皆不得升；胃气不降，则诸经之气皆不得降。黄疸过用苦寒，先伤脾胃之阳，中气虚馁，运旋无力，肝欲升而不得，肺欲降而不能。气阻于上，痰湿瘀血留滞于中，故见种种肺经证候，与肝何涉？此亦误金作木之一例。以瓜蒌薤白半夏汤合丹参饮加枳壳、白芥子、桃杏仁、炮甲珠、炙甘草，降肺胃，宽胸膈，化痰通络，3剂诸症均愈。

2. 郭××，女，47岁。1987年10月，因一身尽痛求治。县××医院内科诊为"多发性神经炎"。其症，手、足、胸、背、肘、膝、指、趾，皆痛，如闪电一击而过，阵阵发作。腰困如折，寒热如疟，脉弦滑，舌红少苔，左边瘀斑成片。病已多年，久治乏效，只好听其自然。近来痛甚，日夜不安。询知由近年境遇坎坷，情怀抑郁所致。讲三五句即长叹一声，以舒其气。忆傅山男科有诸痛治肝之论，谓"手痛足痛，心腹痛，一身众处皆痛，将何以治？治肝为主。肝气一舒，诸痛自愈"。并以逍遥散变方为治，其方为：

当归6克、白芍15克、柴胡3克、茯苓15克、苍术6克、甘草3克、苡仁15克、栀子3克、陈皮3克。

方即逍遥散去薄荷、生姜与异功散去人参合方加苡仁、栀子。《石室秘录》云："此逍遥散之变方也，善治肝经之郁，而又加祛火、祛湿之品。盖诸痛皆属于火，又兼湿气作祟。用栀子以清火，用苡仁以祛湿。故虽治肝之一经，而诸痛无不奏效也。"余早年治诸痛，喜用此方。随手拈来，不加思索，颇觉轻捷简便。然有效有不效。时日既久，知诸痛不尽属火，风、寒、湿、瘀皆令人痛，此其一。即两胁痛，亦不尽属肝。青年时但知肝气不舒，对"诸气膹郁，皆属肺经"，不甚了然。用逍遥散、柴胡疏肝散治胁痛，亦有效有不效。《内经》谓"肝居于左"，以今之解剖学定位视之，未免荒诞。然《内经》所言者，气化升降之理。肝气从左升发，其气一郁，欲升不得，故痛发于左，亦有窜及右胁时。但始发于左，盖无疑问。肺主气，从右肃降。

其气膹郁则欲降不能，故右胁痛。必兼见胸中滞闷。以治肝之法治肺，古人谓之"误金作木"。此类错误，青年时可谓屡犯不改。咎在读书太少，又不求甚解。五行之理金本克木，以制木之过旺。今木气亢强，反侮于金。则金衰不能制木，反被木侮。因之敢怒不敢言，胸中便觉"憋气"。古人谓之"金木同病"。治此等症，以柴胡疏肝散加瓜蒌、枳壳、白芥子之属，疏肝之郁，通肺之滞，使各不相犯，生克制化复常，则两病皆愈。

本病以一身尽痛为主症，久痛入络，痛则不通，年近五旬，肾气亦虚。拟逍遥散、瓜蒌薤白汤、丹参饮合方化裁，疏肝之郁，通肺之滞；肾四味鼓舞肾气，虫类搜剔，入络散瘀，则诸痛当愈。

白芍 90 克，炙甘草、当归、白术、茯苓、丹参、瓜蒌各 30 克，柴胡 10 克，薄荷 3 克，薤白、肾四味各 15 克，"全虫 12 只、蜈蚣 2 条"（研末冲服），煨姜、白芥子各 10 克（炒研），煎取浓汁 600 毫升，日分 3 次服。3 剂后痊愈，追访 3 年未复发。

3. 郝××，37 岁，1985 年 8 月 20 日诊。经期动怒，致经水 7 日量多不止。经净之后，自汗、心悸，日甚一日。以致心动神摇，日夜不敢躺卧。卧则心动震衣，手抖不停，心中无端恐惧。日落之后，足不出户，即上厕所亦觉有人跟踪，惶惶不可终日。白昼则四处乱跑，片刻不得宁静。且时觉脐中悸动，动甚则有气流倏忽上攻而引起剧烈心悸而呕酸涎。舌红少苔，脉数不能重按，135 次 / 分。心电图见心动过速，服镇静剂及养血归脾汤亦无效。余思此证，病在心肝两脏，旁及奇经。心主血，肝藏血。五行之理，肝为母，心为子，二者相生。经期动怒，致肝之疏泄太过，而不能藏血。心失所养，子盗母气则肝更虚。人卧则血归于肝，心血更形不足，故悸动不安。心气虚则恐，故见无端恐惧。脐下为冲脉所居，号称血海，诸经有余之血皆贮于此，而冲脉隶属肝肾。血虚则冲脉失养而气奔于上，有类奔豚。呕酸涩者，肝寒也；日轻夜重者，阳虚也。《金匮要略》治阳虚不能收摄精血，用桂枝加龙牡汤；肝寒呕涩沫，用吴茱萸汤。两方相合正与本病病机相符。加紫石英之镇守冲脉，活磁石之协调上下，茯神之宁心神，合为调和营卫阴阳之剂。

桂枝、白芍各 10 克，炙甘草 6 克，生龙牡、活磁石、煅紫石英、野党参、茯神各 30 克，吴茱萸（开水洗 7 次）15 克，鲜生姜 10 大片，枣 10 枚。

上方服 3 剂，诸症十退其七，心悸偶发，夜可安枕。加当归 30 克，远志 10 克，又服 6 剂，脉转沉，80 次 / 分，痊愈。

1981 年 6 月，余在太原疗养时，遇一奇症。杨××，女，17 岁。自幼娇生惯养，说一不二。1981 年 3 月，因其父调动工作，耽误学习，未考取高中，羞愤、郁怒成病。始则不饥不食，继则日食 2.5 千克多而不能饱，却日见消瘦，未及百日体重下降 15 千克。嗜食甜、咸味厚之物。情怀抑郁，时时悲伤啼哭，或无故暴怒。喜静恶动，不欲见人。经闭 3 个月，面色暗黑。6 月 7 日晚，邀余诊视。按脉沉涩，舌红无苔。××医院查神经系统，无异常发现，查甲功、血糖、尿糖正常，中医按中消治，亦无效。

细思此症，乃情志为病，五行生克制化乖乱。郁怒伤肝，肝气郁久化火克制脾土，脾胃受克，乃引食自救其虚。口淡、嗜食甜咸，便是脾虚的据，故多食逾常。又因壮火食气，故虽多食却日益消瘦。且忧思伤肺，金本克木，今脾胃虚而不能上供于肺，土不生金，肺虚日甚，时时悲伤欲哭，故木旺无制而脾愈虚。乃疏一方，逍遥散合甘麦大枣汤重加百合、知母、生麦芽，以补肺疏肝、益气扶脾而解土之围。

柴胡 10 克，当归、白芍、茯苓、白术各 30 克，红参（另炖）、丹皮、黑栀子各 10 克，薄荷 3 克，炙甘草、百合、知母各 30 克，小麦、生麦芽各 60 克，煨姜 5 克，大枣 10 枚。

后余提前出院返县，此事已逐渐淡忘。1982 年元月 15 日家属托人向余致谢，始知杨 × 服上方 3 剂后诸症均减。家里给找一临时工作，改变了孤独处境，原方又服 4 剂，日见好转，精神复常，体重复原而愈。

5. 温××，女，64 岁，1983 年 3 月 17 日初诊。自 50 岁绝经后，得一怪病，百治不效，14 年不愈。其症，时觉有气从两肋攻于中脘，复从中脘上冲于胸，胸中憋闷一阵，产生一股热流，又从双肩沿两臂倏忽放射至两手而散。食少，口苦，夜寐不安，喜怒无常。每有情志变动必发，发则心悸不安，怒气充斥胸膺。脉左弦数，右滑弱，舌红少苔。赴省级医院神经内科检查，无异常发现。专家分析似属更年期综合征之余波，无特效疗法。给予加味二仙汤，亦无效。余思索良久，断此症为五行生克制化乖乱所致，病本在肝。肝主血，体阴而用阳。绝经之后，精血衰少，阴虚导致阳亢。气有余，则制己所胜而侮所不胜。是典型的肝（木）气横逆，乘土（脾）侮金（肺）病例。肝、脾、肺三脏俱病，日久波及心肾。拟滋肾阴以柔肝之体，泻心火以抑肝之用，扶中土而复生克制化之常。

柴胡、丹皮、栀子（炒黑）各 10 克，生地、白芍、当归、山萸肉、白术、茯苓、生熟枣仁、生龙牡各 30 克，炙甘草、煨姜各 10 克，3 剂。

4 月 14 日二诊：上药服后已 27 天安然无事。嘱早服六味丸，晚服归脾丸，1 月后随访，其怪病再未发作。

老年荡漾震颤症
——帕金森病

　　杨××，男，72岁，1983年11月16日会诊。患荡漾、震颤3年零7个月，百治不效。曾在××医院神经内科诊为帕金森病，内科大夫认为与老年脑、骨髓系统退化性病变有关。其症，整日如乘车坐船，荡漾不止，头摇不停，手抖不停，手抖不能持箸，脚膝酸软，一日数次跌扑，步态蹒跚前冲。自觉头重脚轻，脚下如踏棉絮。头晕、耳鸣、失眠，每至夜半即口中无津，舌干不能转动。脉大按虚，舌绛而干。

　　患者年逾古稀，肾气大衰，肾阴匮乏，任督空虚。精气不能上达，阴精不能上奉，故头眩、耳鸣、舌干无津；阴虚不能抱阳，虚阳化风妄动，故见荡漾、震颤诸恙；心肾不能交济，故不寐。现代医学谓：老年人多数重心上移，形成头重脚轻局面。此与《内经》在两千多年前已论证之"上盛下虚"病机一致。治法宜血肉有情之品，填补肾督，育阴息风。选大定风珠合黄连阿胶鸡子黄汤，加虫类息风、肾四味鼓舞肾气。

　　龟鳖二胶各10克（化入）、生龙牡（捣先煎）、磁石（先煎）、白芍、肾四味、定风丹各30克，阿胶18克（化入），麦冬12克，五味子10克，黄连、油桂各6克，炙甘草 15 克，葛根 60 克，"全虫 12 只、蜈蚣 2 条"（研末冲服），远志 12 克，鸡子黄 2 枚（分冲）。

11 月 26 日二诊：上药连服 5 剂，荡漾感消失，震颤、头晕已减八九，手已不抖，可以正常进餐。脉已敛，舌红润，夜半已不渴。唯少有激动或过劳（仍参与田间劳作）时，仍有发现。原方加河车粉 10 克、鹿茸粉 3 克（冲服），又服 5 剂痊愈。

身睏动症

　　段××，8岁，1988年1月26日初诊。头摇、手臂抖动已1个月，日发作2~3次。发作前先觉心下懊侬，发呕而不碍饮食。旋即发冷，上身抖动，不能自制。抖动时神清，语言如常，无恐惧感。每次发作或半小时，或1~3小时不等，说停便停。发作后不疲、不困，嬉戏如常。食纳好，二便调。迭经省、市、县三级医院专家会诊，未见实质改变。迭用镇静、营养神经、养血柔肝、清热息风、和解少阳、温阳制水、涤痰止痉、针灸诸法皆不效。近3日来多数在12~14时许发病，病作时患儿频呼心口难受，随即俯卧床上，以头抵被，扬手掷足，反复颠倒，莫可名状。目眩，觉周围物事旋转，自诉如坐在船上。去年12月23日，患儿因洗澡受寒，突于11时50分失语，上肢无力，于14时许恢复，后遗口吃。24日，入夜胸腹胀满。元旦上午，突然高热达39.5℃，2日热退，下午6时发病，迄今近月不愈。难症痼疾，求教于仲景。"心悸、头眩、身睏动"似属真武汤证，然小便自利，况市级医院已投温阳制水不效，则非真武汤证。从其发作时恶寒，欲厚衣被，则表证仍在；二便调，无里证。其主症"心下痞，烦躁、苦冒眩、干呕、胸腹胀满，肠鸣漉漉……"与痰饮症相符。遂拟一方，以桂枝汤解表，加桂以降冲逆；吴茱萸温肝胃；泽泻汤、小半夏加茯苓汤去痰饮之痞、呕、眩；更加生龙牡、紫石英之镇摄浮阳。

桂枝 10 克，油桂 5 克（后下），白芍 10 克，炙甘草 6 克，党参、吴茱萸（开水洗 7 次）、生半夏各 10 克，泽泻 45 克，白术 18 克，茯苓 18 克，紫石英、生龙牡各 18 克，鲜生姜 5 片，姜汁 1 小盅（兑入），大枣 6 枚，煎服如桂枝汤法。

1 月 28 日二诊：药后遍身得润汗，12 时稍觉心口难受，欲发未发。昨夜小便 2 次，今日 3 次，寒饮已化，腹满未退。脉弦滑，仍属饮邪，以温药和之，改投温氏奔豚汤小剂治本。

附子 9 克，油桂、沉香、砂仁各 3 克，山药、云苓各 18 克，泽泻、怀牛膝、红参（另炖）各 9 克，生半夏 18 克，炙甘草 9 克，生龙牡、紫石英各 15 克，姜汁 1 盅（兑入），冷水 750 毫升，文火煮取 500 毫升，3 次分服，3 剂。

2 月 4 日，药后 8 日未发，停药后昨 15 时有一次小发作，一显即过。原方量减半，小儿稚阴稚阳，补阳不可太过，加炒麦芽 30 克、肾四味各 40 克，3 剂后恢复学业。

足心发热怪症

刘××，女，33 岁，1983 年 8 月 20 日诊。足心发热 7 年，日夜不休，日轻夜重，自觉涌泉穴处呼呼往外冒火。不论冬夏，夜卧必把脚伸出被外，或踏于凉墙上，始能入睡。曾多次求医，服滋阴补肾、滋阴降火以及清骨蒸劳热之剂百余剂，不效。又认为阳陷入阴，用升阳散火汤，反增头面烘热。

诊视见面色嫩红，艳若桃李，阳浮于上显然。询其病史，因年久已不甚了然，似与产后失调有关。按脉细数，132 次 / 分。干渴，小便清长，饮一溲一，不存尿。中上脘处冷感，胃纳不馨。食入稍一受凉，即觉酸腐不适，双膝独冷。

细思此症，乃阴阳盛衰之变。阴阳之道，阳为阴根。《易》曰：天一生水。阳生，阴始能长。阳气——命门真火，乃生命之主宰。命门位居下焦，乃人身真火，气化之本原。此火一衰，火不生土，胃中水谷便无由蒸化，故见纳少化艰；人身津液赖此火之温煦，始能蒸腾于上，敷布上下，此火一衰，气化便弱，津液不能升腾，故口干；涌泉为足少阴肾经井穴，为肾气之所出。今下焦阳衰，不能统摄肾阴，而致阴火沸腾，足心热如火焚。是宜补火之原，真火旺，阴火自安。

炙甘草 60 克，干姜、附子各 30 克，冷水 1500 毫升，文火煮取 500 毫升，2 次分服 .3 剂。

8 月 24 日二诊：药后热势顿减，多年之双膝冷亦热。自诉多年来从未有如此舒适过，且食纳亦增。因在会议期间，不慎感冒，觉脑冷，如风从脑壳吹入状，畏恶风寒特甚。筋惕肉瞤，皮下如虫行，脉反沉细。诸多见症，足证阳微。

麻黄 10 克，附子 15 克，细辛 10 克，炙甘草 30 克，干姜 15 克，2 剂。

药后又愈，临行前特来致谢。嘱服金匮肾气丸 1 个月，以巩固疗效。

头痛三则

一、血管神经性头痛

李 ××，38 岁，1984 年 3 月 24 日诊。患者剧烈右偏头痛 7 日。发病前经省级 ×× 医院神经内科诊为血管神经性头痛。经用安络痛、当归注射液穴位封闭不能控制，邀余会诊。

见患者面赤如醉，自觉近 1 个月以来，每到太阳出山便觉有热流上攻头面，烘热难忍。至 3 月 19 日拂晓，突觉热流攻冲不止，右下颌角突然如电击、火灼，阵阵剧痛，3~5 分钟发作 1 次。每次发病，皆从下颌角颊车穴下方呈弧形向后经风池穴窜至右太阳、下关复入颊车穴。如此反复发作 10 余次，戛然而止，移时又发作如前。每日 5 时痛起，日中痛剧，下午 5 时渐松，太阳落山痛止，入夜则如常人。每日如此循环不已，已 17 日。便燥口干，双膝独冷，夜难成寐。脉洪大而虚，舌光红无苔。脉证合参，当属肾阴亏损，阴不抱阳，水浅不养龙，故龙雷之火上奔无制。阴虚之患，寅末日将出而病，日中阳气大盛，故病重。日落阳气衰，得天时之助而暂愈。入夜阴气渐充，故如常人。法宜大剂滋水，导龙归海，引火归原，佐入酸甘柔肝缓急。

引火汤（九地 90 克，盐巴戟肉、天冬、麦冬各 30 克，云苓 15 克，五味子 6 克），白芍 100 克，炙甘草 30 克，枣仁 30 克，葛根 60 克。

4 月 6 日二诊：药进 3 剂，药后当天热流攻冲之势大缓，次日烘热止而痛亦止。偶于下午 2~3 时有短暂发作，一闪即过。脉敛，面色转淡，舌上生出薄白苔，带原方 3 剂出院。追访 3 年未复发。

二、三叉神经痛痼疾——兼论火不归原证与傅山引火汤

王××，女，55 岁，1984 年 3 月 26 日初诊。患"原发性三叉神经痛"8 年，迭用酒精封闭、针灸，服中药百剂皆无效。近年来发作频繁，外受风寒，大喜大怒，过度劳累，高声讲话，咀嚼食物，洗脸刷牙、打呵欠皆能触发。8 年前仅下颌支患病，2 年之后累及上颌支，1983 年冬，眼支亦病。以为龋齿作痛，牙已拔光，病势日渐严重。以致不敢进食咀嚼，以流质食物维持不饿，致消瘦脱形，弱不禁风。此次发病已 3 日，病前无故右眼赤如鸠目，泪如泉涌，日夜不止，右耳鸣如潮声。今晨，因大声呼唤幼子起床，冷风拂面，突觉畏寒。同时觉有热气从右脚心沿腿之内侧上攻头面，迅如闪电。旋即整个右头部如蛇咬蝎蛰，火灼电击，剧痛号哭，惊扰四邻。每发作 1 次，约 5 分钟，频发 30 余次，已历 3 小时之久。诊脉洪大无伦，舌干红无苔。头晕脚软，足膝冰冷，口干，便燥 3~4 日一行。患者年逾五旬，肾气已衰，肾阴下夺，阴不敛阳。时值春令，阳气升发。脚底为肾经循行始发部位，龙雷之火不能下安

宅窟，循经上攻，上奔冲击无制。拟傅山引火汤合芍药甘草汤大剂，滋阴敛阳，引火归原，柔肝缓急，以制雷火，3剂（方见例一）。

3月29日二诊：药后脚底上冲之气已敛，发病次数逐日减少。每有发作，一闪即过，已可耐受。洪象已敛，目赤、耳鸣均愈。考虑多年痼疾，久痛入络，佐以虫类搜剔，更加细辛引入少阴而驱伏寒，兼寓火郁发之之意。

原方加细辛15克，"全虫12只、蜈蚣2条"（研末冲服）。

4月4日三诊：一诊方服1剂发作停止，已4日未发。全家人大喜过望。家属戏云：真如死囚遇大赦，不用提有多高兴了。嘱二诊方再服3剂巩固。追访10年，未复发。

按：本病为临床常见疑难病之一。各家多从风、寒、痰、火、瘀论治，或可见效于一时，后必复发。盖本病正虚为本，病机在肾，当从肾论治。《素问·五脏生成篇》："头痛癫疾，下虚上实，过在足少阴、巨阳，甚则入肾。"纵观历年病例，约在百人之数，悉属肾阴下亏，龙雷之火上燔，无一例外。病程愈久，病机愈显。盖肾为先天之本，内寄命门真火，为水火之脏。肾中水火，共处一宅。水火相抱，阴平阳秘。水足则火藏于下，温煦脏腑，统领一身之气化，是为健康无病。若因外感内伤，致水亏于下，则火失其制，古人喻为水浅不养龙，于是离位上奔；或肾水寒极，逼真火浮游于上，致成火不归原之证。且肝肾同源，肾水既亏，肝失滋荣，肝中所寄雷火，势必随肾中龙火上燔，而成燎原之势，而见种种上热见症，如头痛、头晕、牙痛、齿浮、鼻衄、齿衄、目赤如鸠、面赤如醉、心悸暴喘、耳鸣如潮、口舌生疮、咽痛如火灼等。病机既明，当用"甚者从之"之法。水亏者，以引火汤壮水敛火，导龙归海；水寒者，以引火汤加油桂 1.5 克，饭丸先吞，温脏敛阳，引火归原。若误以实火正治，苦寒直折，釜底抽薪诸法，非但不能愈疾，反致变生不测。西晋王叔和注解《内经》，对龙雷之火的病机、治则有详尽阐发，宜精读。中医学著名的调燮阴阳大法：益火之原，以消阴翳；壮水之主，以制阳光，及五行生克制化，"亢害承制"诸论，皆源出于此。

龙雷之火为脏腑内生虚火，与六淫外邪实火大不相同。有以下五点，可资鉴别：

1. 双膝独冷，上下温度如常，独膝盖部其冷如冰。

2. 来势暴急跋扈，如迅雷闪电，顷刻生变，外感多渐变，火不归原多突变。

3. 随阴阳盛衰之年节律、日节律演变，天人相应现象最著，如冬至阳生则病，春令阳升转重，夏至阴生渐缓，日出病作，日中病甚，日落病缓，入夜自愈。

4. 热势烘烘，或由脚底，或由脐下，上攻头面，外感无此病象，若出现此象，按火不归原论治，误用苦寒直折则危。

5. 不渴尿多，渴喜热饮。

以上为火不归原证治之大略。三叉神经痛必夹雷火，因巅顶之上唯厥阴可到。肝火暴虐，在大滋真阴引火归原之中，必佐柔肝宁络之品为妥。全方组成如下：

熟地90克，盐巴戟肉、天冬、麦冬各30克，云苓15克，五味子6克，白芍100克，炙甘草30克，细辛15克，"全虫12只、蜈蚣3条"（研末冲服）。

脾胃虚弱者，易致滑泄，加姜炭10克、砂仁10克（与熟地拌捣）。

龙雷之火上奔无制者，加油桂粉1.5克（刮去粗皮研末，蒸烂小米为丸，药前先吞），引无根之火降而归肾，见效尤速。

三、头风痼疾与秘方"偏正头风散"

凡百治不效，抱病终生，至死不渝之头痛，古代谓之"头风痼疾"。史书记载，三国曹操即因此症，不治而死。或每日定时发作，或交节病作，或经前必犯，或由七情过激触发，发则头痛如破，睛胀头眩，呕吐涎沫，昏蒙思睡，饮食俱废。凡此种种，必是"伏邪"作祟。"伏邪"之因，必是患者正气先虚，外淫六邪袭入，无力鼓邪外透，留而不去。时日既久，由皮毛、经络渐渐深入于脏，湿痰死血筑成巢穴，深伏不出，遂成痼疾。治之之法，当理清"邪之来路，即邪之出路"，因势利导，扶正气，开表闭，引伏邪外透则病愈。

余在 1958 年，偶得一则民间专治偏正头痛之秘方"偏正头风散"，经临证反复运用，筛选药物，调整主辅药比例，使之恰合上述病理、病机，用治各类各型头痛痼疾，收到药到病除之效。而且重订之后，已大大突破了原方的主治范围。方如下：

（红参、五灵脂、制首乌、炒白蒺藜）制川草乌、生石膏、天麻、川芎、白芷、甘草各 12 克，细辛、芥穗、防风、羌活（辛夷、苍耳子、苍术）、全蝎（蜈蚣）、僵蚕、地龙、天南星、制白附子、明雄黄（另研兑入）、乳香、没药各 6 克（括号内药品为笔者所增）。

上药共研细粉，日服 2 次，每次 3 克，饭后、睡前淡茶水调服。本方以人参、天麻、定风丹（首乌、蒺藜对药）补元气，生津液，补肝肾、益精血，扶正托邪于外；川草乌大辛大热通行十二经表里内外，破沉寒痼冷，驱逐伏邪外透；川芎、白芷、荆芥、防风、羌活、辛夷、苍耳、苍术芳香透窍，辛散开表，疏风燥湿，开门逐盗；天麻、胆南星、白附化痰定风；石膏甘寒清热，监制辛热燥烈诸品；雄黄、苍术解毒辟疫；乳香、没药化瘀定痛，诸虫深入血分，搜剔伏匿之邪；白芷一味，号称植物麝香，芳香浓烈，善通诸窍，与川芎之专理头痛者相配，可引诸药上达头部直入脑窍，破其巢穴。诸药相合，对风、寒、湿、痰、火、瘀多种伏邪，皆有透发之效。似乎寒温不可同炉，未免驳杂成方。但凡痼疾，必是寒热胶结，湿痰死血深伏血络，正可泛应曲当。又由于本方有通行十二经表里内外之功，故对暴感外淫六邪或外风引动内风，全身各部，一切突发性、神经性、眩晕、麻木，剧烈痛症，1小时即可止痛。本方性味燥烈，偏于攻邪，故对热病及脏腑内伤所致头痛则非所宜。

本方主治各症：

1. 久年各类型头痛痼疾，血管性、神经性、眼源性、鼻源性、外伤性脑震荡后遗症，脑瘤之头痛如破及现代一切机理不明之偏正头痛，2次/日，每次3克，饭后、睡前淡茶水加蜜调服，当日止痛，1周痊愈。病程10年以上者，20日可获根治，无1例失败，无1例复发。

2. 面神经麻痹，病发1周内就诊者，日服3次，每次3克，早、午、晚饭后40分钟，淡茶水调服，10日痊愈。迁延失治5年以上者，以补阳还五汤原方，加肾四味（枸杞子、菟丝子酒泡、补骨脂淡盐水炒、仙灵脾）各20克，白芷10克，煎汤送服散剂，一月可愈。

3. 多发性神经炎之肢端麻木疼痛，辨证多属气虚失运，兼夹湿痰死血。服用本方，中病即止，不可过剂。后以补阳还五汤加肾四味各10~30克、豨莶草30克、白芥子10克，炒研，治本，以杜再发。

4. 急性风湿热关节剧烈肿痛：以苍术白虎汤（苍术15克，生苡仁45克，黄柏30克，豨莶草50克，饭红豆、生山药、知母、炙甘草各30克，生石膏250克，赤白芍各45克）。下肢肿痛加川牛膝30克，煎汤送服散剂3克，

3 次 / 日，蜜水调服，10 日内可以痛止肿消。后以豨莶草500 克，黄酒拌，九蒸九晒，研末蜜丸 10 克重，日服 3 次，每次 1 丸，服完即获根治，并可避免演化为风心病。

5. 急慢性风寒湿痹、急性坐骨神经痛、腰椎间盘突出急性期。轻证单服散剂 4 克，2 次 / 日，饭后睡前淡茶水加蜜 1 匙调服，当日止痛，10 日痊愈；重证，以生黄芪 120克，当归、附子、川乌、防风、黑小豆、老鹳草、豨莶草各 30 克，麻黄先煎去沫 15 克，细辛 20 克，桂枝、杭白芍各 45 克，炙甘草 60 克，蜂蜜 150 克，鲜生姜 45 克，大枣20 枚，加冷水 2500 毫升，文火煮取 600 毫升，3 次分服，3 小时 1 次，每次调服散剂 3~4 克；肾虚腰困如折者加肾四味各 30 克，约 20 剂可获根治。

本方与培元固本散（胎盘 1 具、大三七、血竭、炮甲珠、琥珀、红参、茸片各 30 克）合方，加九制豨莶草，变散为丸，对类风湿性关节炎有卓效。

所列汤剂，即仲景乌头汤之加味改良方，方中增入防风、黑小豆，两倍量之炙甘草，大剂量蜂蜜、鲜生姜、大枣，更加水文火煮 2 小时以上，可有效破坏乌头剧毒，治病救人而无害。余一生运用此方在万人次以上，从无一例中毒。仲景方能治大病，救急痛，愈痼疾，是攻克疑难大症的仙丹妙药。后世由于配伍不当，煎煮不遵法度，偶有中毒事故发生，遂使当今中医界畏乌附如蛇蝎，因噎废食，弃置不用，使仲景起死回生妙方有绝传之虞。

6. 寒凝型血栓闭塞性脉管炎之电击样剧痛，以改良乌头汤重用生黄芪至 240 克，合仲景当归四逆加吴茱萸生姜汤（必须原方折半计量）煎汤送服散剂 3~4 克，益气破瘀破沉寒痼冷，开冰解冻，12 小时即可止痛。余治愈本型病人 9 例，其中 1 例患者双下肢血栓闭塞性脉管炎，合并心肌后壁梗死，并发剧烈心绞痛，上方加麝香 1 克，3 次热黄酒送下，4 剂诸症均退，继服散剂半月，注射毛青冬 15 盒而愈，今犹健在，已 76 高龄。

7. 中风后遗症之关节变形，肌肉萎缩，萎废不用，以本方 1 料 3 克，3 次 / 日，淡茶水加蜂蜜 1 匙调服。另备制马钱子粉 198 克（与本方等量）另包，单服，以准确掌握剂量。每睡前温开水送下 0.6 克，10 日后渐加至 0.8 克，极量 1 克。服后以感觉全身肌肉筋骨紧张有力为验。即以此量为准服用。如出现强直性痉挛之苗头，即为过量。无须惊慌，服凉开水 1 杯即解，然后调整至适量。服药初期，医者应密切观察，以定准有效剂量。服药期间，忌食绿豆及汤。服药 10 日，停药 5 日，以防蓄积中毒。对本病之康复，大有助益。此法对癫痫亦有效。

余从事中医临床 46 年，运用本方 42 年，经治各类暴发剧烈痛症 5000 例以上，服本方 4 克，2 次 / 日，淡茶水加蜜 1 匙调服，半小时内入睡，2 小时睡醒，痛即霍然而愈，继服本方 3 克，2~3 次 / 日，多数半月即可根治。病情复杂者，加服对症汤剂。勿忘辨证求本，则可攻无不克。曾治 1 例 60 岁妇女，晚期溶骨肉瘤，日夜剧痛，服镇痛片 30 片不能止痛，已卧床 1 月。从骨病治肾，双补肾之阴阳以治本。主方用熟地、附子、川乌、黑豆、骨碎补、胡桃肉、肉苁蓉、肾四味、龟鳖甲各 30 克，地骨皮 60 克，盐巴戟肉、二冬、云苓、狗脊、杜仲、防风、细辛、干姜各 15 克，炙甘草 60 克，蜂蜜 150 克，鲜生姜 30 克，大枣 12 枚，加冷水 2500 毫升，文火煮取 600 毫升，3 次分服，每次冲服散剂 3 克，茸粉、炮甲珠各 3 克，当日痛缓，白天停服镇痛片，3 日后痛止起床，可到邻家串门。

余治各类头痛 3000 例以上，其中病程 10 年以上，历经中西诸法无效者，占 90% 以上，服用本方，日服 2 次，每次 3 克，当日见效，7 日痊愈者，可占 98%，无 1 例超过 20 日者，无 1 例失败，无 1 例复发。唯 1978 年治王庄煤矿女会计张 ××，25 岁，脑瘤术后复发，头痛如破，呕涎沫而肢厥，睛突目糊，口眼㖞斜，右侧肢体失灵。辨属产后藩篱失固，贼风袭络，三阴寒凝，大气失运，浊痰死血深伏脑络。予改良乌头汤加吴茱萸 30 克，生半夏 45 克，川芎 30 克，白芷 15 克，麝香 1 克分冲，引诸药直捣病巢。冲服散剂 3 克，3 次/日，1 剂痛止呕罢。后予散剂方加守宫、炮甲珠、带子野蜂房、川贝、麝香，以夏枯草 1500 克，依法熬膏合炼蜜为丸 15 克重，日服 2 次，每次 1 丸，以海藻、甘草各 30 克，煎浓汁送服，相反相成，激荡磨积，以加强软坚散结之力。服药 75 日赴京复查，病灶消失，恢复工作，现仍健在。

本方经 42 年临床应用，未发现任何毒副反应。方中剧毒药川乌、草乌，占全剂的 16.6%，而解毒药甘草、防风、白芷以及反佐监制药石膏则为川乌、草乌之两倍。加之服用时间在饭后、睡前，更以淡茶水送下（茶性苦、甘、凉，最能泻火清头明目，除烦渴，利小便，可制其燥烈。现代药理实验证实，茶水中所含鞣酸蛋白，可使缓慢吸收，迅速排泄。）故绝无中毒之虞，正是本方配伍巧妙处。唯方中雄黄含砷化物，火煅或粉碎过程摩擦发生高热，则成红砒，误见火即可杀人，故应单味乳钵另研兑入。

近年诊余温课，始在宋代《和剂局方》中查到本方之原始出处，《局方·诸风门》项下列"追风散"方一则，药18味，与秘方相同，唯缺细辛，且主、辅药之剂量各异。明代龚廷贤著《寿世保元》又转引于该书头风门项下，药味相同，剂量又与局方不同。我20世纪50年代所得秘方，药味、剂量又是一变。可见本方在2000多年（《局方》刊行于1078年，所搜集者皆宋代以前上溯到汉唐时期流传于民间之验方）的流传过程中，吸收了历代医家治疗头痛及一切暴发性神经痛的成功经验与心血结晶，可谓集古今治疗痛症之大成，疗效卓著之奇方。希望能引起国家卫生部、中医药管理局高层关注，组织科学研究，临床验证，改革剂型。制成高质量特效中药制剂，为新世纪中医药走向世界，占领国际市场，为全人类健康做贡献。

膝关节积液的四种治法

1.老乔之妻，女，60岁，1987年6月7日诊。矮胖体形，风湿性关节炎久延，双膝肿大如斗，多次抽水，激素穴注，反复发作，3年不愈。股胫变细，状如鹤膝。脚不能着地，局部皮肤绷紧紫黯，摸之如冰，神情疲惫，气怯畏寒，脉迟细，58次/分。近月余，因血沉高，考虑关节结核，抗结核亦乏效。症属高年久病，气阳虚衰，不能运湿，湿流关节，已成鹤膝风症。选阳和汤加生黄芪五苓，益气温阳化湿。

生黄芪45克，熟地30克，麻黄3克，白芥子10克（炒研），鹿角霜30克，油桂、姜炭各5克，桂枝10克，白术、茯苓各30克，猪苓、泽泻各10克，生苡仁30克，苍术15克，川牛膝30克，炙甘草10克。

上方连服5剂而愈，追访1年未发。

2.张××，女，62岁，1988年2月3日诊。车祸致右下肢骨折年余，右膝半月板损伤，近3个月肿如斗，剧痛，彻夜号哭，焮热肿痛不可近，卧床不起已两个月。今日化验：白细胞19.5×10^3/L，中性粒细胞90%。继发感染，积液。舌红中黄，脉沉滑数实。拟清热解毒，化瘀利湿。

（1）忍冬藤120克，生苡仁30克，苍术、黄柏各15克，川牛膝30克，蚤休、丹参、当归、元参、夏枯草、骨碎补各 30 克，桃红、白芷、甘草、乳没、车前子各 10 克，白酒 100 毫升，冷水泡 1 小时，急火煮沸 10 分钟，2 次分服，3 剂。

（2）白芷 240 克（研末），酒煮为糊，分作 2 包，趁热交替贴敷膝部。

2 月 6 日二诊：肿消强半，痛止，局部出现皱纹。脘胀，不甚思食，腰困如折，脉滑。毕竟年过六旬，一诊方寒凉过甚，有碍中焦气机升降。改投防己黄芪汤合五苓散。下病治上，益气行水，加肾四味鼓舞肾气。

生黄芪 45 克，防己 12 克，四妙去黄柏（生苡仁 45 克，苍术 15 克，川牛膝 30 克），桂枝 10 克，白术、茯苓各 30 克，猪苓、泽泻、车前子、甘草各 10 克，木瓜 30 克，肾四味各 18 克，白芷 10 克，外敷同前，3 剂。

2 月 9 日探视，肿全消，已可扶杖步行。

3. 刘××，男，76 岁，1983 年 5 月 17 日诊。60 岁时深秋涉水过河，寒湿入骨，患双膝关节肿痛达 16 年。近日外感引发宿疾，双膝关节肿痛积液 50 天。用风湿宁 1 号，强的松 30 余日，肿势日重。双膝肿大如斗，憋胀难忍，曾抽取透明胶黏液体 400 毫升，旋抽旋肿。左腿强直，不能打弯，卧床不起已 1 月。面色苍白，气短乏力，寸脉极弱。曾服四妙、五苓合方无效。

患者年逾古稀，脾胃气衰，饮食入胃不化精微，湿浊下流，聚于关窍。傅山先生云："凡治下焦病，用本药不愈者，须从上治之。"即《内经》"下病上取"之义。盖脾主四肢，主运湿而恶湿。高年久病体弱之人，中焦脾胃气虚，则聚湿成水，下流关节。用补气升提之法，益气健脾而运湿，气旺则周流全身，而水湿得化，亦即"气能化水"之理。遂拟一方，令服 5 剂：

生黄芪 45 克，防己 12 克，桂枝 10 克，赤芍 15 克，川芎 10 克，苡仁 45 克，茯苓 30 克，泽泻、独活各 15 克，白术 30 克，炙甘草 10 克，白芷 10 克，鲜生姜 5 片，枣 6 枚。

5 月 23 日二诊：上药服 2 剂后，小便畅通，日夜约 2000 毫升以上，肿减强半，可以扶杖出游。5 剂服完肿痛全消，已参加田间劳作。唯觉气怯腰困，是老年肾气已衰，原方加红参 10 克（另炖），肾四味各 30 克，胡桃 4 枚，又服 5 剂，追访 4 年，健康逾于往年。

4. 段 ××，男，70 岁，1982 年 2 月 17 日诊。双膝关节积液，月余卧床不起。先用强的松龙关节腔注射不效，后服中药清利湿热之剂，5 剂后不能起床。气短自汗，畏寒腰痛，面色苍白无华，脉沉弱。局部虽扪之灼热，然小便余沥，夜尿频多。一派肾阳虚衰征象，此宜治本。

生黄芪 45 克，熟地 30 克，山药、茯苓、泽泻、丹皮、山萸肉各 10 克，附子、油桂、牛膝、车前子各 10 克，肾四味各 30 克。

以济生肾气汤加生黄芪、红参、肾四味，温补脾肾之阳而化湿，一方守服 10 剂，诸症均愈。追访 5 年未复发。

> **按：**余治上症，不下 200 例。症情大同小异，症型不出以上四类，皆从调燮整体气化入手，得以根治。

一切水湿停聚为患诸症，皆因"气不化水"。气、阳为生命的动力。气统血，亦统水，阳统阴，阳化气。肾阳（命门真火）为气化之根。下部水湿停聚，上气必虚——肺主一身大气，又主通调水道；脾胃为中气，主运化水湿，又是三焦气化的枢纽，故下病治上。重用生黄芪 45 克（已故温碧泉老师经验，有明显的利尿行水效用）补中上之气，气旺则周流全身，气行则水行，水湿自去。脾虚者合五苓红参四妙去黄柏（一切甘寒、苦寒药，有碍脾阳，不用）益气健脾运湿；瘀阻气血者，加川芎、桃仁、红花，活血化水；卫气闭塞者，少加麻黄宣肺以通水道；整体虚衰者，阳和汤合五苓，加生黄芪 45 克、防己 12 克，和阳消阴；阳虚甚者，济生肾气汤加生黄芪，益命火以消阴翳；方药对症而收效甚微，必是局部冰结不化，加油桂开冰解冻；久延不愈而见腰困、膝软、头眩，加肾四味鼓舞肾气而治本；急性感染期，热毒有内攻之势，攻毒不可迟疑。热毒结于局部，暂用清热解毒利湿，中病即止，勿伤中上之阳，反使水湿凝结难化。

外用白酒点燃煮白芷为糊，热敷局部，活血化瘀通窍祛湿，急性期收效甚速。此为近贤经验，不敢掠美。

少腹鼓凸症
——一则腹部特殊症状的辨治要领

一、胃下垂重症

1.王××，女，56 岁，1983 年 8 月诊。少腹憋胀，不敢进食，食入胀急更甚。其症，少腹鼓凸，挺着一个大肚子，如怀孕 5~6 个月之孕妇状，按之空软。神色憔悴，动则烘热喘汗。腰困如折，行路弯腰如虾，挺腰则困不可忍。脉细弱，舌淡无华。患者年近 6 旬，劳倦内伤，损及脾胃之阳，中气下陷于至阴之地而不能升达（医院内科确诊为胃下垂已 10 年）。且肾中真气不固，有上越下脱之险。拟补中益气汤去陈皮，加山萸肉、补骨脂、沉香固护下焦元气。

生黄芪 30 克，知母 18 克，红参（另打小块先吞）10克，当归 15 克，柴胡、升麻、炙甘草、沉香各 10 克，山萸肉、盐补骨脂各 30 克，白术 20 克，鲜生姜 5 片，枣 10枚，胡桃 4 枚（打）。

上方服 1 剂之头煎约半小时，汗敛喘定。觉气从丹田缓缓上达，少腹之鼓凸、胀急，立时消散，3 剂服完食纳如常。患者大喜过望，忘乎所以，食闺女送来大桃 1 枚，喝凉茶 2 杯，1 刻钟后又复气陷坠胀如故。当晚咕咕有声，中午不敢进食。气机为病，瞬息万变。此由生冷寒凉，戕伤脾胃生阳之气，亟温之。

干姜 30 克，红参（另打小块吞服）、炙甘草各 10 克，木香、柴胡各 3 克，1 剂后平复如初。

> **按**：中气下陷证临床多见，多由内伤积久而来。此症之重者，即张锡纯氏论述之"大气下陷症"。脉多细弱，右寸尤弱。上则见气短难续似喘，下则少腹明显鼓凸如孕妇，按之必空软无物，胃下垂多有此见症。凡遇此症，万不可见胀消胀，稍涉散气消胀、寒凉败中或消导开破，立见危殆，错则难救！气弱之人，即陈皮之散，亦经受不起，宜慎！红参不入煎剂者，汤剂效速，虚馁之人下咽反觉胀闷。打小块吞服，入胃缓缓奏功，使下陷之气，徐徐升达。加山萸肉、补骨脂、胡桃者，有敛固下焦肾气妙用。古谓："下虚者用补中升陷，须防提脱。"补中益气汤与人参胡桃汤、青娥丸合方再加山萸肉之酸收，升中有敛有固，使升降复常，效果甚好。

2. 张 ××，28 岁，司机，1983 年 9 月诊。因少腹鼓凸如孕，不能开车，特来求治。追询病史，知由夏季过食西瓜，损伤胃阳，脘痛隐隐。入秋又恣食桃梨，多次暴饮致醉。渐渐食少便溏，日仅进食 2~3 两，不食亦不饿。气短难续，腰困如折，入暮则少腹鼓凸坠胀，经透视诊为胃下垂重症（胃下缘在骨盆内）。脉大而虚，舌淡胖。消瘦，一夏减重5千克。嘱戒酒，忌生冷油腻，予升陷汤去知母，加干姜10克，生黄芪加至30克，胃病及肾，下元已虚，重加肾四味各30克，山萸肉30克，红参（打小块吞服）、五灵脂各10克，服药1剂，主症消失，又服5剂，诸症均愈。X线透视则下垂之胃已复位，实为惊异，认为胃下垂为慢性顽固性疾病，6日痊愈实属少见。

> **按：**升陷汤加减治胃、子宫、直肠脱垂等脏器弛缓下垂症，较补中益气汤为优，治验不可胜记。

二、大气下陷

康××，女，23岁，1983年12月28日诊。病12日，先觉气短神疲尿多，其宿舍离厂约半里之遥，骑自行车上班犹脚软气喘不能支持。病后第4日，自觉少腹胀大鼓凸，8天之间便如6个月胎儿状。脉沉细而弱，寸部依稀难辨。予升陷汤加红参10克。

生黄芪18克，知母9克，柴胡、桔梗各4.5克，升麻6克，红参10克（打小块吞），3剂。

12月31日二诊：药后气短神疲大减，少腹鼓凸如前，且憋胀绞痛，脐下一片冰冷，白带多而清稀。右寸沉弱，尺部弦紧。此非但大气下陷，且下焦虚寒。肾为气之根，致大气不能升举。寒主收引，故少腹绞痛时作。原方去知母，加酒当归 30 克、炒小茴香 15 克、油桂 10 克、木香、10 克。

1984 年 1 月 5 日三诊：药后，腹中响动如雷，觉右胁下于黎明前绞痛一阵，随即矢气频频，痛止。天亮起床系裤带，发现少腹鼓凸已平。大气既经下陷，复因下焦虚寒而升举无力，加油桂、炒小茴香之温及当归、木香之流气，病即霍然。寒重者以吴茱萸易小茴香，则效更捷。

三、呼吸衰竭（大气下陷夹痰夹瘀）

封××，女，28 岁，1983 年 9 月 24 日下午急诊入院。主症为呼吸极度困难，似乎气息将停，危在顷刻，恐惧殊甚。气不能上达，动则喘汗心悸。胸透，见右肺陈旧性胸膜炎。经内科给氧、抗感染治疗不能控制，邀中医会诊。9 月 30 日，见患者呼吸促迫，讲述病情需多次换气才能勉强讲下去，并辅以手势。胸际有重压感，且阵阵刺痛，四末不温，少腹鼓凸如临产状。脉细滑无力，右不上寸，左寸极弱，苔白腻，质绛而干。脉证符合张氏大气下陷重症。追询病史，由 10 多天前因胸闷痛服中药 4 剂，因其中有瓜蒌、枳实后引起，患者病久，胸际本有停痰积瘀，阻塞大气升降道路，又服开破之品，致胸中大气下陷。乃疏升陷汤合丹参饮，升举大气兼通经络瘀阻。

生黄芪、山萸肉、丹参各 30 克，柴胡、升麻各 6 克，桔梗 9 克，红参 10 克（另打小块吞服），檀香、降香、炙甘草各 10 克，砂仁 5 克，知母 18 克。

下午 4 时药进一煎后 1 小时，呼吸衰竭之象解除，说话不喘，走路已如常人，嘱原方连服 3 剂。

10 月 4 日，患者步行来门诊，面有喜色，气短基本痊愈，如孕大肚也消失了。唯觉脐下筑筑跃动，时时有气上冲心下，则一阵心悸。前已叙及，补中益气汤用法之中，古人告诫，下元虚者须防"提脱"。初涉临床时以为古人臆想，不料此例患者因升陷过剂（此汤升提之力，较补中益气汤为大，虽有山萸肉之补敛，下虚者仍不免引动肾气）竟出现肾气浮动，冲脉不安于位的奔豚证，始知中医学理，深奥玄妙，绝非臆说。改投小剂温氏奔豚汤（附子、肉桂、沉香、砂仁、山药、云苓、泽泻、怀牛膝、人参、炙甘草），因舌绛加熟地 30 克，又加紫石英、生龙牡镇固冲脉。于 10 月 6 日痊愈出院。可见辨证投剂，不但要恰合病机，还要见微知著，预见发展，掌握分寸。不及，则药不胜病，用药无功；太过，则亢而为害，虽人参亦可杀人。

四、子宫脱垂

周××，女，39 岁，1987 年 10 月 14 日，因子宫脱垂多年不愈求治。患者因三天两头感冒，食少难化，腹胀，身软神疲，子宫脱垂 3 年，服中药 70 余剂。方为补中益气汤加防风，重用陈皮 30 克，另加焦槟榔、炒莱菔子、枳壳各 30 克，大同小异，致近来气怯难继，移时即须长吸一口气。少腹憋胀鼓凸如 4 月胎孕状，瑟缩畏寒，腰困如折，子宫脱垂加重，白带稀多，饮多尿多，头晕泛呕，动则喘汗，一派气虚下陷见证，且已损及于肾，故见肾不纳气。脉右不上寸，左不及尺，舌淡少苔。

考上方原本不错，加防风者与黄芪、白术合为玉屏风散，益气固表，治顽固难愈之感冒，颇能切中病机。每剂红参10~15克，累计用量达1千克之多，挽危救脱亦富富有余，治普通气虚，自应早已奏功。何以愈治愈殆？盖错在见胀消胀，消导助运化而误用槟榔、莱菔子、陈皮、枳壳等开破气分以及涤痰降气有推墙倒壁之功的莱菔子等品，将补剂之力全数抵消不算，买米不着，反丢了口袋，致肾中元气亦损。即以原方去破气诸品，加肾四味、姜炭、三仙炭，重用生黄芪45克、山萸肉30克，木香3克流气，加生姜、大枣、胡桃，服3剂而胀消，少腹如孕亦去。又服3剂，子宫脱垂亦愈。补中益气汤证之"胀"，为气虚不运所致，气旺胀自消。东垣老人此方，陈皮仅用1.5克，意在制红参、白术、黄芪之"滞"，非为消胀而设。气分虚甚者，直可去而不用。

五、气陷怪症（癔病）

宋××，女，22岁，1983年12月7日入院。病月余，病情奇特，内、妇科邀余会诊。诊见头痛眩晕，全身震颤不停，右半身麻木抽搐，哭笑无常，无故悲伤动怒，时觉恐惧，如人跟踪，惶惶不可终日，且少腹鼓凸憋胀。曾用养血柔肝、养心安神、滋燥润肺诸法，西药冬眠疗法皆无效。现症气短难续，自汗而喘，腰困如折，寐艰多梦。六脉微细如丝，两寸尤沉、尤弱，舌淡红少苔。各种检查均无异常，拟诊为"癔病"。

据上脉证，皆由大气下陷所致。大气者聚于胸中，斡旋运转不息，五脏六腑出入升降各循常道，是为健康无病。此气一陷，肺失包举，肺气虚则燥，故悲伤欲哭而似甘麦大枣汤证；心失所养，神明无主，意志失常而见酸枣仁汤证；心气虚则恐，故时觉有人跟踪；肝失大气之斡旋而见喜怒无常，震颤抽搐；左右者，升降之道路，右主气，气不运血，血不能上下周行，故右半身麻木不已。一切病象皆由"少腹鼓凸"悟出气陷下焦，不能升举所致。肝之受累最甚，肝主内风，故震颤不停，遂拟升陷汤重用白芍以敛肝缓急。

生黄芪、山萸肉、盐补骨脂、生熟枣仁、炙甘草各30克，生白芍100克，红参10克，生龙牡粉、木瓜各15克，柴胡、升麻、桔梗各6克，鲜生姜5片，大枣10枚，胡桃4枚。

12月12日，药服3剂，诸症均愈。

六、气陷成痿（癔病性截瘫）

赵××，女，26岁。1966年9月患痿症，邀余诊治。询知由过服调经药30剂，突然大崩，致7日内休克5次，单位派医生送回太谷老家，经中医治愈。之后体质一落千丈，经常头晕气短，站立不稳。去年冬天，流产后，将息失宜，感冒后致下肢痿软，不能下床，双足内翻，不能站立，上半身功能正常。（××医院内科拟诊"癔病性截瘫"）

气短甚著，叙述病史，多次间断换气。虽已流产，少腹仍鼓凸如孕状。自觉气憋在肚脐之下，不能上达于胸，频频太息、提气，且尿频，脱肛，腰困如折，夜不成寐，食少不饥，时时悲伤欲哭。每至太阳落山，心中无端恐怖。此证由血脱而致气陷，中宫虚馁，五脏失养，日久损及先天肾气。其精神神经之异常，正是五脏五志之变。此痿症之成，与湿热、痰浊、阴虚皆无涉。从脾主四肢，肝主血，肺主气，肾为先天之本论治。升补大气，补肾益精。

生黄芪 30 克，知母 18 克，当归 20 克，山萸肉 30 克，红参 10 克，柴胡、升麻、桔梗各 6 克，小麦、百合、肾四味、生龙牡各 30 克，大枣 10 枚。

上方连服 30 剂后，康复如初，遇于街头，已调回县农业局工作。

七、气滞痰阻

尹××，女，50 岁，1983 年 12 月 12 日诊。近因感冒，气短似喘，胸脘痞满而呕，胁痛，食入则少腹憋胀鼓凸如孕，以致不敢吃晚饭。项背强痛，头颈不能转侧。脉弦滑，苔黄。此症既有外感，又有内伤（暴怒伤肝），其喘闷由痰热、肥甘积于胸膈；胁痛由肝气郁结，又加寒束于表，太阳经输不利，故见上症。拟疏肝和胃，化痰消积，兼顾表邪。

柴胡 10 克，白芍 30 克，葛根 60 克，枳壳、酒香附、川芎、郁金、桔梗各 10 克，莱菔子 20 克（生炒各半），炙甘草 15 克，瓜蒌、生半夏各 30 克，黄连 10 克，鲜生姜

10 片。

药进 1 剂，诸恙均退。少腹鼓凸，亦有因气滞痰阻，升降失司而致者，若概用升补，便有实实之过。

八、湿热下注阻塞气机

王××，女，28 岁。1977 年 10 月，因黄带秽臭，阴痒口苦，胁痛便燥，少腹鼓凸如孕求治。病已 3 年，百治不效。初病以为怀孕，月半之后，月经畅行，腹大如故。B 超探查，子宫及附件无异常。乡人以为怪胎，求神拜药，无济于事。腹诊空软，唯觉坠胀。脉见沉滑数实，苔黄厚燥。个性暴躁，动辄发火。证属肝郁化火，湿热聚于下焦。拟丹栀逍遥散合四妙丸加苦参、酒军。

醋柴胡 10 克，当归、白芍各 30 克，白术 20 克，茯苓 30 克，丹皮 15 克，生栀子 10 克，薄荷 3 克，川楝子 30 克，苦参 30 克，生苡仁、酒黄柏各 30 克，苍术 18 克，川牛膝 30 克，酒大黄 10 克，木香 10 克，甘草 15 克，酒香附 12 克，鲜生姜 5 片，枣 6 枚。

另：苦参 60 克，黄柏 30 克，雄黄（化入）、白矾（化入）、甘草各 15 克，煎汤熏洗坐浴。

上方内服、外洗各 3 剂后，矢气频频，少腹坠胀减轻，肚大如孕已减七八，胁痛、阴痒已愈，黄带变为稀白带。原方改为逍遥散，去黄柏、苦参、大黄，加生山药、党参各 30 克，五灵脂 15 克，车前子 10 克，洗方不变。各用 3 剂后痊愈。此例则是因肝经湿热下注，阻塞气机升降所致。

见证虽同，虚实各异。

九、阴痒顽症

张××，女，27 岁，1985 年 8 月 23 日初诊。阴痒 5 年不愈，×× 医院妇科诊为滴虫性阴道炎。服龙胆泻肝汤，初服一二剂见效，但逢劳乏、气恼即复发。再服而需加倍、加量，下稍好，中上变证蜂出：纳呆食少，气怯神倦，月经愆期。如此反复发作，反复如法炮制，累计约服药百剂之多。致食必酸腐倒饱，便稀，带多反白如注，下肢浮肿，面色㿠白无华，少腹鼓凸如 5 个月孕妇状。血红蛋白 70g/L。阴痒钻心难耐，搔破结痂。脉弱不上寸，舌淡胖水滑。此由见病治病，不察根由，苦寒过剂，损伤胃阳，致大气下陷。重在救胃，以复升降枢机。

1.生黄芪、党参各 45 克，白术、生苡仁、鸡冠花、蛇床子各 30 克，炒麦芽 60 克，柴胡、炒小茴香各 15 克，姜炭、炙甘草各 10 克，木香、砂仁各 5 克，鲜姜 5 片，枣 10 枚，水煎服 3 剂。

2.木鳖子、蛇床子、苦参、黄柏、百部各 30 克，雄黄、白矾各 15 克，煎汤熏洗坐浴，3 剂。

8 月 26 日二诊：纳增带减，浮肿消，鼓凸亦退。阴痒已极轻微，原方又服 3 剂而愈。嘱服养血归脾丸 1 月治本。

按：少腹鼓凸是一个特殊的症状与体征，多从病人主诉得知，一般不易引起注意。中医少用腹诊，一些

青年妇女又羞于启齿，更易忽略。但临床出现频率很高，又关乎病人生死，不可轻忽。凡见此症状，先从"虚"处寻根问底。大气下陷呼吸困难，特点是吸气难，气升不上来。其重者，自觉气陷于脐下，病人有努力吸气状，面色苍白，神情恐惧。类似现代医学之呼吸衰竭，多见于肺心病心衰合并脑危象之前，属危急重症范围。可以升陷汤生黄芪30克，去知母之苦寒，柴胡、升麻、桔梗各10克，加红参捣粗末吞服，合大剂参附龙牡救逆汤加麝香0.2克、山萸肉90克，救脱固下，多可挽危亡于顷刻。又，本病之气短难续，常与胸闷憋胀兼见，不可贸然开破，错则难救。

目疾八则

一、暴盲

赵××，女，21岁，1979年11月20日初诊。左眼突然失明31天，外观无异常。眼科检查示：视神经乳头水肿，玻璃体混浊。头眩，前额痛，五心烦热，腰困如折。月经逾期不行，脉细涩不上寸。舌红少津，边尖瘀点密集。见症为瘀阻上窍。肝开窍于目，目得血则能视，瘀阻于上，目不得血，故盲。五心烦热，腰困，为肝肾阴虚的据。予滋养肝肾，化瘀通络。

粉葛根60克，枸杞子、菟丝子、车前子、覆盆子、五味子各10克，决明子、茺蔚子、当归、丹参、活磁石各30克，桃仁12克，红花、菖蒲各10克。

11月23日二诊：药后月经畅行。额痛愈，头部已觉清爽，患目已有些许视力，但觉眼前红云一片，视灯泡如一红球。两寸细涩，药既中病，守方继服3剂。

11月26日三诊：经行4日，下块屑状黑血甚多，患目已能视物，昏糊不清，再服3剂。

11月29日四诊：远视已正常，近视昏花，视一为二，六脉弦数。已属五脏精华不能上注，神光失敛，侧重滋养肝肾。

枸杞子、菟丝子各 30 克，五味子 15 克，车前子、覆盆子各 10 克，决明子、茺蔚子、山萸肉、活磁石各 30 克，夜明砂（包）、菖蒲各 10 克。

上方共服 7 剂而愈。

二、中心视网膜炎

王××，男，31 岁，1983 年 6 月 18 日初诊。患左眼中心视网膜炎，眼底水肿 2 月余。服龙胆泻肝汤 12 剂后，视物昏糊更甚，视一为二，眼前黑星迸射。目珠夜痛，腰困膝冷，舌尖生疮灼痛，脉洪大而软。本属肝肾阴亏，龙火不藏，误用苦寒直折，致龙火上奔无制。予引火汤加味，壮水之主，以制阳光，小量油桂引火归原。

九地 90 克，盐巴戟肉、天麦冬、活磁石各 30 克，云苓 18 克，五味子 6 克，油桂 1.5 克（米丸先吞），3 剂。

6 月 21 日二诊：膝已暖，舌疮退，目珠已不夜痛，视物已无歧象，但仍昏糊不清。目病治肝，本属正治，唯五脏六腑之精华，皆上注于目，肾为先天之本而主藏精。顽症痼疾，求之于肾。上方九地减半，加肾四味各 15 克，夜明砂、车前子、菖蒲各 10 克，密蒙花 15 克。

上方无甚大变，中途胃呆，加砂仁 10 克，与九地拌捣去其滋腻。共服 39 剂，于 10 月 24 日痊愈。

三、目疾横行奇症

赵××，男，66 岁。1976 年 10 月 4 日晨，于田间散步，忽觉昏眩，失足跌落渠内。经人救起后即视一为二，欲挣扎回家，迈步即如螃蟹之横向行走，不由自主。其子闻讯赶来，引领回家，仍不能直行，遂背回家中。脉象空大而数，舌光红无苔。追询病史，则头晕目糊，腰困膝软已多年，近日辅导会计工作，内伤劳倦，即见上症。背赴医院检查，心率、血压、脑电图均正常，唯仍不能直行，看人、看物，仍是两三个重影。《内经》有"精散则视歧"之论，因五脏六腑之精气，皆上注于目而为之精，故目又为五脏六腑之精气所化。"神劳，则魂魄散，志意乱……"（《灵枢·大惑论》）其不能直行，则是督脉空虚，失去平衡、定向能力之故。肾督为病，非血肉有情难为功。遂拟一方，填肾督而敛精气。

九地 30 克，鹿角胶 15 克（化入），胎盘粉 5 克（冲），鹿茸粉 3 克（冲），五味子 10 克，山萸肉、枸杞子、菟丝子、胡桃肉、生龙牡、活磁石各 30 克，红参 10 克（另炖），5 剂。

10 月 10 日，诸症均愈，其多年之眩晕、多尿、腰困如折、步态蹒跚，竟亦治愈。嘱原方去金石药，余药加三倍量，制蜜丸服，培补肾督元气。

四、秋季结膜炎重症

1979 年秋，灵石南关一带结膜炎急性流行，有的学校一度停课。挚友张××之女，13 岁，染病后病情奇重。初起痒痛难忍，热泪如注。次日，上下眼睑不能睁。撑起其上下眼皮，只见一团泡状血红肉团，充塞全眼，看不到眼球。泪液带有脓性、血性、稠黏分泌物，与盲人无异。饮食需人喂，行动需人引领，又恐致盲，哭闹不休已5日。医院眼科拟行手术剥离，恐日久引起角膜病变。家长恐出意外，来中医科求治。诊脉滑数搏指，苔黄厚燥，头部蒸蒸汗出，大渴喜冷，5日不便，溲若浓茶、灼痛，浑身燥热难耐。"红眼病"大流行，必有时毒疫气。两睑属脾胃，白睛属肺，内眦属心。见证属风热疫毒，犯肺侵脾，热毒炽盛，深入血分，热结肠胃。拟普济消毒饮加味，清热解毒，表里双解，急症急治。

板蓝根、二花、公英、连翘、元参各30克，透明生石膏90克，酒芩、黄连各10克，丹皮、紫草各15克，柴胡、升麻、桔梗、薄荷、马勃、僵蚕、牛子、陈皮、大黄酒浸、甘草各10克，上方2剂，冷水浸泡1小时，急火煮沸10分钟，3次分服，3小时1次，日夜不停。

次日下午，坊林来告，患孩服药2次后，大便通，热痛止，又得全身出汗，肿胀随消。今中午服完最后一次药，"肉团"亦已消失不见，已能睁眼视物。东垣先生此方，原治大头瘟毒。金元时期，战乱频仍，疫毒流行，先生此方救人无数。余用此方加味，凡在上之风热疫毒，如流脑、流行性腮腺炎、急性扁桃体炎、化脓性中耳炎、头耳部疮毒等，投治立效。唯需制大其剂，重加清热解毒群药，虽被讥为"广络原野"，但既能愈疾，职责已尽，不计毁誉。

五、夜盲

李××，男，31岁，1993年5月27日诊。入暮目昏半年，用鱼肝油乳剂、明目地黄丸、食猪羊肝均无效。近1月来，至下午3时后，视物即成模糊一片，因踏错台阶而摔伤右臂。诊见患者白睛如鸠目，头晕睛胀，目珠夜痛，眼干涩，急躁易怒，腰困如折。脉弦而数，舌红无苔。询知患者因事不遂心，气恼日久，肝郁化火，下吸肾阴，致肝肾阴虚火亢而成上症。予杞菊八味合丹栀逍遥合方化裁。

生熟地、枸杞子各30克，山药、云苓、丹皮、山萸肉、泽泻、菊花各10克，柴胡10克，当归、白芍各25克，苍术（制）、焦栀子、菖蒲各10克，夜明砂12克（包），骨碎补10克，夏枯草30克，甘草、煨姜各10克。

上药连服5剂，诸症均愈。杞菊八味，滋肝肾之阴精；丹栀逍遥，解肝经之郁火；夏枯草清肝热而止目珠夜痛；夜明砂、苍术为雀目专药；骨碎补苦温性润，补肝肾而退鸠目，引浮火归原；菖蒲芳香启窍。前人经验，可引补药，上达于目。用丹栀逍遥，煨姜不可少，苍术（制）泔浸，则不伤胃阴，意在顾护脾胃。

六、目疾过用苦寒致变

王××，女，38岁。1983年6月27日夜半，左目暴盲。11月7日，入××眼科医院，诊为"中心视网膜络膜炎，视乳头水肿，灰斑病灶形成"。住院3个月，服"冠

1"加板蓝根、栀子、龙胆草、谷精草大方90剂，直视视力0.3。食少便溏，遗尿不禁。经治8个多月，未见好转。现症，气喘自汗，腰困如折，遗尿不禁。每日小便30次以上，偶一咳嗽即遗尿，每日换内裤5次以上。原为瘦高体形，1982年3月以后，异常发胖，体重80千克，精力反大不如昔。怠惰思卧，畏寒不渴，口干而不能饮，饮水则呕涎沫。腰膝酸楚，脉象迟弱，舌淡胖而润。

据上证情，患者素体阳虚湿盛，因治目疾苦寒过剂，重伤脾肾之阳。以其命火衰微不主温煦，故畏寒；釜底无火，故食少化艰；火衰不能统束膀胱，故遗尿不禁；肾之精气衰，不能纳气归根，故喘。此证寒象毕露，一派阴霾用事。虽有目疾多火忌用温热之训，乃言一般。此证既已寒化、虚化，则温阳补虚，乃属治本之举。遂拟温氏奔豚汤小剂（附子、油桂、沉香、砂仁、山药、茯苓、泽泻、怀牛膝、红参、炙甘草）加肾四味各15克，供患者酌定。此后余受命筹组中医院，头绪纷繁，早已忘怀。10月下旬，路遇其夫，始知余留方之后，患者曾向多人请教，疑信参半，后大胆购药1剂，试服之后，当日小便次数大为减少，遂吃吃停停，共服15剂，诸症均退，视力恢复，视野扩大。仍在继续服药中。

七、老年性白内障

田××，女，61岁，1993年9月17日初诊。经××医院眼科检查，患双目白内障二期已半年，经用滴眼剂无效。黄昏后即因视力模糊，不敢外出。头晕而痛，目珠夜痛，口干烦躁，腰膝酸软，体质素虚。45岁时，曾患乙肝，55岁后境遇坎坷，精神郁闷。舌红少苔，脉弦细数。证属肝肾阴虚夹瘀，予补益肝肾，明目退翳，佐以活血化瘀。

熟地、首乌、刺蒺藜、当归、赤白芍、枸杞子各15克，夜明砂（包）、桃仁、红花、菊花、川芎、菖蒲各10克，夏枯草、沙苑子、决明子、生石决明、谷精草、活磁石各30克，柴胡6克，蝉衣10克，甘草5克。

上药服10剂，头晕痛、目珠夜痛已止。效不更方，又服10剂，以药渣煎汤熏洗双目。肉眼观察，混浊的晶体，大为清晰，夜晚外出亦可看清道路。原方又服7剂，经××医院复查，为正常晶体，痊愈。追访5年未复发。

按：老年性白内障为临床常见、多发病。肾主藏精，肝主藏血而开窍于目，五脏六腑之精华，皆上注于目，故本病关键在肝肾之虚。以杞菊八味、四物汤滋养肝肾，加大队明目退翳群药，化裁加减，曾治多例早期白内障，均获治愈，故定名"明目退翳汤"。舌红无苔者，重用熟地；腰困重者合肾四味；脾虚不受补者加砂仁、焦三仙助运化；接近成熟期者刺蒺藜加至30克。方中尤以沙苑子为补虚退翳要药，据现代药理研究证实，此药含有与人体生长发育和代谢密切相关之必需微量元素，如造血不可缺少之铁，内分泌激素的关键成分锌和锰，特别是含有相当丰富的微量元素硒，具有增强人体免疫功能以及抗衰老抗癌作用。夜明砂为蝙蝠之干燥粪便，明目退翳是其专长。刺蒺藜又名白蒺藜，善行善破，专入肺肝，宣肺之滞，疏肝之瘀，最善磨翳。其余蝉衣、菊花、生石决明、决明子，皆明目退翳之品。诸药相合，其功甚著。

八、目疾辨证偶得

裴×，女，26岁，1987年10月27日诊。昨因办户口遇到麻烦，心中急躁，顿觉火气上攻，右目涩痛。入夜，下睑缘靠近目内眦处，生一麦粒肿，痒痛欲作脓，脉沉，口苦。

考五官为五脏之上窍，肝开窍于目，故目病多治肝。眼科五轮学说，又把各部分属五脏：瞳神属肾，瞳属肝，白睛属肺，目眦属心，目睑属脾。今病生于睑，则根在脾。询之，平素多痰。痰之为物，随气升降，滞于肌肤则为痛肿，此为痰从热化之外证。脾与胃相表里，实则阳明，虚则太阴，今既化热，当从胃论治。其次，麦粒肿靠近目内眦缘，眦属心，又与心火暴盛有关；事不遂心，肝气内郁，木来克土，故病生于睑。脉沉者，郁也。痒者，外受风邪也。口苦为化火之象。选清脾饮加柴胡、白芷、皂角刺为治：石膏、黄芩清肺胃，柴胡、黄芩和肝胆，栀子仁去心火。气有余便是火，枳壳降气导热下行。防风、薄荷祛风解表；赤芍活血；陈皮、藿香化痰辟秽；升麻、甘草、白芷、皂角刺引药直达病所，解毒消痈，已成即溃，未成即消。

上药煎成，趁热先熏患处，待温顿服。连进 2 剂，麦粒肿消散而愈。方如下：

透明生石膏 30 克，防风、甘草、枳壳、柴胡、酒芩、栀子仁、升麻、薄荷、赤芍、陈皮、藿香叶、皂角刺、白芷各 10 克。

耳病四则

一、金匮痰饮三方治内耳眩晕症

曹××，男，62 岁，1987 年 10 月 17 日急诊。患者于昨晚 1 时许，睡梦中突然剧烈心跳惊醒。随觉脐下有气上攻，呕吐痰涎不止，头痛、眩晕不能自持，觉整座房屋如走马灯一般，旋转不停，心中恐惧，闭目宁神亦无济于事。10 余分钟后稍好，移时又发作如前。天亮后请西医检查，心脏、血压正常，诊为梅尼埃病。

询知患者一生嗜酒如命，痰湿内蕴。近来郁怒伤肝，致痰随气升，犯胃则呕，凌心则悸，上冲清窍则眩迷。且患者年高，肾亏于下，冲脉不守，冲气夹痰饮上攻，故见上症。诊脉沉滑，舌胖苔腻。考痰饮之为病，其本在肾。肾虚则命火衰，脾胃失其温煦，则饮食不化精微，化为痰涎。饮属阴邪，子时阳气大虚，阴气独盛，故病作。《金匮要略》治饮有三方："支饮苦冒眩，泽泻汤主之。""卒呕吐，心下痞，膈间有水，眩悸者，小半夏加茯苓汤主之。""干呕，吐涎沫，头痛者，吴茱萸汤主之。"本例病人，三证悉具，当三方合用。更加紫石英、生龙牡、活磁石温肾镇冲，协调上下。

泽泻 90 克，白术 36 克，野党参、吴茱萸（开水洗 7

次）各 30 克，炙甘草 15 克，生半夏、茯苓、紫石英、生龙牡、活磁石各 30 克，鲜生姜 30 克，姜汁 20 毫升，大枣 20 枚，浓煎，缓缓呷饮，呕止后每次 200 毫升，3 小时 1 次，日夜连服 2 剂。

10 月 18 日再诊，已能下床活动，腻苔退净，唯觉腰困如折，予原方去吴茱萸（性燥烈，为开冰解冻圣剂，只可暂用）加肾四味，滋养肝肾，又服 3 剂而愈，追访 2 年未犯。

> **按：**梅尼埃病，一般认为起因于植物神经功能失调，导致迷路痉挛，继而使内淋巴液产生过多，吸收障碍，致迷路水肿，内淋巴压力增高，内耳末梢器缺氧、变性而成本病。病理、病机虽了如指掌，但无有效疗法。

本病相当于祖国医学之"眩晕"。其病因、病机，古人有"无虚不作眩，无痰不作眩，无火不作眩"之论述。根本之点，在一"虚"字。由虚生痰，为本病之主因。或肾阳虚，火不生土，脾失健运，痰湿内生；或肾阴虚，五志过极化火，津液熬炼成痰。痰既成则随气升降，无处不到。入于经络则疼痛、麻木、瘫痪、结核；入于肌腠则凝滞成痛；犯肺为咳、为喘；凌心则悸；犯胃则呕；冲于上则为眩晕；入于脑络则为痰厥、癫痫、痴呆、昏迷；流于下则为痿痹、鹤膝、骨疽。总之，痰生百病，怪病多痰。中医之"痰饮"，包罗甚广。凡人体上下内外各部，头脑五官，脏腑肢节，一切由整体失调，导致之局部病理渗出物、赘生物，皆可从痰饮论治。内耳迷路痉挛、积水，自然也包括在内。《金匮要略》关于痰饮病人的病因、病机、症状的描述，与现代内耳眩晕病，可说十分契合。篇中三方，实为本病之特效疗法。泽泻汤中泽泻利水排饮，使水饮从小便而去；白术补中燥湿，以杜生痰之源，使痰饮不再复聚。小半夏加茯苓汤降逆止呕，利水化饮。吴茱萸汤暖肝和胃，降逆补虚，温化寒饮。三方合用，使浊阴下泄，清阳上升。吴茱萸更擅解一切痉挛，迷路之痉挛解，积水去，耳窍复清虚之常，其症自愈。余治此症，200多例，用此方者约占2/3。若久病五脏受损过甚，则又当随证辨治，不可执一。

二、防风通圣汤治暴聋

李××，男，41岁。1975年2月1日由其弟陪同来诊。暴聋3日，火车鸣笛亦听不见。面赤气粗，目赤眵多。舌绛，中根灰黑燥裂，瑟缩畏寒，神情痴呆。因其耳聋，无法回答询问。乃取笔谈方法，患者以点头摇头示有无，得其大略：曾患外感，头如裹，项背强痛，五日不大便，尿若浓茶，滴沥涩痛。恶心口苦，极渴，冷水一喝一大碗，左胁痛，肌肉关节亦痛。五日彻夜不寐，烦躁易怒。诊脉弦实搏指。外有太阳、少阳见证，内有阳明里实见证。盖由风寒郁闭表气，失予疏解，入里化热成实。表里三焦，肺胃肝胆皆被热邪熏灼，上则窍闭，下则便闭，乃选防风通圣丸变汤，加龙胆草、葛根、芦荟，毕开表攻里于一役。

透明生石膏粉120克（另包）、荆芥、防风、连翘、麻黄、薄荷、川芎、当归、赤芍、白术、生栀子、生大黄、黄芩各15克，元明粉40克（另包），滑石30克，桔梗、龙胆草、甘草各10克，芦荟12克，葛根60克，葱白5茎，生姜10片。

上药，冷水浸泡1小时，急火煮沸10分钟，得汁1200毫升，分4次服，每次服药汁300毫升送下透明生石膏粉30克、元明粉10克，3小时1次，待汗出、便通，余药弃之不用。

2月2日患者一大早跑来门诊，神情激动，言及昨晚8时服药1次，浑身燥热，皮肤如针刺，约20分钟后出畅汗，1小时后腹中雷鸣，但未便。于11时服第2次，午夜1时排出大便干粪球数粒。随即服第3次，不久睡去。黎明时痛痛快快大便一次，极臭，极热，耳内忽然一下通了窍，今已一点也不聋了。

按：耳为肾窍，又为胆经所过。故耳聋一症，暴聋属实，渐聋、久聋多虚；实则肝胆，虚则脾肾。实证多由风火相煽，脏腑积热或五志过极化火，或寒邪入里化热上攻所致。防风通圣丸为主火派鼻祖河间先生所创。主治风热壅盛，表里俱实，三焦郁热。汗、下、清三法并用，以荆芥、防风、麻黄、薄荷疏风解表，使热从汗解；芒硝、滑石通便利湿，使热从二便而解，上下分消；石膏、黄芩、连翘、桔梗清肺胃之热，以四物汤（去生地）养血，加白术、甘草、鲜生姜，健脾和中，顾护胃气。使汗不伤表，下不伤里。变丸为汤，取效更速。对暴聋之属于风火郁热闭窍者，最为合拍。此方原属"煮散"（制为粉，服时加水煮服）剂型，用途极广。上至五官七窍，下至前后二阴，内则五脏六腑，外则皮肤肌表，伤寒时疫，内外妇儿各科，一切风、火热症之表里俱实者，皆可随宜施用。

三、耳源性脑炎

王××，男，1987年10月7日诊。患左耳痛10余日，每日打针输液不停，病势日重。上午突然剧烈头痛伴喷射状呕吐，化验血：白细胞19.5×10^3/L，中性粒细胞90%。脉沉滑数实，舌红苔黑燥干。口苦，时时欲睡，左耳不断排出脓液，极臭。寒战高热达39.5℃，二便艰涩，里急后重，小便急痛。内科、五官科两位大夫拟诊"耳源性脑炎"，请余协治。断为肝胆胃湿热久蕴，上攻于耳，失治酿脓，火毒入血，上攻清窍。表证未罢，里热成实。以拙拟攻毒承气汤增损，急急大剂频进，以阻断病势。

二花90克，连翘30克，柴胡25克，黄芩30克，生半夏30克，木鳖子30克，元参30克，生大黄30克，元明粉20克（冲），车前子15克（包），丹皮、紫草各15克，甘草、白芷、皂角刺各10克，白酒100毫升，冷水浸泡1小时，急火煮沸10分钟，滤汁，3小时1次，不分昼夜连进 3 剂。

10月8日二诊：得畅泻，诸症均退，微呕，黑燥苔转化为黄腻板滞苔，须防余烬复燃。仍从少阳清透，化湿排脓。

柴胡、黄芩各 15 克，生半夏 20 克，枳实、大黄、木香、白芷、皂角刺、甘草各 10 克，生苡仁 30 克，桃仁 15 克，二花、连翘、芦根各 30 克，鲜生姜 10 大片，2 剂。

10月10日三诊：腻苔化净，微渴，脉弦数，养阴清透余邪。

柴胡 15 克，青黛 10 克，生地、元参各 30 克，蝉衣、寸冬、黄芩各 15 克，甘草、白芷各 10 克，二花、连翘各 30 克，二剂后痊愈。

四、急性化脓性中耳炎

杨××，男，6 个月，1987 年 10 月 28 日诊。患急性中耳炎，双耳流脓味臭，面红目赤，高热寒战，体温 39℃，哭声尖亮刺耳，指纹沉紫，直透命关，已输液一日，未能控制病情，恐邪毒内攻，动风惊搐。急以三棱针点刺十宣、十二井出血，病孩出汗，热势少刹。拟清热解毒透邪于外，清泻胆火以靖内热。

二花、连翘、生苡仁各 15 克，苍术、黄柏、生栀子、柴胡、青黛（包）、牛子、车前子（包）、苦参、甘草、蚤休各 10 克，白芷 5 克，煎取浓汁 150 毫升，日分多次频灌，热退脓止，余药弃去。

次日诊之，药尽 1 剂的 2/3，已全好。嘱再煎 50 毫升，以清余邪。

按：余以上方治婴幼儿本病，多则 2 剂，少则 1 剂，经治 30 余例，均治愈。凡 5 岁以下，皆用本方；5 岁以上，二花、连翘增为 30 克。小儿脏腑娇嫩，脾胃气弱，似乎剂量过大。然小儿又有凡病传变迅急的特点，穷乡僻壤，配药不易。故宁可多备少服，中病则止，余药弃去不用，不可急用无备，延误病机。关键在服法上掌握分寸，自无药过病所之弊。

本方以二花、连翘、蚤休、牛子清热解毒透邪，柴胡、栀子、青黛、黄柏泻肝胆之热，三妙散合苦参、车前子清化湿热而排脓，小量白芷既能透窍排脓，又可引诸药直达病所。加用蚤休，既可增强清热解毒之力，又可清热息风，阻断惊厥动风之变。热势亢盛者，加生石膏清肺胃；里热已结者，加大黄釜底抽薪，表里双解，收效更速。若迁延失治，正虚邪恋，脓汁清稀者，用半阴半阳症加减方：生黄芪、当归、炮甲珠、皂角刺、白芷、白芍、二花、香附、柴胡、甘草、姜、大枣。重用生黄芪 50 克，益气托毒，化腐生肌，以促进穿孔之鼓膜，迅速愈合。凡经上法治愈者，追访 10 年以上，无一例发生耳聋，可有效保护病孩听力。

鼻病五则

一、鼻衄奇症

1. 邢××，女，51 岁。1971 年 1 月 8 日，从黎明前 4 时起鼻腔大出血，至晚 8 时不止，已出血 5 中碗，约 3000 毫升，仍滴沥不断，头晕不能起床，心悸而喘。其面色不仅毫无苍白之色，反红扑扑如醉酒状。脉大无伦，按之空软，实即"芤"脉之如按葱管。遇血证无数，"芤"脉则是首次亲见。双膝独冷，不渴，舌红无苔。血压正常。患者从 42 岁起发病，一年数发，已历 10 年。此由阴虚不能抱阳，肾中真火离位上奔，予大剂引火汤。

熟地 90 克，盐巴戟肉、天麦冬各 30 克，云苓 15 克，五味子 6 克，山萸肉、阿胶各 30 克（化入），本人头发制炭 3 克（冲服），怀牛膝 30 克，油桂 3 克（米丸先吞）。

上方服 1 剂立止，又连服 2 剂，痊愈。1984 年 1 月 18 日，即 13 年之后，又大衄盈碗。自按 1971 年旧方，连服 3 剂，又愈。

2. 张××，男，1983 年 12 月 23 日，因鼻大出血急诊入院，五官科邀余会诊。患者有多次大出血史，39 岁时，因与人吵架，当晚 9 时鼻出血如喷射状，急诊入院无法控制，急转太谷，此段时间出血约 4 痰盂。从灵石至太谷出血约 7 大茶缸，从灵石坐平车去车站，一路血从车上流淌。上车休克，到晋中××医院后，经电烙止血而愈。41 岁时，又因夫妻争吵，再次大出血，径去太谷的医院电烙止血。48 岁时又因儿媳分居，一时气上，突然出血约 2 脸盆。经医院五官科行鼻腔骨膜下蒸馏水注入而止血。此次又因事不遂心，郁怒不快，突然出血一痰盂。急诊入院后诊为"高血压引起右鼻腔动脉破裂出血"。继用前法止血。大衄渐止，淋漓不断又 10 日，迄未控制。

刻诊，患者肥胖体形，一生从事炊事员工作，面赤如醉，目赤气粗，血压 150/100mmHg。头晕而痛，足膝软弱，脚下如踏棉絮，腰困痛如欲断裂，夜不能寐。全身常觉轰轰冒火。但凡动气，心中立即发热如焚。待热气上攻入脑，鼻出血便如水枪喷射，堵鼻则从口出，闭口则从鼻出。凡见面赤如醉，便是出血先兆。右脉弦大无伦，寸部特大，直上鱼际，左三部沉细，尺部不静。扪其双膝，独冷如冰，舌干红无苔。患者一生从事炊事工作，经年累月，热气熏蒸。且阳火偏亢，极易动怒，五志过极化火，迫血妄行，便是屡屡出血之由。刻下年过五旬，肾阴已亏于下，水浅则龙雷之火不安宅窟，时时上奔冲激。拟壮水之主，以制阳光，潜镇气浮，引火归原。以引火汤合黄连阿胶鸡子黄汤加赭石、怀牛膝、生龙牡，佐小量油桂童便送下，引入至阴之处。

熟地 90 克，盐巴戟肉、二冬各 30 克，茯苓 15 克，五味子 6 克，黄连 10 克，阿胶 30 克（化入），赭石细末、怀牛膝、生龙牡粉各 30 克，油桂 1.5 克（冲），蛋黄 1 枚（冲），童便 1 杯兑入，3 剂。

12 月 26 日，药进 3 剂，鼻衄全止，血压复常。右脉已敛，左脉略起，舌质仍红。予原方 3 剂，痊愈出院。1984 年 2 月 26 日，患者来五官科复查，血压正常，腰困大减。全身轰热十余年，自服中药后，今年基本不热，眠食俱佳，脚跟已稳，头重脚轻之势改观。六脉弦大搏指之象，转为和缓从容，舌淡红有薄白苔。嘱原方再进 30 剂，以使阴平阳秘，怡悦情怀，可自调摄。之后，凡坛镇有人来求医，必捎口信，多年不辍，一直健康平顺。

二、倒经衄血

翟××，女，18 岁。1983 年 5 月 8 日，经前鼻衄 5 月，自觉面部烘烘发热，外观如醉。服凉血、止血药数十剂，非但无效，反增心悸，目赤如鸠，热势如焚，目珠热痛。自感脚底有冷风阵阵吹入，双膝冷痛，尿多不渴。脉大寸盛，舌红少苔。细观之，面部红色鲜艳，知是火不归原，误服凉剂，予引火汤加油桂 1.5 克，4 剂而愈，追访 10 年未犯。

三、鼻不闻香臭

张××，女，47 岁。1987 年，因爱人车祸重伤受惊，闻讯当日突然鼻塞，不闻香臭 7 个月。五官科查：鼻旁窦、额窦发炎，嗅神经麻痹。服中西药半年多无效。刻诊，头痛如破，鼻塞流清涕，月月感冒两三次，腰膝酸软。脉沉细涩，右寸尤沉，舌淡苔白滑。此本麻黄汤证，正气本虚，大惊猝恐，惊则气乱，藩篱失固，寒邪深入少阴，正虚不能鼓邪外透。

辛夷、苍耳子、白芷、麻黄、附子、细辛，桂枝各10克，杏仁泥12克，炙甘草10克，麝香0.15克（冲），鲜生姜10片，葱白3节，3剂。

上药服1次，次晨已闻韭菜香味，连服3剂而愈。以上方治多例嗅觉失灵患者，均愈。病程长者加肾四味，鼓舞肾气；中气虚则九窍不利，去附子，加生黄芪30克、柴胡10克、升麻10克、红参10克；初病，邪未入里，去附子、细辛；重症鼻窦、额窦炎、甜瓜蒂研末，吸入少许，流尽黄水即愈。此法寓解表、解毒之意，对鼻息肉亦有效。急性黄疸型肝炎，加用此法，可大大缩短病程。

四、过敏性鼻炎痼疾

余之战友郭××，男，1950年夏，患过敏性鼻炎，整日喷嚏连连，其声达于户外。1982年10月，遇于甘肃西峰镇，询其旧恙，竟缠绵32年不愈。每年夏初必犯，至秋凉渐渐减轻而愈。服中西药不计其数，无效。今年体质下降，腰困如折，气短懒言，畏风畏寒，感冒不断，鼻流清涕不止，鼻中痒如虫行，频频打喷嚏不止，声音较32年前已微弱许多。年仅54岁，弯腰驼背，俨然一老人矣。诊其脉沉细微弱，舌淡欠华。询知近2年，小便余沥，咳则遗尿，

50 岁后阳事亦废。考本病初病在肺，久病及肾。已非益气固表，疏风散寒所能见效。万病不治，求之于肾，遂拟一方嘱服 3 剂。

附子 30 克，麻黄、细辛、红参（另炖）、炙甘草各 10 克，肾四味各 30 克，鲜生姜 10 片，枣 10 枚，葱白 3 节，麝香 0.3 克（冲服），加冷水 1500 毫升，文火煮取 500 毫升，2 次分服。

另配《御纂医宗金鉴·碧云散》：鹅不食草、细辛、川芎、辛夷、青黛各 5 克，研末少许吸入鼻内，日 2 次。

5 日后，为余饯行，一路上竟未闻喷嚏声。老郭素来拙讷，喜怒不形于色。至家，则嫂夫人迎候门外，频频道谢不迭。久年痼疾，3 剂而愈，意料之外。而体质怯弱如此，难保来年不犯。为预防之计，疏全河车 2 具，鹿茸、红参、三七、琥珀各 60 克，蛤蚧 3 对，冬虫夏草 50 克制粉，日服 2 次，每次 3 克，热黄酒送下。余事毕返晋，此事久已淡忘。1984 年夏，老郭偕夫人、长子回忻州探亲，专程半途下车，登门造访。知其痼疾已 2 年未发，且体质改变，迈步稳健，红光满面，难言之隐疾亦愈。之后，余遇此症，即投麻附细加味方，皆获奇效。此证之关键，多属肾中元气不固。肾为先天之本，生长发育、强壮衰老之所系。所谓种种"过敏性"疾病，皆责其先天不足，亦即自身免疫力低下。从肾论治，可谓治本之道。益气固表，脱敏止痒，隔靴搔痒而已。

五、鼻硬结症

蔡××，男，49岁。鼻头不适10年，1978年1月，鼻尖部右侧长一小红疹，后渐长至黄豆大即化脓。5月份局部发硬，至1979年3月，长至玉米粒大，基底充血，表面似角状。经××肿瘤医院切片化验，确诊为"鼻硬结症"，赘生物为"皮角"。稍一碰触，奇痛钻心，病虽不大，痛苦不小。

追询病史，知患者心胸狭窄，长期郁闷致病。现症，右胁痛如锥刺，面颊部满布血丝，胸闷口苦，头痛鼻塞，声哑，渴喜冷饮；脉象弦数，舌红少苔，边尖瘀斑。证属肝气郁积化火，反克于肺、肺气失宣，故鼻病。心、肺同居上焦，火本克金。今气机逆乱，肺气膹郁，反克于心，故见心烦懊侬不寐。今当疏肝气，散肝瘀，清肝火，治一经而三经之围自解。

柴胡10克，赤芍、当归、丹参各30克，郁金15克，炮甲珠3克（研冲服），黑栀子、丹皮、桃仁、红花、凌霄花、威灵仙、白芷、苍耳子、甘草各10克，元参、牡蛎粉、活磁石、紫贝齿各30克，夏枯草120克。

上方连服15剂，角状物脱落而愈。本方中炮甲珠、威灵仙、牡蛎粉、夏枯草，有很强的软坚化积之力。威灵仙合楮实子号称"化铁丸"，对一切坚结难化肿物、结石，有消散作用，治各种"疣"亦有效。

口舌齿咽喉病十三则

一、唇疔走黄

王××，女，16 岁。1982 年 6 月 19 日起床后，觉右上唇痒痛麻木，肿势迅急，至 7 时半，已延伸至右侧半边脸全肿。频频喷射状大吐，心烦头晕嗜睡，目赤，舌红苔黄厚腻，口臭，脉沉滑数。证属心脾积热上攻，疔毒走黄，毒气攻心。速予刺泄恶血，内服加味五味消毒饮。右无名指螺纹正中、中指指甲根部以及少泽点刺出血，刺毕，立时消去大半，目已能睁，神清呕止。二花、公英、地丁、蚤休、夏枯草各 30 克，皂角刺、白蔹各 10 克，2 剂，上药 3 小时服 1 煎，9 小时内连服 2 剂，痊愈。

刺疔法，为山西省已故针灸大师尚古愚先生传。尚师云："头面部疔毒，忌刺局部，以免感染，造成脓毒败血症。远端循经刺血，血出病退。"屡试屡验。中药为余治疗经效方，脓成即溃，未成立消。白蔹为疔毒要药，内服外敷皆效。

二、口舌疮顽症（复发性口腔溃疡）

1. 燕××，女，29 岁，1983 年 8 月 8 日初诊。患口舌生疮 6 年，1 月数发，时愈时作。近 1 月来，因流产后恣食瓜果生冷，复因暑热，夜睡不关电扇，门窗大开，又遭风寒外袭，遂致身痛呕逆，食少便稀。外感愈后，口舌于今晨突发白色丘疹一圈，灼痛不可忍。按脉细弱，舌淡欠华，面色萎黄，腰困膝软，此属肾虚脾寒，虚火上僭。《证治准绳》治此类口疮，用四君七味（六味加肉桂）合方加元参、细辛，极效。其立方之义，以四君培土敛火，以七味引火归原，加细辛火郁发之，更加元参之善清浮游之火，治热以热，凉而行之。治火不归原证有覆杯而愈之效。但本例病人，脾胃气弱殊甚，寒凉滋腻不可沾唇，变通如下。

红参（另炖）10克，焦白术、云苓各30克，炙甘草、姜炭、细辛各10克，油桂1.5克，饭丸先吞，肾四味各15克，3剂。

8月11日二诊：诸症均愈。予补中益气汤加肾四味、紫河车粉5克（冲），10剂，培元固本，以杜再发。追访至1990年，再未发作。此后，余凡遇火不归原证而脾胃虚弱之病人，即投上方，皆效。

2. 陈××，男，68岁。经北京××医院专家会诊，确诊为"复发性口腔溃疡"，病程30年，百治不效。其症，初起舌尖部发出针尖大之红疹，灼痛。1周内蔓延至两腮、下唇内侧、舌两侧，1周后由红变白，渐成玉米大之凹洞性溃疡，20日后又渐变红色，1月左右渐愈。或劳累过甚，或饮酒过多，或食辛辣食物，其病即作。尤以突然气恼、暴怒，几分钟内便满口一齐发病。轻则一月一发，重则一月数发。最重时溃疡扩展至咽喉部，则只能喝一点凉奶或流质食物，痛如火灼，寝食俱废，苦不堪言。四处求医，除西医对症疗法外，曾服中药导赤散、凉膈散、连理汤、调胃承气汤、丹栀逍遥散，皆无效。刻诊脉洪大，面赤如醉，双膝独冷，夜多小便。证属高年肾阴下亏，阴不抱阳，龙雷之火上燔。予引火汤大滋真阴，油桂小量引火归原。

九地90克，盐巴戟肉、天冬、麦冬各30克，云苓15克，五味子6克，油桂2克（米丸先吞），3剂。

药服1剂，症退十之七八，3剂服完痊愈。追访半年虽偶尔饮酒或情志变动，亦未发作。用此法治愈本病120余例，多数一诊痊愈，无复发。

三、真寒假热，至虚有盛候

武××，男，57岁。1979年12月23日，忽患口、舌、唇部生疮，其症颇奇、颇急。10时发病，11时即满口满舌痛如火灼。仓促之间，向老友某求治，某曰："口舌生疮，小事一桩，心脾积热，不必惊慌。"未及诊脉问病，提笔即疏导赤散与凉膈散合方予服。其方甚轻，生地、连翘10克，其余皆3~5克。患者于11时30分进头煎，药毕覆杯，立觉火从脐下直冲头面，双唇肿大如桃，舌亦肿痛更甚，且心烦懊恼，莫可名状。约12时半，其子邀诊。见患者面赤如醉，舌肿塞口，诉证不清。出示所服之方，其妻代诉服后变证。按脉洪大无伦，重按则反如游丝，120次／分，视其舌则边缘齿痕累累，有白色溃疡布满边尖。

唇肿外翻，迸裂出血。问其二便，则大便干，小便未注意。口中亦无臭味。询其致病之由，其妻云："年终总结，连续熬夜三晚后得病。"问其渴否？患者摇头。此症颇费踌躇，望闻问切皆不得要领。细玩见症，亦难推翻前医论断，《内经》明示："诸痛疮疡，皆属于心。"且暴病多实，此病暴急有疔毒之势，是否病重药轻，杯水车薪？犹疑之间，忽见患者扬手掷足，烦躁不可名状。进门时，仓促之间见其面赤如醉，细视之，则鲜艳光亮，如演员之涂油彩状。恍然悟及此与戴阳证之面赤如"妆"同义，唯戴阳证多见于外感临危之际，此则由内伤而来。摸其下肢，则果见足膝冰冷。必此公下元久亏，恰值当日冬至阳生，阴不抱阳，龙火上奔无制。前医误作实火，妄用苦寒直折，致光焰烛天，不可收拾。急以大剂附桂八味冲服油桂，以救药误而和阴阳。

附子、熟地、生山药、山萸肉各 30 克，云苓、泽泻各 12 克，五味子 10 克，油桂 1.5 克（冲），水煎冷服。

患者服药 1 次，1 刻钟后安然入睡。2 小时许醒来，肿痛皆消，已无丝毫痕迹。次日复诊，口中仍觉麻辣，舌光红无苔，乃阴分受损见证。火不归原，本不当用大剂量附子破阴回阳之品，而前因药误，又不得不用。险证虽退，阴损未复，乃予大剂引火汤，两服痊愈。事后追忆，此证确险之又险，虽侥幸治愈，早已汗流浃背。盖其证从表象看，与翻唇疔无异；其烦躁，又与疔毒走黄相去无几；其来势暴急，又似实火。疑阵重重，令人迷惘。若以前医为杯水车薪而投大剂泻火解毒，则后果便不堪设想。火不归原证，若误用苦寒攻下，便有危及生命之险。

四、咽痛寒证兼齿衄

牛××，男，50岁，1983年10月31日因齿衄年余不愈求治。近1月更增咽部干痛，痰多味咸，口干而不欲饮。食纳如常，偶见嘈杂泛酸。近2年异常发胖，体重增加10千克，反不如过去精力旺盛。动则气喘，夜多小便，膝冷，脉沉细弱，舌淡胖有齿痕。牙龈色暗，血污满齿。日轻夜重，一觉醒来，满口黑紫血团，咽喉干痛，舌不能转动。曾用大剂量维生素C，连服六神丸22瓶，出血、咽痛有增无减。脉证合参，确为命门火衰，少阴真寒证无疑。因胖为湿盛阳微；痰为阴邪，味咸为肾虚水泛；日轻夜重，为阳不胜阴；喘为肾不纳气；咽干痛不肿不渴，乃因肾脉循喉咙，系舌本，阴寒过甚，逼下焦真火浮于咽喉要道；其齿衄从发胖后始见，齿为骨之余，骨乃肾所属；血属阴，必得阳旺始能统摄而循常道，阳衰失于统摄，故溢出于外。乃径投四逆汤：

炙甘草60克，附子、干姜各30克，水煎冷服3剂。

12月6日遇于街头，始知药后两症皆愈，唯觉腰困气短，由徒弟加肾四味各30克，红参10克，又服3剂，已康复如初。追访10年，再无反复。

按：热药冷服是《内经》治则中的反佐法，古人形

象地比喻为"偷渡上焦"。附子性大热，下焦寒极，非此不能愈。但假热在上，热药热服则两热相争，格拒不纳。今把热药冷透，披上"冷"的伪装，入口凉爽，"骗"过咽喉一关，入胃则热性缓缓发挥，引浮游之假热归下而病愈，是极巧妙的治法。忆在 20 世纪六七十年代，××书记咽喉忽肿，用青霉素 1 百万单位 3 日，兼含化六神丸不效，视之，舌胖淡有齿痕，双侧扁桃体肿至中间只见一条缝，色嫩红，不渴尿多，食则泛酸，足膝冰冷，脉象浮洪。知是情怀抑郁，五志化火上炎，而中下虚寒已非一日。五志之火，乃是虚火，下焦之寒，则是真寒。遂予上方 1 剂，时值三九寒天，煎妥后置窗外 1 小时，已见冰碴，令顿服之，移时入睡。2 小时后醒来，病已消无痕迹。

五、梅核气（辛燥伤阴案）

郭××，女，48 岁，1983 年 5 月 14 日诊。患梅核气 7 年，因久治乏效，赴省求医，服四七汤加陈皮、苡仁、郁金 15 剂，变证迭出。头眩、口苦、咽痛红肿，身软、烦渴、便燥，两胁肋辣痛。脉沉数，舌红苔黄燥。此由过用辛燥升散，耗伤肺、胃、肝三脏之阴所致。病机云："诸气膹郁，皆属于肺。"故医圣立四七汤以治肺气初郁、痰气互结之梅核气证，投之立效。然"肺为娇脏，性喜柔润"，而四七汤（紫苏、半夏、厚朴、云苓）偏于刚燥，偶一用之，中病则止，岂可连用 15 剂？况又加陈皮、苡仁、郁金乎，故而药过病所，伤及无辜。痰气未开，反从燥化。肺阴一伤，宣降无权，五脏便失却"雾露之溉"。首当其冲便是子盗母气，灼伤胃阴。胃之津液暗耗，自顾不暇，何能上供于肺？且肺与大肠相表里，上源既燥，下流必涸，故见便燥。两胁为肝、肺之分野，肝从左升，肺从右降。今被辛燥所伤，肝胆化火上炎，故见头眩、口苦、咽痛、胁痛。治宜柔养胃阴为主，兼顾上下左右，以使升降复常。

石斛、沙参、郁李仁各 30 克，玉竹、麦冬、元参、胖大海各 15 克，酒芩、酒胆草、柴胡、青黛（包）、甘草各 10 克，滑石 18 克，桔梗、射干、豆根各 10 克，鲜生姜 5 片，枣 6 枚，3 剂。

上方连服 3 剂，平复如初，其多年之梅核气亦愈。半月后，因烦劳内伤，且心情郁怒，咽部复肿，有碍吞咽，不渴、膝冷、脉细，此属阴虚未复，阴不抱阳，致龙火上燔。予引火汤加油桂 1.5 克，服 3 剂后又愈。追访 3 年未复发。

六、白塞氏综合征

1. 白××，女，40 岁，1981 年 12 月 23 日诊。患口腔溃疡，外阴溃疡 6 年。发作多在每年冬季，尤以冬至当日，交节之时刻一到，立刻发病。经治多年无效。诊视，见舌红如柿，无苔，口干极而不欲饮。口角内侧，舌边尖部，白色溃疡成片。外阴不便诊查，据诉，每发病，先觉外阴辣痛，旋即口舌生疮。头晕如腾云驾雾，面部轰热如潮。按脉沉细，双膝独冷。其症发病甚急，说来就来，一二分钟即令人不能忍耐。此症，《金匮要略》谓之"狐惑"，现代谓之"白塞氏综合征"。本论谓由湿热生虫，蚀于喉为"惑"，蚀于阴为"狐"，治以清湿热而杀虫。此例病经多年，反复发作，未见湿热积毒征象。从脉证推断，恐系肾阴久亏，阴不敛阳。适逢冬至节令，一阳来复，龙雷之火不仅上燔，且肾与前阴相关，又且下焚，姑予引火汤一试。

12月27日，药后诸症皆愈。此法并治45岁以上男子多人，服药1剂，口舌疮即退，服3剂下阴部溃疡亦了无痕迹。

2. 张××，男，34岁，1981年7月25日诊。病已8年之久，其症，先觉左手掌鱼际部痒肿，随即上唇亦肿，口腔黏膜开始溃烂，紧接龟头亦痒肿，患处皆奇痒难耐，稍一搔之则其痛钻心。初病时寒热如疟，两三年后仅感目干涩不欲睁，思睡而难入睡，身体沉重困乏，辗转不宁。口苦黏腻，脉沉滑数。见证与经文描述大同小异。《金匮要略》云："狐惑之为病，状如伤寒。默默欲眠，目不得闭，卧起不安。蚀于喉为惑，蚀于阴为狐。不欲饮食，恶闻食臭。其面目乍赤、乍白、乍黑。蚀于上则声嘎，甘草泻心汤主之。蚀于下则咽干，苦参汤洗之。蚀于肛者，雄黄熏之。"此例与经文描述不同处为：目不得睁，面部无黑白变化，痛痒极重。本例病机，属内蕴湿热，外受风邪引发。从清湿热解毒，驱风止痒立法，以三妙散加味进治。

生苡仁45克，苍术、黄柏各15克，川牛膝、苦参、生地、首乌、白蒺藜各30克，白鲜皮60克，胡黄连、甘草各10克，丹皮、紫草各15克，3剂。

上方服1剂，病退强半，2剂痒止肿消，3剂服完已了无痕迹。患者惜药，以药渣煎汤熏洗龟头，止痒消肿效果极好。1982年10月，患者又因暴饮大醉，引发旧疾，即按所留旧方，内服外洗，2剂而愈。随后追访10年未犯。

方中首乌、蒺藜对药，余定名为"定风丹"，养血驱风，治血虚晕眩，诸般瘙痒极效，久服可根治白癜风。上方经治6例35岁以下青壮年患者，皆获根治。35岁以上，病程旷日持久者，多转为引火汤证，虽不能根治，却见效迅速，使病人免除许多痛苦。

七、暴喑

1977年冬，治夏庄23岁女青年李××，声哑不出已3日，以手指喉，泪流满面。干咳无痰，喉间辣痛，大渴引饮，舌红少津，脉细而数，寸部不扬。当年冬，应寒反温，风热上受，肺气闭阻，所谓"金实不鸣"，宣肺滋燥，其音自出。

生石膏30克，麻黄、杏仁、桔梗各10克，胖大海、蝉衣各15克，牛蒡子10克，芦根30克，花粉、元参各18克，木蝴蝶、诃子、甘草各10克，粉葛根30克。

上药煎服一次，汗出咳止，稍能出声，安睡一夜，次晨已能讲话。又进二煎，下午5时已如常人，患者喜不自胜，一早即来门诊道谢。

余用上法，曾多次治愈剧团演员多人。无条件煎药者，开水冲泡，加冰糖代茶饮亦佳。轻症去石膏麻杏，加薄荷、桑叶各6克，亦有效。

八、急性扁桃体脓肿

郭××，男，12岁，1967年秋患急性扁桃体炎，迁延失治，致成脓肿，邀余往诊。病孩语声不出，不能讲话。双侧扁桃体红肿化脓，喉中只有麦秆细一条缝，痰涎壅盛，时时漱口，不能清理。只能喝一点凉藕粉，热势7日不退，恐有窒息之险。因思救急之法，快不过针刺。遂取双侧少商、商阳、十宣，三棱针重刺出血，病孩得汗，热势稍缓。上病下取，针泻涌泉（少阴之脉循喉咙，少阴热证多犯咽喉要道）行针半小时，5分钟行泻法1次。针毕，病孩已能讲话。遂留六神丸10粒，5次噙化。次晨诊之，肿大化脓之扁桃体已缩小约1/3，热退，痰涎仍多，舌苔黄腻。遂疏两方：

1.苦酒汤：生半夏5克（打碎，沸水冲洗7次），以好醋60克，水30克，煎3沸，去渣，待稍冷，冲化蛋清1枚，缓缓呷服，每日1剂，连服2剂。

2.连翘、二花、元参、夏枯草各30克，蚤休15克，山豆根、射干、桔梗、皂角刺、甘草各10克，3剂。

服上方后，化脓之双蛾，竟完整地脱壳而愈。

按：苦酒汤为《伤寒论》方："少阴病，咽中伤，生疮，不能语言，声不出者，苦酒汤主之。"原方用生半夏洗破14枚，洗，即沸水冲洗多次，以去其辛烈之味；破，即打碎，使有效成分易于溶解。14枚大小平均5克。苦酒即醋。第1次按原方用法，醋、水、半夏、蛋清同煮三沸后，蛋清已凝固成块，蛋清本为凉润清火敛疮，凝固则已成废物。遂改为醋水先煎半夏三沸，去渣，待稍冷溶入蛋清。服1剂，痰已清，肿大减，2剂服完痊愈。《伤寒论》成书后历经战乱佚失，后人整理，未经实践，难免有误。本方半夏经沸水冲洗7次后辛烈大减，绝无害，若用制半夏则疗效逊色多多。本病痰涎甚重，非生半夏难去此缠喉之痰，况又有醋之酸以降火敛疮，鸡子白之清肺发声音，三味相合，配伍巧妙，效如桴鼓。本方治咽痛、咽壁有滤泡而致声哑者，效亦速。对急性食道炎，汤水食物下咽，痛如火灼刀割，2剂即愈。对寒症则无效。若断为寒闭上窍而致咽痛音哑者，脉必沉细迟微，咽部色红而不肿，舌淡不渴，可径用《伤寒论》半夏散及汤方，即生半夏破洗10克、桂枝10克、炙甘草10克、鲜生姜10片，水500毫升，煮沸2分钟，2次微冷服。辛甘温散，驱风逐涎，一二日即解。（原方用法为煮散，等分研末，白饮和服方寸匕——约2.7克，后世医家认为，半夏有毒，不宜散服。）

九、舌衄

李××，女，62 岁，1983 年 9 月 30 日诊。舌疮数月，外科、五官科怀疑恶变。其疮色赤，在舌右侧从舌尖至舌根约一韭叶宽，剥蚀无苔，干裂出血，入睡则血流于枕头上，剧痛钻心。曾用抗菌消炎、维生素 B、维生素 C 和导赤散养阴清肺无效。夜不成寐，面赤如醉，气促似喘，膝冷如冰。脉洪，尺部按之如无，愈治愈剧。拟大剂引火汤加油桂 1.5 克（米丸先吞），壮水之主，以制阳光，兼有引火归原之意，3 剂。

10 月 4 日，舌疮愈，剥蚀部已平复如初，仍稍有红痕。渴甚而小便多，此为下焦阳微，不主气化，加附子温肾，则水升火降，诸症当愈。九地 90 克，盐巴戟肉、二冬各 30 克，茯苓 15 克，油桂 1.5 克（米丸吞），附子 10 克，五味子 6 克，服 3 剂后随访已愈。

十、齿衄（胃火夹食积）

1982 年 12 月，余诊一甘肃患者，男，28 岁，体形健壮，因齿衄月余求治。令其开口视之，则口中臭气熏人，自诉口苦，食后倒饱，发呕，牙龈肿胀，脉弦滑而劲，苔黄厚腻。此由食积化火阻滞中焦，胃气不得下行，牙龈属胃，血热妄行。予越鞠保和汤加凉血之品。

连翘 30 克，黑栀子、香附、苍术、枳实、厚朴、焦大白、神曲炭、麦芽炭、木香、丹皮、大黄（炒黑）、甘草各

10克，3剂。

服1剂，肿胀消，齿衄止，3剂服完，顿觉头脑清爽，食欲倍增。

十一、齿衄（脾不统血兼火不归原）

王××，男，44岁，1983年9月14日初诊。腹泻日3~5次，月余不愈。近1周来，上下牙龈出血，红肿如柿色。舌红少苔，脉细肢凉，双膝尤冷。腰困不耐坐立，近日尤感气怯身软。证由泄泻日久，中阳大伤，脾失统血之能，且下焦肾气虚寒已露。拟四君补脾，三仙炭止血，七味益肾，骨碎补、油桂引火归原。

党参、焦术、茯苓各30克，炙甘草、姜炭、三仙炭各10克，九地、砂仁各10克拌捣，生山药、山萸肉各30克，五味子、泽泻各10克，骨碎补12克，油桂冲服3克。

9月19日二诊：药后泻止，牙龈肿敛，出血亦止。原方续进3剂善后。姜炭、三仙炭治脾不统血，屡试屡验，为已故山西中医学校温碧泉老师心传。

十二、舌疮痼疾

郑××，女，40岁，1982年11月诊一甘肃患者。患舌肿、舌疮两年半，百治不效。三五日辄一发，膝冷如冰，舌红如柿。任班主任，劳倦内伤，久病及肾，兼见目赤头眩，脉大不任按。频发痼疾当从肾论治。阴虚于下，不能抱阳，龙火上奔，予引火汤加油桂，6剂。

服上方后 3 个多月有 1 次小发作，不治自愈。1982 年 12 月余事毕返回山西前要求再诊，询之，每冬必冻脚，予引火汤合当归四逆汤 7 剂。次年春节函告，诸症皆愈。

十三、咽痛寒证

王××，男，50 岁，1983 年 12 月 7 日初诊。患咽干痛、口舌生疮，用清心火、滋肾阴正治诸法，服药 60 余剂，六神丸、梅花点舌丹各 1 瓶，皆无效，渐渐食少、便稀、神倦，缠绵 3 月不愈。询知其症日轻夜重，不渴尿多，双膝冷痛，脉沉细，舌淡润。来势缓，虽屡屡误治，无急变。知非火不归原证型。四末不温，非极烫之水不喝，直断为少阴真寒证。缘由少阴之脉循喉咙，挟舌本。若肾宫寒极，逼其火浮游于上，则成上假热、下真寒格局。其不渴尿多，即肾中真火衰微，不能统摄、蒸化所致。直与温少阴，逐里寒。

炙甘草 60 克，干姜 30 克，附子 30 克，桔梗、益智仁各 10 克，水煎冷服 2 剂。

12 月 10 日二诊：诸症已减七八，原方续进 2 剂，痊愈。

肺结核临证得失录

一、误用清热退蒸，险铸大错

刘××，女，22岁，1963年5月23日诊。患干血痨3年多，经××医院诊为双肺空洞型肺结核，病危出院。羸瘦脱形，四肢枯细，体重锐减20千克。骨蒸潮热，昼夜不止半个月。双颧艳若桃李，口苦，舌光红无苔而干，食少，干渴能饮，脉弦而数。古今医家，皆谓"痨"为阳火灼阴，火炎水竭，真阴销铄。尤以昼夜皆热为重阳无阴，当"亟"泻其阳，峻补其阴。乃选清骨散加龟板、黄芩、童便为治。

龟鳖甲（先煎）、地骨皮各30克，知母20克，银柴胡、胡黄连、秦艽、青蒿、黄芩、炙甘草各3克，童便1杯兑入，水煎分2次服。

5月24日黎明，病情突变邀诊。见患者呃逆频频，大汗肢厥，面如死灰，喘不能言，脉微欲绝。其母云："昨午药进一煎，患者即不思饮食。睡前服二煎，泻稀便一次，随即阵阵出汗，气喘不能接续。半夜服参汤一杯，才勉强支持到天亮。"至此，余已知前方误投。盖患者虽在青年，3年痨瘵，其阴阳气血已耗伤殆尽。初诊见其面若桃李，艳若涂丹，误以为乃痨证必有征象，实则已是浮阳飞越之戴阳危象，当救阳固脱为先，反投清骨散，是为一错。胡黄连、地骨皮、知母、黄芩苦寒败坏胃阳，稀便一次，气从下脱；银柴胡、秦艽、青蒿之辛寒外散，多汗亡阳于上，尤以鳖甲一物，张锡纯氏谓其"开破肝气之力甚强"，更促肝气外泄，故药后出现上下俱脱之危候。二错在对脉学的书本式理解，"数"固主火、主热，然当四诊合参，全面辨析，方不致误。肺痨脉多数，濒危之际，有一呼一吸10次以上，一分钟120~240次以上者，已是七急八败之死脉，何来"火"与"热"之可言！故数脉变局中有"数则为劳，数则为虚"两条。若非躬行实践，绝难领悟。遂急疏张锡纯氏来复汤合参附龙牡救逆汤，以救阳固脱。

红参（捣）、附子各30克，干姜20克，炙甘草60克，净山萸肉90克，生龙牡粉、白芍各30克。

从煎沸10分钟后，频频喂服，余守护病榻，以大艾炷灸神阙，药进5次，约200毫升，半小时许，呃止、汗敛、喘定、厥回，幸得脱险。且如此辛热燥烈大剂，仅一味山萸肉敛阴固脱，其3年之久之骨蒸劳热竟2个月零七天未发。足证骨蒸劳热，乃气血大虚，阳失统束之假热，绝不可见热投凉，见蒸退蒸。自此之后，余终生不用清骨散之类治骨蒸劳热之套方。

回顾中医史上，自1347年丹溪翁创"阳有余阴不足论"600多年间，历代中医皆宗丹溪之旨治痨瘵，从"阴虚火旺"立论，滋阴降火，清热退蒸，甘寒养阴，濡润保肺，已成定法。亢热不退者，则以芩连知柏，苦寒泻火坚阴，终至戕伤脾胃之阳。脾胃一伤，食少便溏，化源告竭，十难救一。本例的深刻教训，使余毅然脱出了古人"滋阴降火"的窠臼，确立了"治痨瘵当以顾护脾肾元气为第一要义"的总治则。重温仲景"劳者温之"之旨，理血痹以治虚劳之法，及东垣先生《脾胃论》精义，以补中益气汤为基础方，补土生金，探索治痨新径，10年后渐有小得。

二、干血痨（空洞型肺结核）九补一攻

范××，女，24岁。1975年夏，经×医院拍片诊为"双肺空洞型肺结核"，已成干血痨症。病程1年，经闭5个月。咯血不止，食少便溏，黎明必泻，骨蒸潮热，面色㿠白无华，唇、指白如麻纸。毛发枯焦，四肢枯细，身瘦脱形，一年时间体重减轻25千克，弱不禁风，动则喘息，夜不能卧，日仅进食2~3两。不仅无月经，亦无白带，自感阴道干涩，符合血枯经闭特征。虽在酷暑，仍觉怯寒，四肢不温。午后则潮热阵作，汗出如洗。家在一小山坡上，距大路约百步之遥。必有人扶持，休息4~5次始能到家。家人不忍坐待，乃邀余一视，不过"尽心"而已。《内经》虽有九候虽调，大肉尽脱亦死之明文，但患者正在青年，素体健壮，未必就是必死之证。但病至五脏俱伤，脾肾元气将亡境地，绝不可见病治病。若先认定"结核"二字，妄投清骨散、秦艽鳖甲之类，必致重伤脾阳，速其败亡。10年前的教训，历历在目。余苦思彻夜，唯补土生金一法可用。盖脾胃为后天之本，脾胃健则气血得以生化，

五脏赖之得养，病虽危殆，便有一线生机。且肾为先天之本，五脏之伤，穷必及肾，肾伤则生命根本动摇。今患者元气衰微欲脱，且肾中元阳又是釜底（脾胃）之火，若非此火，脾胃何以蒸化？万病不治，求之于肾。欲行补土生金，先得补火生土，先后二天并重。乃拟借重补中益气汤为主，增入山萸肉、生龙牡粉、肾四味、油桂、赤石脂，温肾益精，固本救脱；加炒谷、麦芽醒脾；加乌梅酸甘化阴，小剂缓补，以观机变。

生黄芪 30 克，红参（另炖）、五灵脂各 10 克，白术、当归、肾四味各 10 克，柴胡、升麻各 3 克，炙甘草 10 克（去陈皮之耗气），山萸肉、炒二芽、乌梅各 30 克，油桂 3 克冲，赤石脂、生龙牡粉各 10 克，鲜生姜 3 片，枣 6 枚，胡桃肉 4 枚（与红参为人参胡桃汤，与补骨脂为青娥丸）上药二煎混匀，得汁 150 毫升，日分 3 次服。

上方得效，连服 25 剂，服 3 剂停药 1 天。2 个月后来诊，潮热退净，汗敛喘定，胃口大开，日食量增至斤许，晨泻愈，大便成条。由此益证此症潮热乃肝（肝虚则寒热往来，疏泄无度）脾（气虚发热，甘温除大热）肾（元阳外越）虚极之假热。病有如此转机，大出意料。家人及村邻反认为是"回光返照，死期不远"。但既有一线希望，又二次登门求治。患者走路不喘，咯血偶见。余暗自庆幸初诊立法尚合病机。仍嘱服原方 10 剂，加三七、白及各 3 克，冬虫夏草 5 克（研末冲服），生山药 50 克入煎（为《金匮要略》薯蓣丸治血痹虚劳主药，补脾益肺滋肾妙药）。

又隔半月，患者偕家人来诊，面色红润，已无病象。咳嗽、咯血已止，日进食增至斤半。觉阴道有分泌物渗出，双乳微胀。此乃气血生化渐旺，天癸前兆。乃因势利导，师《金匮要略》治血痹虚劳意，以补虚化瘀通经为剂。

生黄芪、当归、坤草、丹参、刘寄奴、九地各 30 克，红参（另炖）、五灵脂、土元、桃仁、红花、炮甲珠、柴胡、川芎、炮姜、炙甘草各 10 克，赤芍 25 克。

上方服至 5 剂，经通。经治不满 3 个月，患者体重增至 67.5 千克（病前 60 千克）。透视双肺空洞愈合、钙化。乃以河车大造丸去地九、黄柏之苦寒，增入龟鹿二胶、冬虫夏草、三七、红参、蛤蚧、砂仁、九地、小米炒二冬为丸善后。此丸服一料后又自服胎盘 2 个，体重复原，险死还生，健壮逾于往年，1976 年生一子。

三、抱儿痨（孕期肺结核）治重脾肾

吴××，女，25 岁，1983 年 8 月 17 日初诊。怀孕已 5 个月，因午后潮热，夜间盗汗，咳喘，痰多白黏，食少倦怠，经 X 线检查证实双肺结核浸润型，恐抗结核药伤害胎儿，特来中医科求治。诊见患者面色苍白，两颧艳若涂丹，虽在盛夏，畏寒特甚。呕逆食少，发生于最近半个月，乃结核中毒反应。腰困，少腹有坠胀感，脉大而虚，舌淡，有动胎之虞，用药颇多顾忌。

拟补中益气汤合小半夏加茯苓汤，加肾四味、山萸肉、生龙牡粉益气健脾，固肾护胎。

生黄芪 30 克，当归、白芍各 25 克，白术 20 克，红参（另炖）、柴胡、升麻、苏梗、砂仁各 10 克，生半夏、鲜生姜、茯苓、山萸肉、生龙牡各 30 克，肾四味各 15 克，炙甘草 10 克，姜汁 10 毫升（兑入）。

煎取浓汁 300 毫升，日分 3 次服，7 剂。

9 月 1 日二诊：盗汗止，潮热退，咳喘已减十之七八，少腹已不坠胀，食纳增，精神佳，脉大之象已敛，唯觉掌心烦热。原方加乌梅 30 克、胎盘粉 3 克（冲服），7 剂。

9 月 11 日三诊：咳止，痰已很少，腰已不困。近来食欲大增，面色红润，掌热已很轻微。二诊方 10 剂加生山药 30 克，隔日 1 剂。

10 月 4 日四诊：诸症均退，以丸方治本。

胎盘、生山药各 100 克，冬虫夏草、红参、龟鹿二胶各 30 克，制蜜丸。每丸重 10 克，每服 1 丸，2 次 / 日。

1984 年 3 月 14 日来门诊复查，于当年 1 月足月顺产，母女均健，拍片，双肺结核已钙化。追访 5 年，健康胜于病前。

四、久痢成痨，气息奄奄，急补其正，听邪自去

杜 ×× ，女，23 岁，1965 年冬病危邀诊。追询病史，知于 1964 年冬患者因 8 个月男孩夭折，悲伤过度，情志郁结。日久，食少形瘦。今春流产，失血过多，多次发生贫血性休克。虽经调治，未能复元。夏末患痢，寒热如疟，日下脓血便 10 余次。服白头翁汤不效，又服葛根芩连汤 12

剂，输液半个月，病不减，反见口噤不能食。盛夏憎寒，不离棉衣，日渐消瘦，咳嗽盗汗。X线透视诊为右肺浸润型肺结核。闭经，卧床不起4个月余。食少呕逆，咳喘自汗，脓血便仍未止，每便必脱肛。用抗结核药后食纳锐减，形容枯槁，眼眶塌陷。23岁少女，满脸皱纹，毛悴色焦，皮肤干瘪（即《金匮要略》肌肤甲错之象）。见其舅偕余来探视，悲泣不已，安排后事，一日数度晕厥，气息奄奄，病情确属危重。余诊其脉，细数不乱，两尺尚能应指。面色虽萎黄欠华，尚不致灰败。思之再三，觉患者正值青年，虽耗伤过甚，未必就是死证。但病由寒痢误用苦寒损伤胃阳，邪陷入里成痨。延久损及于肾，生命根基动摇，已无"病"可攻。亟亟扶正固脱，醒脾救胃，先复胃气，若得胃气来复，便有生机。

红参（捣末同煎）、生半夏各30克，山萸肉、生山药各100克，炙甘草15克，鲜生姜10大片（切），煎取浓汁300毫升，兑入姜汁1盅，一日内不分次数缓缓呷服。呕止后，改为日分3次服，3剂。

余疏方后，其舅与余约定，由他亲侍服药，守护观察。若有转机，再请上山一趟；若有不测，待处理后事毕，再谢奔波之劳。4日后其舅来门诊告知：服第1剂后当日呕止。服完第2剂后，汗敛喘定，知饥，索食藕粉1小碗、蒸小米2两许，并服稀粥4~5次。服完第3剂后，日可进食半斤许。余偕其舅再赴山头，见患者已半卧、半靠于炕上，两目有神，语声低而清晰。脉虽细弱，但属有根。下痢脓血如前，未再休克。乃疏第二方，以补中益气汤加山萸肉、生山药、肾四味顾护脾肾元气。

生黄芪18克，红参（另炖）、白术、当归各10克，柴胡、升麻、陈皮各3克，制肾四味各10克，山萸肉、生山药各100克，炙甘草15克，鲜生姜3片，大枣4枚，胡桃4枚（打）3剂。

二诊后，由其舅往返传递病情变化，余斟酌改方。上方服6剂后，已能起坐，日可进食七八两。便脓血、咳嗽、午后潮热不减。

第3方咬定顾护元气、补土生金之法，二诊方加炒谷、麦芽醒脾，煅龙牡粉固脱。服20剂后，日可进食斤半，已能起床下炕游走几次。每日进食身有微汗。正气渐复，营卫通调伏邪外透，痢疾不治而愈。咳嗽亦减，潮热轻微。效不更方，再给三诊方20剂，间日1剂。

上方服后，日见起色。月经来潮，咳嗽、潮热止，食纳逾于往昔，面色红润，已可到户外活动。经X线检查，右肺结核已钙化。1966年夏生一男孩。

按：此例属于误治败证，故治法不循常规。如此垂危重症，经治2个月，服药49剂，无一味治痢之药而痢愈，仅一味生山药治痨之药而痨亦愈，可见古人"扶正邪自退"之说，确有至理。中医学又有"万病不治，求之脾肾"的论断，在危重疑难病的治疗上，确有起死回生之效。盖脾胃为后天之本，"有胃气则生，无胃

气则死""脾胃一伤，百药难施"。肾为先天之本，为人生命之主宰。内寄命门真火（肾气、元气、元阳），为生命的原动力，五脏精气的源泉。故五脏之伤，穷必及肾，肾气败亡则生命终结。故凡治病，皆当首先顾护脾肾元气，勿使损伤。若已损伤，则亟亟固脱救肾，醒脾救胃，使胃气来复，病人才有生机。故此症首方虽药仅5味却是起死回生的关键。其中独参汤合山萸肉益气救脱；生山药滋润血脉，固摄气化，宁嗽定喘，补肾益肺，为《金匮要略·薯蓣丸》治痨瘵之主药；生半夏为降胃安冲止呕圣药，与等量之鲜生姜、姜汁、炙甘草合用，既解其毒，又能止剧烈呕吐，从而使胃气复苏，为本症的治疗破一难关。余每年用生半夏数百斤，经治老人、孕妇、小儿各种危急重症，无一例中毒，可放胆使用。

五、肺结核夹寒饮者阳和汤有殊效

赵××，女，44岁，1984年3月26日初诊。1983年11月X线显示：两肺上部均显示有点片状、云雾状新老病灶，以右上肺为著，两肺结核（浸润型）。

患者工作繁重，日夜排练剧目，随团下乡演出，40岁后体质渐虚，劳倦内伤，积劳成损。1983年9月，因潮热盗汗服知柏六味加秦艽鳖甲6剂。热退后渐变五更泻泄，食少神倦，动辄自汗喘促，咳嗽痰多，有明显的咸味，喉间有水鸣声，腰困如折，整日怠惰思卧，日渐消瘦，4 个月减体重 5 千克。今春以来，特殊怕冷，三天两头感冒，每排练一场戏，全身汗出如洗，遂病休一个月。服抗结核药引起呕吐厌食，每日午后发热一阵，出冷汗，夜夜盗汗。面色萎黄，眼圈发黑，手指、膝盖发凉。脉沉细而弱，极数，每分钟 100 次以上。舌淡胖润，齿痕累累。纵观脉证：数脉主热，此为常；数则为虚为寒，此为变。肺痨脉皆数，无一例外。数至七急八败，阴阳气血皆欲脱，非虚寒而何？！误用苦寒，胃气先伤；盗汗 5 个月，阴损及阳；喘咳不休，肺病及肾。虽有中午一阵潮热，亦属肝虚失敛，疏泄太过。虚证、寒证、阴证显然。此为肺痨之本质，其他皆为假象。劳者温之，虚者补之。拟用阳和汤加味变通。本汤为治外科疮疡阴证之神剂，对骨结核、肠结核、淋巴结核皆有卓效。用治本病，甚为合拍。唯胃已伤，滋腻助湿，加砂仁拌捣，以制君药熟地之腻；加重姜炭用量，油桂吞服，以复胃阳；盗汗易麻黄为根；加生黄芪，甘温益气而除大热，且对疮疡有托毒生肌之效；加红参、五灵脂益气化瘀，缓通血痹；加山萸肉敛肝，防阴阳气血之脱散；生山药益肺脾肾之阴。

生黄芪、九地各 30 克（砂仁 10 克拌捣），山萸肉 30 克，生山药 60 克，红参（另炖）、五灵脂各 10 克，麻黄根 30 克，白芥子（炒研）10 克，鹿角胶（化入）10 克，油桂（研吞服）3 克，姜炭 10 克，生半夏、云苓各 30 克，五味子、细辛、炙甘草各 10 克，鲜生姜 10 片。

4月9日二诊：上药连服5剂，多年喉间水鸣声消失，喘汗减，食纳佳。原方去生半夏、细辛、五味子，3剂。

4月13日三诊：诸症向愈，痰又多，晨喘重，腰困甚。二诊方加生半夏、细辛、五味子；加青娥丸（盐补骨脂、胡桃肉），冬虫草4克、蛤蚧尾1对、红参10克研末吞服，沉香磨汁（兑入）3克，5剂。

4月25日四诊：稳步好转，晨泻止，便成形，精神、食纳已如常人。三诊方加三七、胎盘各5克（研末冲服），补先天肾气，缓化血痹。上方加减进退共服30剂，至6月初拍片，双肺结核钙化，体重回升，超过病前，恢复排练演出。

以本汤治各类结核病10余例，均在短期内治愈。历来视痨瘵为死症，有"风劳气臌膈，阎王座上客"之谚。古今死于此症者，不可胜计。以余浅见，治虚损痨瘵，当遵"劳者温之，虚则补之"之旨，师仲景血痹虚劳之意，在调补肺、脾、肾之中，佐以活血化瘀之法，把住保护脾胃元气一关，凡一切有碍脾胃元气之品，皆摒弃不用，三黄、栀子、生地、鳖甲列为禁药。阴分有亏者，重用山药，或以鲜山药佐餐。选乌梅、山萸肉酸甘化阴，敛阴固脱。并以五谷食饵为助，源泉不竭，何愁阴之不复。凡用滋阴退蒸、苦寒泻火之法而治痨瘵之虚热者，"十死不救，医之罪也！"喻嘉言《理虚元鉴》曰："治虚三本，肺、脾、肾。"余增一本，曰治肝。虚劳极期，亢热熏蒸，肝之疏泄太过，元气欲脱，以山萸肉救之。"治劳三禁"不可犯：一禁燥烈，不得用燥剂治痰；二禁伐气，不得用青枳肉蔻苏子破气之剂；三禁苦寒，不得用知柏芩连栀子泻火。犯此三禁，轻病转重，重病必死。余治骨蒸潮热盗汗重症，以补中益气汤甘温除大热，重加山萸肉90克、乌梅30克、生龙牡粉各30克，三五日转轻，半月退净。待胃气来复，食纳大增，增入血肉有情之品胎盘、龟鹿二胶；蛤蚧、冬虫夏草生精补髓，养血温阳，虽奄奄一息者亦有起死回生之望。

六、肺结核大咯血降逆化瘀

1. 董××，男，36岁，1983年9月17日诊。患肺结核10年，3年来不断发生大口咯血，频咳不止，咳剧，则血沫喷溅，胸痛，神疲。住院7日，未能控制。每次大咯血约200毫升（2月份已住院一次），现仍频频咳喘，面赤气粗，胸痛彻背，脉洪大，舌红尖赤，边有瘀斑。每次犯病，即用针剂止血，血虽暂止，胸膈积瘀已甚，难免堤防溃决，不可收拾。肺胃以降为顺，今气火冲逆，有升无降，血热妄行，咯血不止。唯久病必虚，不可清火，免伤胃阳。但降其气，气降则火降，血自归经。血证不可一味固涩，于止血之中行瘀、化瘀，免留后患。

瓜蒌30克，薤白15克，生半夏30克，姜汁1盅（兑），丹参30克，檀香、降香各10克，旋覆花12克（包），赭石细末30克，炙枇杷叶30克，桃仁泥、杏仁泥各15克，三七5克，白及10克（研末煮糊）。加红白糖服，甘草10克，童便、韭汁各30毫升兑入，3剂。

9月21日，血止，病象显露，面色苍白少华，拟培元固本丸善后。

龟鹿二胶、红参、五灵脂、三七、白及、水蛭、冬虫夏草各30克，胎盘2个，制蜜丸服。

1985年4月3日，患者因重感冒来诊，知其10年宿疾再未复发。鲜韭菜榨汁服，通治一切急性出血症，止血而不留瘀，甚效。

2. 陈××，41岁，1983年4月25日初诊。患肺结核7年，时见痰中带血。今晨5时突然大咯血一次，约500毫升，胸闷呕逆，脉细数无力（未见芤象）。大脱血后脉小为好，病情虽重，尚无大碍。拟方益气降逆止血化瘀：

生黄芪30克，当归15克，红参（另炖）、五灵脂各15克，赭石末50克，生半夏30克，阿胶（化入）30克，生蒲黄（包）、桃仁泥、降香、姜炭、炙甘草各10克，鲜生姜10片，枣10枚，童便1盅兑入，2剂。

4月27日二诊：血止，唯觉头晕心烦，面色灰滞，有汗微喘，脉躁，气随血脱，急固之。

补血汤和生脉散合方，加山萸肉90克，生龙牡粉、活磁石各30克，沉香、琥珀各10克，2剂，急煎频服，2小时1次，8小时内服完。

4月28日三诊：药后诸症均退。昨晚不慎感寒，彻夜剧咳不止，今见两目无神，心烦头晕，脉反大，险象未退。二诊方再进3剂，3小时1次，日夜不停。

5月16日四诊：患者半月未来，颇虑变生不测，今见患者两目有神，语音清朗。询之，始知药后剧咳、痰血均退。食纳大增，已进坑劳动数日。昨日下午，下牙龈颊车穴处焮赤肿痛，口不能张，脉洪实，此为正气来复，从阳化热，大是佳兆。大失血后阴虚生内热，微头晕为肾阴虚，龈肿为胃阴不足，阳火偏亢。予景岳玉女煎滋胃肾之阴。

生石膏 30 克，九地 18 克，麦冬 12 克，知母 10 克，牛膝 12 克。

5 月 27 日五诊：上药服 6 剂，烦渴、龈肿、头晕均愈，脉大之象始敛。生活困难，无力继续治疗。嘱用猫爪草 60 克，每日 1 剂，连服 1 月。此药性平，微酸，甘，无毒，久服无害，又为治各种结核之专药，国内已取得成功经验。

至 1984 年 5 月，即 1 年之后，患者因落枕来诊，知宿疾竟获全好。单味药价廉易得，穷苦人用得起，值得重视。病变万千，颇难执定一法，人之禀赋各异，脏腑阴阳各有偏盛。此例病人若用补中、阳和，岂不永无愈期？

七、黄芪保肺膏

组成：生黄芪 500 克，猫爪草 250 克，百合、百部、白茅根、生山药、山萸肉各 200 克，野党参、二地、二冬、鸡内金、杏仁、茯苓、沙参、玉竹、煅龙牡、功劳叶、三七粉（另入）各 100 克，紫菀、五味子、甘草、川贝粉（另入）各 70 克，龟板、鹿茸、阿胶（另化）各 50 克，油桂粉（另入）10 克，冰糖 1500 克，梨 2500 克（榨汁兑入），姜汁 100 克（兑入）。

虚甚者，加高丽参另煎浓汁 100 克（兑入），咯血重者加白及粉 100 克，空洞形成者加全河车粉 1 具（兑入）、冬虫夏草研末 50 克（兑入）。

制法：以多个容器分装，宽水浸泡一夜，文火煎取浓汁 3 次，混匀，浓缩至多半脸盆，粉剂以药汁调稀糊状溶入，勿使凝结成块，入梨汁、姜汁，煎沸 3 分钟；冰糖另熬至滴水成珠时合三胶汁混匀微煮收膏，装瓶密封，埋入 2 尺（1 尺 ≈ 33.33 厘米）深土中 7 昼夜。服时摇匀，加温，日服 3 次，每次 10 毫升。

方义：本膏方以黄芪鳖甲散去鳖甲合百合固金汤化裁加减而成，通治各期肺结核。本病是一种慢性消耗性疾病，难求捷效。汤剂煎煮费时，丸剂则见效过缓，唯膏剂一劳永逸，对症立方，因人施治，见效既快，服用亦很方便，病人乐于接受。

本病病灶虽在肺，但上下四旁皆受波及。尤以久病气血耗伤过甚，损及脾肾元气，则根本动摇，危及生命。从何着手，颇费踌躇。故历 30 年，至 1996 年始定方如上。看似不伦不类，实寓有羊未亡而先补牢之苦心在。历来治劳瘵，多从阴虚火旺立论，甘寒养阴润肺，已成定法。不知即使百合固金汤这样四平八稳的方子，脾阳虚者连服 5 剂以上，胃口即倒，大便即稀，生机渐萎。此犹为害之浅者，等而下之，则苦寒泻火，清热退蒸，直至胃气颓败。母气一伤，肺之化源先竭，离生愈远，十难救一。本方以顾护胃气为先，重用生黄芪为君，甘温益气而退虚热，合山萸肉、煅龙牡之敛固元气，止盗汗、定喘息、退骨蒸。以肉桂之辛甘大热，补脾肾真火，引浮越之假热归肾，更加姜汁暖脾胃，二药合力，监制大队养阴药之寒凉腻膈，养肺阴而不伤脾阳。复以鸡内金之助运化、健脾胃，共奏补土生金之效。猫爪草、百部为肺痨专药，功劳叶凉润强壮协生黄芪退蒸。又以血肉有情之三胶河车阴阳并补，上下四旁皆受益，肺痨自愈。经治约百人，皆平稳向愈。

乌蛇荣皮汤皮肤科治验录

皮肤病很少危及生命，但顽固难愈。患者痛苦缠绵，医者焦头烂额，确是医学一大难题。故有"医生不治癣，治癣丢了脸"之谚。作为基层中医，求治者五花八门，不允许自封专家，而把众多患者推出门去。古代中医能以患者的疾苦为己任，随时改变自己的专业。我辈虽在医学水平上望尘莫及，但为患者解除疾苦的赤诚还是有的，于是被逼上了皮肤科难症攻关之路。

初期，见皮治皮，搜集了大量外用方，以涂抹擦敷为能事，止痒消炎解除燃眉之急，也有小效。但大多暂愈后发，此伏彼起，穷于应付。此路不通，日久才渐有领悟。

皮肤病虽在皮肤肢节，却内连脏腑，并与情志变动、气血失和息息相关。一切皮肤病的根本原因，首先是整体气血失调，"邪之所凑，其气必虚"，然后风、寒、暑、湿、燥、火六淫之邪，或长期接触有害物质，诸多外因乘虚袭入而致病。则治皮之道，首当着眼整体，从调燮五脏气血入手。见皮治皮，永无愈期。遂创"乌蛇荣皮汤"，执简驭繁，用治多种皮肤顽症，竟获奇效。方剂组成如下：

生地（酒浸）、当归各30克，桂枝10克，赤芍15克，川芎、桃仁、红花各10克，丹皮、紫草各15克，定风丹60克，白鲜皮、乌蛇肉各30克（蜜丸先吞），炙甘草10

克，鲜生姜 10 片，枣 10 枚。

方中桃红四物合桂枝汤，养血润燥，活血祛瘀，通调营卫。定风丹（首乌、蒺藜对药）滋养肝肾，乌须发，定眩晕，养血驱风止痒；丹皮、紫草凉血解毒；白鲜皮苦咸，寒，入肺与大肠、脾与胃四经，功能清湿热而疗死肌，为风热疮毒、皮肤痒疹特效药。服之白鲜皮，可使溃烂、坏死、角化之皮肤，迅速层层脱落而愈，脾胃虚寒者酌加反佐药，本品对湿热黄疸，兼见全身瘙痒者，对症方加入 30 克，一剂即解。乌蛇肉一味，归纳各家本草学论述，味甘咸，入肺脾二经，功能祛风、通络、止痉。治皮毛肌肉诸疾，主诸风顽癣、皮肤不仁、风瘙隐疹、疥癣麻风、白癜风、瘰疬恶疮、风湿顽痹、口眼㖞斜、半身不遂，实是一切皮肤顽症特效药。又据现代药理研究证实，含多种微量元素，钙、铁、磷多种维生素、蛋白质，营养丰富，美须发，驻容颜，延年益寿。诸药相合，可增强体质，旺盛血行，使病变局部气血充盈，肌肤四末得养，则病愈。

本方可治 15 种皮科顽症。兹举验案数则如下：

一、鹅掌风

1. 段 ××，男，57 岁，1976 年 9 月诊。两手掌龟裂出血，痒痛难忍 7 年，掌部粗糙如树皮。×× 医院外科诊为手癣、掌角化症。患者牧羊 41 年，外受风霜雨露之侵，双手日日接触畜粪，致风毒凝结肌肤，日久深伏血络，营卫阻塞，肌肤失养，血虚不荣四末。服本方 7 剂痊愈。

2.苏××，女，22岁，1977年6月7日初诊。右手患鹅掌风4年零3个月。龟裂，痒痛，出血，冬季加重。每月经行2次，色黑不畅。正值经前，面部满布红色丘疹，奇痒难忍，脉数苔黄。症由脚癣时时搓痒传染，湿热内蕴，血热而瘀，不荣肌肤。予基本方加黑芥穗、皂角刺各10克入血清透。

6月17日二诊：上方服5剂，下黑血块屑甚多，面部红疹已退，右掌龟裂愈合，皮损修复，仍感痒痛。久病营卫阻塞，加麻黄5克、桔梗10克，开表闭以通皮部之气；日久顽疾，加狼毒3克攻毒；黄带阴痒，加生苡仁30克、黄柏15克、苍术15克、川牛膝30克、蛇床子30克，以清湿热。

7剂后诸症皆愈，追访5年未复发。

> **按**：基本方内暂加的狼毒，《本草纲目》谓有大毒，主"恶疮，鼠瘘，疽蚀""积年干癣，恶疾风疮"。近代临床试验证实，对颈淋巴、睾丸、骨、皮肤、肺等结核，有显效（狼毒枣），对各种顽固、积久难愈之皮肤病，煎剂加入3克，有奇效。古方末服"方寸匕"约1克，日3服则为3克，今入煎剂，又参合众多扶正解毒群药，绝无中毒之虞。

3.田××，女，25岁，1976年9月初诊。患鹅掌风5年，手足掌枯厚失荣，燥裂肿胀，流黄水，痒痛难忍，百治不效。面色萎黄不泽，经量仅能淹湿卫生纸少许，白带亦甚微，月月超期，近半年来二三月始一行。脉细弱，舌淡齿痕。濒临血枯经闭之险，皮肤微恙，已属细微末节。所幸后天健旺，能食易饥。当从调补五脏气血入手。基本方生地易熟地，砂仁拌捣以防滋腻害脾，加生黄芪45克、红参10克（另炖）、焦白术30克、茯苓30克。肺主一身大气，以黄芪运大气，黄芪又主"大风"（一切皮肤顽症的总称）且能化腐生肌敛疮。脾主四肢，以四君健脾运中而溉四旁，充养气血以荣四末。7剂。

9月14日二诊：上方服后，诸症均减，效不更方，7剂。

9月30日三诊：肿消，患处每隔2~3日脱皮一层，龟裂愈合，皮损修复。面色红润，月经复常。肌肤微感痒麻，乃表气未通。原方加麻黄5克，又服7剂痊愈。追访至31岁，健康如常。

本法曾治愈60岁以上、75岁以下男女老人16名之全身瘙痒顽症，乃高年气血虚衰，内燥化风，不荣四末，基本方加黄芪60克，少则3剂，多则6剂皆愈。

二、牛皮癣

1.刘××，女，29岁。1976年春，患全身泛发性牛皮癣2月余，头面颈项，胸背四肢，无一处完好。皮损如老树皮，燥裂出血，瘙痒无度，搔破则流黄水。经西医脱敏、静注钙剂40余日不效。后继发感染，颈部、耳后、鼠蹊部淋巴结均肿大如杏，夜不成寐。追询病史，知其症由产前过食辛辣发物，产后过食鸡鱼，致血燥化风。且产后未服生化汤，舌边尖瘀斑成片，胞宫留瘀，经前腹痛。古谓："治风先治血，血行风自灭。"此症毒郁血分，非彻底透发于外，很难痊愈。乃疏基本方加二花 90 克、连翘 30 克，清热解毒；加皂角刺、牛子、黑芥穗各 10 克，入血透毒于外。

药后，头面部新发出皮疹几乎满脸，额上结痂。肿大之淋巴结消散。原方又进 4 剂，不再发。去二花、连翘又服 7 剂，凡病处皆脱皮一层而愈。愈后，其皮肤较病前细嫩、红润，黧黑之面色，变为白嫩，人皆惊异。

2. 韩××，男，22 岁，1983 年 6 月初诊。患牛皮癣 2 年余，近因搔破感染，外科用抗生素消炎，抗过敏，溴化钙静注 1 周无效。痒痛夜不能寐，双手背肿胀青紫，血痂累累，右腿内侧上 1/3 处粗糙溃烂，焮赤肿痛，腹股沟淋巴结肿硬疼痛，举步艰难。心烦口渴，舌红无苔，脉沉滑数。症由嗜酒无度，湿热深伏血分，蕴久化热化毒。

基本方生地重用 120 克，清热凉血；加二花 45 克、连翘 30 克、木鳖子 15 克、僵蚕 10 克，解毒散结消肿；日久顽疾，加狼毒 3 克攻毒；以牛子、皂角刺、黑芥穗透发血中伏毒；蝉衣 10 克，引诸药直达皮部。

上药服 5 剂诸症均愈。因不遵禁忌，恣食鱼虾酒酪，时时复发。留有旧方，照方取药，服三五剂又愈。古人饮食禁忌之说，乃经验之谈。某病当忌食某物，犯禁则引发宿疾，确有至理。皮肤病之缠绵难愈多与不遵禁忌有关。

> **按**：木鳖子，为基本方偶加药。《本草纲目》载：苦，微甘，有小毒。《中药大辞典》载：功能消肿散结、祛毒。治痈肿、疔疮、瘰疬、痔疮、无名肿毒、癣疮……余用此药治皮病继发感染、淋巴结肿大，煎剂极量30克（务须捣碎），一剂即消，中病则止。未见不良反应。

三、神经性皮炎

1. 王××，男，17岁。1977年6月17日诊。因颈两侧、双肘外侧对称性皮损8个月求治。患处皮肤燥裂出血，奇痒难忍，结痂厚如牛皮。头眩，口渴，舌光红无苔，舌中裂纹纵横如沟，脉弦数。患者个性内向，木讷寡言。被老师训斥，情怀抑郁，不久发病。肝郁气滞，五志过极化火灼阴，血燥化风。阴伤颇甚，侧重养阴，少佐疏肝。

基本方生地重用120克，加女贞子、旱莲草、黑小豆、粉葛根、阿胶各30克（化入），柴胡3克，狼毒1.5克，7剂后诸症均愈。

2. 张××，女，41岁，1976年6月3日初诊。全身瘙痒18个月，其面颊部、耳垂部、手腕外侧呈对称性皮肤干燥脱屑。病起产后自汗，汗出当风，则患部肿起脱皮，痒痛如锥刺。唇色紫绛，舌色紫暗，边尖有瘀斑。便燥，3日一行。脉沉涩，症属肺卫失固，血虚内燥夹瘀，复感风毒。

基本方当归重用 90 克，加玉屏风固卫（生黄芪 30 克，白术 20 克，防风 10 克）。

上药连服 7 剂，服 4~5 剂时，正值经行，下紫黑血甚多，经净，诸症皆愈。

四、花斑癣

王××，男，45 岁，1976 年 7 月 16 日诊。全身瘙痒病已 3 年，百治不效，医院诊为花斑癣。其症，全身起红色小丘疹，瘙痒无度，搔破后流血水，结痂。双手掌部皮损暗红、枯厚、脱屑。脉滑数，苔黄腻。症由嗜酒无度，内蕴湿热，复感风毒，伏于血络。类似《御纂医宗金鉴》外科描述之"血风疮"症。法当凉血化瘀，清利湿热。

基本方加苦参 30 克，苍术 15 克，以皂角刺、黑芥穗各 10 克，入血透毒。难症痼疾，加肾四味调补先天。

上方连服 6 剂，痒止，不再起疹，手部脱皮一层而愈。追访 7 年未发。

按：花斑癣俗称汗斑，是由一种嗜脂性圆形糠秕孢子菌引起的皮肤真菌感染。此菌喜温暖潮湿及油腻环境，在南方属常见病，好发于多汗、多脂的青壮年和不注意个人卫生或身体抵抗力低下者，起病缓慢，病程长，顽固难愈。皮疹多在夏天发作，冬天静止，好发于颈、胸、肩等部位。表现为小片状褐红、淡褐或淡白色鳞屑状斑片，故名。病虽不大，缠绵难愈，颇令人苦恼。专科对此病，见病治病，只在"皮"上下功夫，不注重整体调节，故久治不愈。这也是两种医学体系最大的不同点，万病皆然，值得深思。

五、白癜风

1. 李××，男，17岁，1977年7月3日诊。双颊部白癜风呈云团状，中心苍白脱色，左眉毛变白已40天，全身瘙痒。症由营卫失和，风毒郁结肌肤。

基本方加狼毒2.5克，5剂后症状消失而愈，追访至婚后未发。

2. 高××，男，20岁，1976年5月3日初诊。病程6年，面颊双侧斑驳如花脸，四肢满布斑块，中心苍白，周围红晕，痒感，口渴，舌绛而干，脉沉数。证属血虚内燥化风，肌肤失养。

基本方白蒺藜重用90克，加沙苑子、女贞子、旱莲草各30克，狼毒3克。

经治34天，服药31剂，服至10剂后，每隔2~3日面部即脱皮一层，面目四肢病区，已了无痕迹。唯觉腰困如折，原方去狼毒，加青蛾丸（盐补骨脂30克，核桃肉5枚）7剂补肾固本而愈，追访3年未复发。

3. 王××，女，41岁。患白癜风20年，面部斑驳，白一片，红一片，黑点，黄褐斑点缀其间，犹如京剧脸谱。

渐渐发展至体无完肤，睫毛、眉毛亦变白。皮痒脱屑，脉细数，舌边瘀斑成片。从血燥化风，气虚夹瘀不荣肌肤论治。

积久顽疾，基本方加狼毒3克，气不运血，皮毛失养，加生黄芪100克。服10剂，痒止，病变部位苍白处逐渐变红。再投拙拟"克白散"一料：

沙苑子750克，九制豨莶草500克，乌蛇肉250克，定风丹300克，三七100克，藏红花、乌贼骨、白药子、苍术、蚤休、降香、紫草、甘草各50克（制粉），每服5克，3次/日。

上药服半年，服至45天时，皮肤色素基本均匀复常。全部服完后，面部之黑点、黄褐斑亦退净。

按： 本病是一种常见难治病，虽不危及健康，但好发于青年男女，外观不雅，颇令患者苦恼。20世纪70年代中，余参酌古今论著，创制"克白散"，经治多人皆愈。方中沙苑子补益肝肾，从近代药理研究得知，确是一味宝药。含有多种稀有微量元素，能增强人体免疫功能。助长发育抗衰老，抗癌。可增强内分泌激素的生成，增强新陈代谢。对一切整体失调类疾病，均有调补作用。

方中三七（半生用半油炸），藏红花（含多量维B2）益气补虚，养血活血化瘀，旺盛血行，营养肌肤。定风丹补肝肾，养血驱风，为皮科要药，故为本方主药。余药化湿健脾，清热凉血解毒。诸药相合，共奏补益肝肾，祛风胜湿，益气运血，营养肌肤功用。藏红花价昂，可倍加三七代之。

六、疣

疣，赘生物，俗名"瘊子"，可出现于全身各部。现代分为传染性疣、扁平疣等。余曾治数十例疣症。以基本方合麻杏苡甘汤：麻黄 10 克，生苡仁 45 克，杏仁泥 10 克，白芷 10 克（后下），炮甲珠 5 克（研末冲服），少则 3 剂，多则 7 剂，皆自行脱落而愈。兹举一例：

甄××，女，34 岁。患左颊部、左手背扁平疣 2 年多，挑、刺、禁（以丝线扎紧瘊子根部，使之缺血坏死）、涂（鸦胆子）、内服中药数十剂，皆无效。日见增多，面部有黄褐斑，痛经，舌质紫暗，脉涩，黄带。断为湿热内蕴，瘀血内阻，营卫阻塞，不荣肌肤四末。予基本方合麻杏苡甘汤加白芷 6 克通窍，炮甲珠 6 克（研冲服），7 剂后瘊子全部自行脱落，黄褐斑亦退净。

七、青霉素过敏性皮炎

朱××，男，30 岁。1983 年 11 月 7 日，因腿部感染注射青霉素 2 日后，忽然气喘痰鸣，寒战嘎齿有声，全身瘙痒无度，口渴脉浮紧。予小青龙加减：

桂枝、赤芍各 10 克，炙甘草 6 克，麻黄、细辛、五味子各 10 克，生半夏、生石膏、蝉衣各 30 克，生姜 10 片，枣 10 枚，2 剂。

11 月 9 日二诊：喘定，痒甚，全身片状风团满布，愈搔愈多，致血痂满身，无片刻宁静。脉转浮数。拟清透血分伏毒，兼和营卫。

基本方加蝉衣、浮萍各 10 克，黑芥穗 5 克，2 剂后痊愈。

八、过敏性湿疹

白××，女，35 岁，1983 年 9 月 7 日初诊。患过敏性湿疹 52 天。初病右头维穴处起红疹，瘙痒极重，搔破后流黄水，浸淫成片。继而背部及少腹起大片风团，搔破后流黄水。日轻夜重，奇痒不能入睡。近 1 周来继发感染，泛发性脓疱疮布满少腹及背部。腹股沟及耳后淋巴结肿硬剧痛。脉细数，舌尖部有瘀点。经抗生素、抗过敏治疗 20 日不能控制，湿热化毒深伏血分，拟方清透：

基本方加二花 90 克，连翘、木鳖子各 30 克，苡仁 45 克，苍术、黄柏各 15 克，"全虫 12 只、蜈蚣 2 条"（研末冲服）土茯苓 120 克，煎汤代水煎药，3 剂，日 3 夜 1 服，因剂量大，共服 5 日，痊愈。（大剂量土茯苓对重症湿疹，确有覆杯而愈之效。）

九、黄水疮顽症

温××，女，27 岁，1983 年 10 月 31 日初诊。后发际、

右耳后黄水疮 11 年，右颈淋巴结肿大如杏核。每年打针、服药、外治无数，皆无效。痒痛难忍，搔破则流黄色黏液，所到之处即浸淫成疮。近来由于淋巴肿大，颈项僵硬，转动不灵如"斜颈"。脉沉滑，两关弦劲。积久顽疾，血分必有伏毒，基本方：

白鲜皮加至 90 克，木鳖子 30 克，狼毒 3 克，黑芥穗 10 克，土茯苓 120 克（煎汤代水煎药），葛根 60 克，苍术 15 克。

上方连服 3 剂而愈。

十、斑秃

孙××，男，21 岁。患斑秃 3 个月，隔几天脱发一块，呈圆形。满头黑发，几乎脱光。头皮痒，脱屑。除烦躁外别无所苦，脉舌如常，唯便干，2~3 日一行。盖亦湿热阻塞营卫，血虚内燥，不荣皮毛所致。乌蛇主须眉脱落，定风丹养血去风，桃红四物养血清热化瘀，当属对症。发为血之余，肾其华在发，加骨碎补 30 克，病在头部，少佐白芷 5 克，通上窍，加入基本方内，嘱服 5 剂，不料服后不及 1 周，其脱发处已长出新发。

十一、皮肤划痕症

王×，女，34 岁，营业员。患本病 7 年。由产后风寒入络所致，久治不愈，今年入夏痒甚，夜不成寐。面部见风则肿，肌肤顽麻不仁。带多清稀如注。腰困如折，起立则眩晕。舌淡润，脉弱。

基本方去生地、丹皮、紫草、白鲜皮，加生黄芪 30 克，白术 20 克，防风 10 克，麻黄、附子、细辛各 10 克，脱敏灵（苏叶、浮萍、蝉衣、地龙）40 克，肾四味各 30 克，3 剂。

治风先治血，基本方养血活血润燥去风，通调营卫，乌蛇主大风益肌肤，麻附细解久伏之风寒，玉屏风固表，肾四味固护肾气，脱敏灵脱敏。如此中西医理大杂烩组成一方，此病竟获治愈，实属侥幸。

十二、臁疮（下肢溃症）

王 ××，女，66 岁，1977 年 7 月 25 日初诊。双下肢内侧溃疡 3 个月，皮色青紫，滋水淋漓，痒痛不能入睡。右寸关细弱，舌淡有齿痕。高年，气血虚衰，脾虚气陷，湿毒下流。

基本方加生黄芪 45 克、白蔹 12 克，益气化腐生肌敛疮；生苡仁 30 克，黄柏、川牛膝各 10 克，苦参 30 克，土茯苓 120 克，煎汤代水煎药；白鲜皮 30 克，清热燥湿去死肌。3 剂。

7 月 28 日二诊：上方每剂两煎内服，药渣煎汤一盆冲洗。另外贴臁疮膏。2 剂后痒痛止，已无渗出液，3 剂后患处结痂，又服 3 剂痊愈。

附：臁疮膏方

主治：臁疮——下肢溃疡，脓水淋漓，浸淫成片，刺痒钻心，缠绵难愈。

组成：铜绿、轻粉、松香、乳没、蜂蜡、本人指甲、阿魏、人头发各等分，量疮面大小定量，起码量 3 克。另备桑树枝 1 条，香油适量。

制法：先将香油倾入锅内炼沸，倒入药末，煎熬 1 刻钟，以桑枝频频搅动。煎妥后，以白麻纸 7 张（以疮面大小为准），放入药液中蘸饱均匀，挑出晾冷，叠成一叠，以缝衣针密刺小孔。

用法：先将患处用盐、花椒水趁热熏洗干净，将制妥之油纸 7 张包裹患处。每晚睡前，将油纸打开，先以盐椒汤熏洗患处，将靠腿的 1 张油纸剥下弃去。所剩 6 张仍用原法包好，每日如此，7 日即愈。

此方为转业军人马来友家传秘方，余用此法治 40 余人皆愈。若配以对症方药，内服更佳。凡下部疮疡久不收口，上气必虚，重用生黄芪立效。

十三、过敏性紫癜痼疾

张 ××，女，52 岁，1984 年 7 月 19 日初诊。患过敏性紫癜 37 年，14 岁时，适值经期，正在洗头，被母追打，赤身跑出野外，遂致经断。当晚腹痛阵作，下肢多处发出青紫斑块。3 日后喝红糖生姜末，全身燥热，发际、耳、目、口、鼻、喉、前后阴，痒如虫钻，发一身点、片、条状红疹而解。此后，年年不论冬夏发病 3~5 次、7~8 次不等。连生 8 胎，两胎产后服生化汤 3 剂，竟 1 年未发。

今次发病3日，正在出疹之际，腹痛如绞，抓搔不已。视之，右腿有紫斑4处，左腿2处，脐上到胸，背后至胯，红云片片。抓耳，挠腮，揉眼，奇痒如万虫钻心。诊脉沉数，舌红苔黄，边尖瘀斑成片。

此症之来龙去脉已清。初病经期风寒外袭，邪入血室，暗结病根。日久化热，湿热与血凝结成毒，正邪相争则病作。两胎服生化汤，和营活血，推陈致新，恰中病机，故1年未发。今病又作，是邪有外透之机，当因势利导以乌蛇荣皮汤进治。方中桃红四物合桂枝汤凉血化瘀和营；丹皮紫草可代犀角，更加青黛10克，共奏清营化斑之效；定风丹养血驱风；白鲜皮清化血中湿热而止奇痒；乌蛇扶正托毒治大风；加地榆30克、白蔹15克，清肠解毒敛疮；以黑芥穗、皂角刺深入血络，透发伏毒；三七10克破瘀，直捣病巢。上方连服10剂，数十年痼疾竟得治愈。追访3年零7个月未复发。

又曾治7~13岁儿童20余例。本病为过敏性疾患，多因小儿先天肾气未充，免疫力低下所致。邪之所凑，其气必虚。故当辨证求本，不可见血止血。大约禀赋强者，从阳化热，表现为肝不藏血，血热妄行。证见面赤气粗，口苦目眩，溲赤便干，急躁易怒，紫癜成团、成片，色紫黑，脉多滑数，占患病小儿的十之七八。借鉴温病发斑之理，以桃红四物汤加丹皮、紫草、大蓟、青黛，清热解毒，凉血化斑，多数在半月内痊愈。腹痛者加白芍甘草汤、地榆、白蔹清肠解毒敛疮；加三七粉3克，行瘀止血；重用大蓟30

克，贯彻始终，清热解毒，利尿止血，可有效保护肾脏。迁延失治，肾功受损者，亦可迅速消除蛋白尿。紫癜消退之后，改方桃红四物汤加阿胶、三七粉，养血柔肝善后。

禀赋弱者，从阴化寒，表现为脾不统血。证见面黄肌瘦，食少便溏，气怯汗多，精神委顿，紫癜色淡或鲜红如妆，脉多细弱。占患病小儿的十之二三。治当补气，温脾摄血。补中益气汤重用生黄芪60克，加姜炭、三仙炭各10克，三七3克；腹痛者加吴茱萸、肉桂各10克解痉；大便潜血阳性者，三七加倍，以化瘀止血。腰困膝软者，加肾四味各10克，以固护肾气。方中姜炭、三仙炭为温脾止血要药。凡用此法治愈的小儿，无一例复发。

上述二型，可互为演变。肝不藏血者，过用苦寒，损伤脾胃之阳，可虚化为脾不统血，亟亟改弦易辙，温脾统血。脾不统血者，正气来复，阴证转阳化热，大是佳兆，予补中益气汤内加知母20克、大蓟30克即可。

小儿脏腑娇嫩，脏气轻灵，传变迅速，一拨便转。疾病变化万千，总是要以人为本，针对个体特异性，一把钥匙开一把锁。谨守病机，法随证变，不可拘执。

十四、黄褐斑

王××，女，26岁。产后面部生出黄褐斑，双颊、鼻眼交界处、额部，呈多个"井"形图案，腰困多梦，年余久治不愈。脉涩，舌双侧瘀斑成条，面色灰滞欠华。

基本方加肾四味各20克，白芷、降香各10克。师通窍活血汤意，以黄酒半斤入水共煎。

上方连进 6 剂，经行，下黑血块甚多。隔 10 多天后，一照镜，已全部退净。上方经治本病约 300 例以上，皆一诊而愈。

十五、局限性皮肌炎

张 ××，男，27 岁，1979 年 10 月 27 日初诊。上唇木肿，2 个月不消。初病上唇左侧肿如大米粒，误作唇疔，以三棱针局部放血后，半小时内肿延全唇，次日肿齐鼻翼，半月后肿势蔓延至双颧骨，右眼肌麻痹，不能闭合。刻见唇肿外翻，多处迸裂出血，麻木不知痛痒。愈冷，愈觉木厚而胀。晋中 ×× 医院外科诊为"局限性皮肌炎"，嘱患者找中医寻求治法。脉浮弱，舌淡胖，齿痕累累。

考患者系马车工，经年累月，饱受风霜雾露外袭，营卫阻塞，大气不运，卫外失固，寒邪乘虚袭络，法当益气和营活血为主。

基本方去生地、丹皮、紫草、白鲜皮，加生黄芪 30 克，白芥子 10 克，去皮里膜外之痰凝，3 剂。

10 月 31 日二诊：唇部变柔软，口已可闭合。左嘴角有 1 结块如杏大，质硬。自汗而凉，气怯。加红参 10 克（另炖），"炮甲珠 3 克、麝香 0.15 克"（研末冲服），通络化瘀散结。

11 月 6 日三诊：上方连服 6 剂，结块已消，全唇变软，有皱纹出现。患者家庭困难，已带病上班，晨起见风寒则唇部发木，发痒。劳累一日，入夜腰困如折，尺部脉极弱。

想必青年不慎房室，久病及肾，固本为要。

补中益气、阳和、桂枝汤、玉屏风合方，加肾四味鼓舞肾气。上方共服 10 剂，诸症皆愈。追访至 1989 年，无异常。且体质较病前大为改观，数年来未曾感冒。

十六、疮毒内攻

师××，男，40 岁，患两下肢内臁溃疡年余。瘙痒无度，滋水淋漓，百治不效。1981 年 4 月 7 日，一人涂桐油一夜。次晨，局部痛如火灼。延至 12 时许，两腿内侧从内踝至腹股沟处焮赤肿痛，淋巴结亦肿。高热 41℃，寒战如疟，头痛如破，神昏谵妄，面赤如醉，目赤如鸠。口气秽臭，苔黄燥，中根已黑，脉沉数实。证属疮毒内攻，予攻毒承气汤扫荡血毒。

二花 120 克，连翘 90 克，生大黄、木鳖子、蚤休、柴胡各 30 克，天葵子、甘草各 15 克，蜈蚣 3 条（冲），上药 2 剂，武火急煎频灌，2 小时 1 次。至夜 10 时，泻下极秽臭夹有胶黏状大便 3 次而脱险。次晨诊之，下肢溃疡已结痂愈合。后遇于街头，其年余之臁疮竟在半月之间痊愈，唯患部皮肤稍显嫩红而已。盖攻法治病，邪退正安，挽危亡于顷刻。而大黄一物，号称将军，扫荡毒邪，拨乱反正，推陈致新，活血化瘀，其效如神。整体气血通达，何患局部顽症不退！

十七、案后赘言

唐容川氏有一句名言："一切不治之症，皆由不善祛瘀所致。"可谓一语中的！"治风先治血，血行风自灭。"中医学"风"字，包罗万象，可统括一切痒痛难忍、顽麻不仁、风瘙隐疹、白驳风（即今之白癜风）、顽癣湿疹、皮肤角化等皮肤病以及口眼㖞斜、半身不遂等内风为患。养血活血祛瘀法，可通调营卫，旺盛血行，使病变局部气血充盈，肌肤四末得养则病愈，实是治疗皮科的基本大法。但仅凭活血化瘀一法，远不能尽愈诸疾。余狗尾续貂，赘加数则：

1. 肺主皮毛而卫外，皮病治肺。虚则补之以生黄芪，重用 60 克以上，益肺气而运血，兼有化腐生肌敛疮之妙，实是疮疡要药；实则以麻黄、桔梗、白芷辈宣肺气，开表闭，以通毛窍之气，开门逐盗，阻断病邪深入。

2. 脾主四肢、肌肉，肢节病久不愈者，以四君健脾化湿；由皮毛而入肌肉，邪入又深一层，加葛根透发于外。

3. 心主营，肝主血。久病或老人、虚人血虚内燥化风，养血活血柔润之。毒入血分，以黑芥穗、皂角刺透发于外。

4. 积年痼疾，必蕴非常之毒，用狼毒 3 克于对症方内攻毒，立见转机。

5. 情志为病，五行生克制化乖乱，疏肝解郁，抑强扶弱。气有余便是火，五志过极化火，勿清热，但降气（赭石 30 克），气降火即降。火盛灼阴，养阴配阳。

6. 整体失调，补肾固本，加肾四味。

7. 食少便溏，胃气已伤，停治局部，重建中气。

8. 阳虚显露，以阳和汤组方。

9. 五色与五脏相应，凡病色苍白，萎黄欠华者，温养脾肺；面部见灰暗，或隐隐透黑者，为肾色外露，下元必虚，改投阳和。色赤为火，湿热化毒者，重用白鲜皮，清湿热疗死肌；或暂用泻火解毒，中病则止，以护胃气。色淡红，嫩红，或鲜红夺目者，类同浮阳飞越或火不归原，必兼见自汗而喘，为虚极欲脱之危象。彻底抛开局部，亟亟敛肝救肾——张锡纯氏"来复汤"（人参，山萸肉，白芍，生龙牡，炙草），傅山引火汤（九地，盐巴戟肉，二冬，云苓，五味子）加油桂 2 克（米丸先吞），参附龙牡救逆汤。

10. 疮毒内攻，危及生命，攻毒承气汤扫荡血毒。

11. 若皮肤病慢性感染、脓肿、溃疡，正虚邪恋，借重半阴半阳证十味神效汤加减进治（生黄芪、当归、川断、炮甲珠、二花、香附、甘草、生姜，上肢加桂枝，下肢加牛膝）。

病变万千，难以预见。见病治病，专科大忌！以人为本，照顾整体，顾护脾肾元气，为第一要着。万病皆然，不独皮肤科。

肿瘤临证初探

一、攻癌夺命汤治验录

攻癌夺命汤是我在 20 世纪 50 年代后期至 60 年代中期所创，由漂海藻、生甘草、木鳖子、醋鳖甲、蛇舌草、夏枯草、蚤休、海蛤壳、黄药子、生半夏、鲜生姜、元参、牡蛎各 30 克，大贝 15 克，山慈菇、山豆根各 10 克，"全虫 12 只、蜈蚣 4 条、明雄黄 1 克"（研末吞服），19 味药组成。

本方脱胎于兰州已故名医董静庵先生之验方"海藻甘草汤"，原方主治瘰疬，由海藻、甘草各 10.5 克，全虫 12 只，蜈蚣 1 条组成，水煎服。我师董老意，加量 3 倍，虫类药研末吞服，以加强药效。另加鳖甲、消瘰丸（元参、牡蛎、大贝）、夏枯草、生半夏、鲜生姜，大大加强了养阴化痰、攻坚散结之力。曾治愈甲状腺腺瘤 24 例，甲状腺瘤左锁骨上凹淋巴结肿大疑恶变 5 例，缺碘性甲状腺肿 12 例，颈淋巴结核 4 例，泛发性脂肪瘤 5 例，脑瘤术后复发 1 例。多数在半月内痊愈，无复发。1961 年后加木鳖子、白花蛇舌草、蚤休、黄药子、山豆根、明雄黄，基本定型。经临床运用 40 年，用治多种恶性肿瘤，竟获奇效。兹选录验案数则如下：

丸方终未服用。计已临床缓解 3 年半。

2. 甲状腺癌颈转移

王××，女，60 岁，1978 年 6 月 26 日诊。患者高大胖体形，体重 80 千克。颈部肿块 29 年，甲状软骨上方肿块杏子大，下方肿块约乒乓球大，均质硬，右颈部鹅蛋大肿块，凹凸不平。同年 3 月 28 日，山西省肿瘤医院超声探查诊为"甲状腺癌颈转移"，次日同位素扫描支持上述诊断。

追询病史，知患者从 8 岁起，即抽旱烟，现吸烟量日平均 2 盒，患支气管炎 30 年。近 3 年暴喘迫促，两臂上举则气闭晕厥。上厕所走 10 多步，即暴喘 10 多分钟。痰声如曳锯，稠黏难出。目赤，胸、胃烧灼难耐。日食冰棍 1 桶、水果罐头无数，始觉爽快。脉沉滑搏坚。放疗后耳聋不闻雷声。个性暴躁，多疑善怒。近 2 个月有血性涕，剧烈右偏头痛。胸背四肢泛发脂肪瘤，大者如粟子，小者如蚕豆。

据以上脉证，良由吸烟过度，熏灼肺腑，个性暴躁，气滞于中。痰气交阻，日久化火化毒，结于喉间要道。近来，虽见种种上热见证，但双膝独冷。盖由高年肾阴大亏，阴不抱阳，龙雷之火上燔。且喘汗频作，须防暴脱。先予引火汤，滋阴敛阳，引火归原。

方 1：九地 90 克，盐巴戟肉、二冬各 30 克，云苓 15 克，五味子 6 克，上油桂 2 克（去粗皮研末小米蒸烂为丸先吞），3 剂，此后，凡见上热无制，即服 3 剂。

方2：漂海藻、昆布、生半夏、鲜生姜、元参、花粉、海蛤壳、牡蛎、黄药子、木鳖子、白花蛇舌草、夏枯草、生苡仁、蚤休各30克，大贝、麦冬、桃杏仁各15克，白参（另炖）、五味子、山慈菇、山豆根各10克，竹沥2匙，"全虫12只、蜈蚣4条、上沉香1.5克、明雄黄1.2克"（研末吞服）。

上方，头3个月每旬服7剂，无大加减，至9月底，两方共服70剂，全身脂肪瘤消失，右颈转移灶缩小2/3，甲状软骨上下之肿物亦明显缩小。血性涕消失，痰声漉漉偶见。动则暴喘之状，可减三四。服至1979年6月，因天渐热，停药3个月，共服百剂。喘息已很轻微，可到邻家串门。右颈转移灶缩小至杏核大。至1980年3月，所有肿物全部消失。计经治18个月，服药300剂，其中引火汤约占1/4。现仍健在，已80高龄。

3. 胃小弯癌

陈××，男，60岁。经西安××医院病检，确诊为胃小弯癌（4cm×4cm），已办住院。自知年迈患癌，生死难卜，故术前专程来诊。询知食入即吐，痰涎如涌。便燥，三五日一行，干结如羊粪球，落地有声。面色灰滞，消瘦，病未及3个月，体重下降15千克。然神志清朗，同桌进餐，食欲颇佳。声若洪钟，喜笑言谈，颇饶风趣。我接触癌症病人可谓多矣，似此类性格者，却百不见一。胸怀豁达，便易措手。诊脉弦滑，舌红，中有黄厚腻苔。边尖有瘀斑。询知一生嗜食肥甘，嗜酒如命。此必湿热酿痰，阻塞气机，日久化毒，积为有形癥积。所幸正气未衰，可以用攻。毕竟高龄，佐以扶正：

赭石末50克，漂海藻、生甘草、元参、牡蛎、醋鳖甲、木鳖子、黄药子、生半夏、鲜生姜、白花蛇舌草、夏枯草、莱菔子（生炒各半）各30克，旋覆花（包）、醋柴胡、山慈菇各15克，红参（另炖）、五灵脂各10克，"全虫12只、蜈蚣4条、紫硇砂3克、明雄黄0.3克"（研末冲服），煎取浓汁400毫升，兑入蜂蜜100克、姜汁10毫升煎3沸，日分2次服，30剂。

另，隔日冲服儿茶2克。

上方服至5剂后，大便通畅，进食不吐，已与平日无异。自备槐耳，每日煎汤代茶。多年后得知患者服完汤剂，调养月余，在地区医院镜检，瘤体消失，食纳如常，体重恢复，已能照常参加农事劳作。

4. 脊髓神经胶质瘤

温××，女，19岁。2000年6月3日，北京天坛医院做下颈上胸MRI检查，见"C5—T3水平脊髓占位病变，神经胶质瘤"专家会诊认为，手术风险大，难根治，易复发，费用高，建议转中医诊治。

询知颈项强痛，脊柱向右侧弯，转侧困难，斜颈，已6年。左肩背沉困重痛，四肢无力，左下肢肌萎缩，双下肢进行性麻木，近半年已不知痛痒。左腿环跳穴及足跟部电击样阵痛，一日数发，步态蹒跚、倾侧，已休学2个月。面色㿠白无华，气怯神倦，头目昏眩，瑟缩畏寒，六脉沉迟细涩，舌淡胖有齿痕。

考病在脊椎，属督脉为病。督乃诸阳之会，非寒邪不能干犯。患者禀赋素虚，嗜食生冷，卧室靠窗，夜卧当风，夏日入睡，不关电扇。脾失健运，正气先虚，痰湿内生，经期不避生冷，瘀血内阻，寒伤督脉，真阳失运，日久湿痰死血，阻塞经脉，成为有形癥积。且每逢经期，诸症加剧。可证寒邪已由表入里，由督入任，深入血分。腰困如折，肾气已伤，奇经八脉所辖区域俱见病象，且属沉寒痼冷顽症。

本病已非攻癌夺命汤适应证，当作变通，留基础方，去一切苦寒解毒之品。重用生黄芪补大气，益气运血，温通督脉；以麻附细汤深入少阴，透发伏寒，兼开太阳之表，引邪外透；重用葛根之专理颈项，通督达脊；更加活血化瘀，虫类搜剔，化痰软坚，消磨化积之品，攻补兼施。

（1）生黄芪 240 克，葛根 90 克，麻黄 15 克（先煎去沫），附子 30 克，细辛 20 克，漂海藻、生甘草、生半夏、云苓各 30 克，白芍、川芎各 30 克，白芥子（炒研）、桃仁、红花、僵蚕、地龙、两头尖、子蜂房、天南星、高丽参（另炖）、五灵脂各 10 克，鲜生姜 30 克，大枣 12 枚。

加冷水 1500 毫升，文火煮取 450 毫升，3 次分服，5 剂。

（2）全虫尾 15 克，大蜈蚣 20 条，川贝、土元、炮甲珠各 30 克，麝香 2 克，共研细粉，分作 15 包，1 包／次，3 次／日，随中药服。

（3）夏枯草 1500 克，依法熬膏，10 毫升 / 次，3 次 / 日。

至 7 月 10 日，药进 5 剂，每服皆得畅汗，伏邪外透，颈项肩背沉困感遂去大半，脉转沉滑，舌尖微赤，阴证有转阳之机，大是佳兆。

上方去麻黄，加大贝、元参、牡蛎、鹿角霜、丹参各 30 克，余药不变，连服 40 剂。

至 8 月 22 日，服药 47 剂，诸证已去十之七八，下肢感觉渐复。山西省 × × 医院神经外科复查 MRI：C6—T4 脊髓占位病变与原片比较，未见明显变化。症情基本得到控制。拟扶正消瘤，丸方缓图：

花旗参、高丽参、五灵脂、大三七、三棱、莪术、葛根、炮甲珠、子蜂房、两头尖、花蕊石、全虫尾各 60 克，大蜈蚣 100 条，土元 60 克，牡蛎粉、元参、真川贝各 150 克，蛇舌草、杭白芍各 100 克。

上药共研细粉，以夏枯草 1500 克，熬膏，加炼蜜为丸重 15 克。每次 1 丸，3 次 / 日。

汤剂去细辛、赤芍加通补肾督药巴戟、补骨脂各 30 克，狗脊 15 克。

每旬服 7 剂。

至 10 月 6 日，又服 30 剂，症状消失，食纳精神，胜于病前，带药恢复学业。

汤剂加化铁丸（楮实子 30 克，威灵仙 10 克），川断 15 克，枸杞子、菟丝子、仙灵脾各 20 克，温养肝肾，攻坚化积，每旬服 3 剂。

10月30日追访，山西省××医院神经外科MRI与8月22日原片比较，专家会诊认为有三点不同：

（1）原病灶周围有模糊阴影，此次已消失，边界清楚，结合临床症状消失，推测脊髓腔内之瘤体，已逐渐消融，神经压迫症状解除。

（2）原脊柱向右侧弯，此次已恢复正常，斜颈已愈。

（3）查体，患肢肌萎缩已恢复如初。

2001年1月17日追访，平稳向愈，6年来痛经痼疾亦愈。面色红润，精神饱满，考试成绩优秀。中药服完，改服培元固本散变方，以血肉有情之品，峻补先天，重建免疫屏障，加柚柑虫节100克，以彻底破坏异常细胞核，防止复发。

大三七、鳖甲胶、琥珀、川贝、粉葛根、夏枯草膏、虫节、高丽参、五灵脂各100克，赤芝孢子粉、炮甲珠、子蜂房、土元、守宫、血竭、藏红花、全虫尾各50克，大蜈蚣100条，全河车2具，坎气60克。

共研细粉，装胶囊，每服6粒，2次/日。

按： 本病临床罕见，机理不明。解剖所见，瘤体如蛛丝、棉絮，填充于脊髓腔内，胶着、裹缠于神经周围，手术不易剥离净尽，故易复发。手术过程如损伤脊髓神经，轻则截瘫，重则致死，风险较大。术后复发率高，生存期短暂，且费用高昂，非一般人群所能承受。从中医经典理论辨析，本病当属奇经八脉病变。

缘由正气先虚，痰湿内生，寒伤督脉，真阳失运。日久，浊阴僭居阳位，湿痰死血，深伏督脉要冲，而成有形癥积。本病因虚成实，治当养正消积，扶正温阳为先，遵《伤寒论》《金匮要略》之理，邪之来路，即邪之去路，故立方以麻黄附子细辛汤深入少阴之里，透发伏寒，兼开太阳之表，开门逐盗，引邪外透。患者正虚为本，故破格重用生黄芪之入督脉，补大气，益气运血，温通督脉，高丽参、五灵脂对药，补元气，消血积。主症"项背强痛"，故重用葛根之专理颈项，通督达脊。胶质瘤属痰瘀胶结，故以海藻、甘草一对反药，相反相成，激荡磨积，清除痰毒。更加生半夏、天南星、白芥子燥化皮里膜外之痰，久病入络，以大队虫类搜剔，诸血药化瘀通络，更以炮甲珠、麝香之穿透攻破，无所不到，辟秽开窍，引达病所。计先后八诊，历时7个月，服汤剂107剂，扶正化瘤丸1料。至第4个月，临床症状解除，恢复学业。后以培元固本散变方补消兼施，扶正化积。现仍在继续治疗观察中。

余治肿瘤40余年，深感中医经典理论生命力之强大，内难伤寒之病理、病机，仲景先师之理法方药，后世叶天士学派完备的奇经八脉理论，正是攻克世界罕见疾病谱的犀利武器。

> **按：** 从上举例，可见攻癌夺命汤之多种变方，对辨证属于痰核、痰毒，痰瘀互结，热毒炽盛，毒入血分，全身中毒症状严重之多种恶性肿瘤，稍加化裁，即可泛应曲当，收到满意的近期疗效，尤对头颈部、淋巴系统、消化道癌肿有殊效。

方中海藻，为消瘤专药，用时清水漂洗去盐。味咸性寒，入肺、脾、肾经。归纳各家本草论述，本品咸能软坚化痰，寒能泻热消水（包括癌性渗出物、癌性腹水），主治瘿瘤、瘰疬、积聚、水肿。与甘草同用，相反相激，增强激荡磨积、攻坚化瘤之力。木鳖子，苦微寒，有毒，为消积块破肿毒要药。历代多作外用，内服仅见于乳痈初起，焮赤肿痛。笔者老母之食道癌，3年服药千余剂，每剂用量30克，未见中毒。方中生半夏，为消痰核、化瘤散结要药，可止各种剧烈呕吐。仲景方中半夏皆生用，今以等量鲜生姜制其毒，加强止呕功效，更无中毒之虞。方中白花蛇舌草、蚤休为治毒蛇咬伤要药，专治恶毒疔疮，善解血分诸毒，山慈菇、山豆根、黄药子皆近代筛选之抗癌要药。海蛤壳、浮海石性相近，最善化痰软坚，清热泻火，养阴利水，为治瘿瘤、积聚要药。夏枯草，苦辛寒，入肝胆经，清肝散结，主治瘰疬、瘿瘤、癥积、乳癌、宫颈癌之崩漏下血，肺结核大咯血，兼有补益血脉功用。方中鳖甲为《金匮要略》鳖甲煎丸主药，是历代用治癥瘕痞块要药，与消瘰丸相合，大大增强了养阴化痰、软坚破积之力。方中明雄黄，可杀灭多种病毒、细菌，为历代辟秽防疫解毒要药。传染病大流行期，以苍术、雄黄等分为末，凡士林膏调涂鼻腔，可有效防止传染，为古方犀黄丸、醒消丸要药，对癌毒扩散深入血分、血液中毒，有清除之效。

综上所述，本方以海藻、甘草相反相激，木鳖子、生半夏、雄黄以毒攻毒，合大队攻癌破坚、清热解毒、化痰散结之品为君，以鳖甲、消瘰丸养阴扶正为臣，以活血化瘀虫类搜剔引入血络为佐使，直捣病巢，力专效宏。用治多种恶性肿瘤，有一举扫灭癌毒凶焰、夺回患者生命之效。全身中毒症状严重者，加大黄30克，扫荡血毒。胃癌之呕吐，多兼见大便燥结，此为痰毒结于中下，阻塞胃气通降道路，本方加赭石之质重下行，莱菔子之升降气机（凡用莱菔子生炒各半，生升熟降，服后多见上则频频打嗝，下则腹中雷鸣，频转矢气，此即气机旋转、激荡之明证，故古人谓其去痰有推墙倒壁之功。）开结通便，便通则胃气下行，呕吐自止。胃及食道癌，常用紫硇砂，腐蚀瘤体，号称肿瘤克星，用量宜小。为防其使瘤体破裂出血，可加服儿茶1.5~3克，生肌、敛疮、止血，则更安全。例3患者，病后曾长期以槐耳代茶饮。据云，陕西某地一位民间老中医传："槐耳可消一切肿块，治噎嗝、五色带、崩漏、痔血。"所列症状，似与食道、胃、子宫、直肠等癌肿有关。查《本草纲目》槐耳条下载："又名槐菌，槐蛾。苦，辛平，无毒。桑、槐、楮、榆、柳五木耳，大率性味相近。主治五痔，脱肛，崩中下血，癥瘕结聚，男子疝癖……利五脏，宣肠胃气，排毒气。"似有扶正抗癌作用。

癌症晚期病人，大多邪实正虚，运用本方，当调整攻补比例：癌毒炽盛，危及生命，攻邪为先；奄奄一息，无实可攻，但扶其正。攻与补皆为调动人体自身抗癌潜能，攻法运用得当，可以扫荡癌毒凶焰，拨乱反正，邪去则正安。补法运用得当，可以增强人体免疫力，养正积自消。攻邪勿伤正，本方大队苦寒之品，脾胃怯弱者，可小其剂，并以上肉桂温热灵动之品反佐之，以保护脾胃为第一要义。有胃气则生，胃气一伤，百药难施。久病伤肾，加肾四味鼓舞肾气，立见转机。肾为先天之本，生命之根，万病不治，求之于肾。邪与正，一胜则一负。治癌是持久战，正胜邪却，暂时的缓解，瘤体的消失，不等于癌毒的彻底消灭。一旦人体正气有亏，癌毒又成燎原之势。"炉烟虽熄，灰中有火"，故除恶务尽，不使死灰复燃。

愚见，攻癌夺命汤用治晚期癌症，较放疗、化疗优势是显然的。如能进一步筛选精当，用现代科学方法提炼精华，改革剂型，静脉给药，估计对此类癌瘤的治疗，将会取得突破性进展。鄙见是否有当，仅供在肿瘤战线上从事攻关的同仁参酌。

二、食道癌险死还生

老母时年六旬，因我入狱而悲伤抑郁，于同年3月患食道中段癌，9月卧床，10月并发梗阻，赴山西省肿瘤医院求治，接受放疗37天。余往探视，病势危重，水米不入已5天，以输液维持生命。放疗科主任面告，病已晚期，血红蛋白60g/L，白细胞3.4×10³/L，体重37.5千克，一身大肉尽脱，已无挽救希望，嘱速返乡准备后事。于12月6日返家，每日以水解蛋白维持生命。老母气息奄奄，舌光剥，唇焦裂，眼眶塌陷。胸背刺痛不休，干渴，喉间如火焚，午后潮热。其疼痛部位，在任脉之天突穴下到膻中下二横指处一线，及相对应之督脉大椎穴至至阳穴处，固定不移。当属湿痰死血，滞留经络。潮热烦渴，当与放疗伤阴有关。忆及出院时主任分析放疗后症状加重，乃因病灶周围瘀血、水肿，浸润扩散，累及胸背部神经丛等语，余思若能消其水肿，化其瘀结，则仍有缓解希望。唯食道梗阻已久，水饮尚不能下咽，何以用药？遂拟加味开道散一料：

火硝30克，紫硇砂15克，明雄黄3克，硼砂15克，真落水沉香5克，枯矾6克，柿霜粉30克，煅礞石5克，冰片1.5克，乌梅肉15克，共研极细粉，每次1克，蜜汁调糊，缓缓含化，半小时许1次，日10余次，夜间停药。与此同时，每日午时以梅花针叩刺胸背疼痛部位，以及相应之华佗夹脊穴。重叩出血后，以走马火缸拔吸瘀血，意图使血流畅通。经络表里相通，外部充血，则内部病灶周围之瘀血、水肿自然减轻。3日后，疼痛大为缓解，停用杜冷丁可入睡。散刺出血法，首先攻克晚期癌肿疼痛关。持续5天含化散剂，每次均呕出痰涎甚多。第5日下午，可饮少许蜜水下咽。且因硇砂、火硝之腐蚀，舌体及口腔脱皮灼痛。乃每日减为含药 6 次，未敢间断。如此针药并施至第 15 日，试服牛奶 1 小杯，顺利服下，攻克了梗阻关。此时，已 21 日未进饮食，欲便而虚坐努责不得下。证属久病正虚，高年气液两伤，不能传送。开始配服中药，益气降逆。

赭石粉 50 克，旋覆花（包）15 克，白参（另炖）10 克，生黄芪、当归、花粉、元参、沙参、生半夏各 30 克，炙草 10 克，姜汁 10 毫升，蜂蜜 120 克，白花蛇舌草 120 克，黄药子 30 克。

后 2 味煎汤代水煎药，取浓汁，入参汁、姜汁、蜂蜜煎 3 沸，日分多次，缓缓呷服。

3 日后，便下干结如羊粪球之大便 1 次。便后约 20 分钟，突然自汗而喘，面色苍白，目闭神昏。此为气从下脱，急针人中、内关而醒。急煎红参 30 克、山萸肉 60 克，随煎随饮，半小时后脱险。此后病情逐日缓解，日可进食炼乳 4~5 次，藕粉 4~5 次，每次 1 茶杯。至 1971 年 1 月 10 日，即发生食道梗阻之第 40 日，可以喝稍浓之蛋汤及油茶，体质有所恢复。胸骨后之疼痛已极轻微，可以顺利服汤药，散剂亦不敢骤停，仍每日服 1~2 次。不料散剂之腐蚀力极强，致瘤体破裂出血。1 月 20 日起，每日便下柏油样便 1~2 次。至 23 日凌晨，突然寒热如疟，神疲自汗，心悸气喘，面色萎黄，四肢不温，脉若釜沸。辨证属久病正气内溃，肝虚（寒热往来）欲脱，大气下陷（气短不足以息，脐下少腹鼓凸如尿潴留状），肾元不固（喘），脾不统血（气随血脱，面色萎黄，肢冷）。急投张锡纯氏来复汤合升陷汤，加三仙炭、姜炭、三七扶元固本，止血救脱。

生黄芪 30 克，红参 15 克（另炖），山萸肉 60 克，柴胡、桔梗、升麻各 6 克，白芍 20 克，生龙牡粉各 30 克，炙甘草、姜炭、三仙炭、三七粉（分次冲服）各 10 克，知母 18 克，急煎频服。

一昼夜连进 2 剂，诸症均退，便转黄软，再次脱险。本病晚期，由于气血耗伤殆尽，时时有厥脱之险。度过厥脱关，便有回生之望。余借重此方，还治愈老母放疗伤阴所致之长期潮热，而能否闯过以上四关，则是晚期食道癌病人生死存亡的关键。

此后病情稳步好转，返家 60 日之后，可顺利进食油茶、泡蒸馍、细挂面。唯需独处一室，细嚼慢咽，若有人在场，吞咽便觉困难。两个月后，拟汤、散两方，视邪正虚实，斟酌进退，攻补兼施。连服汤剂 3 年，达 1000 余剂。散剂终生未断，终于带癌生存 10 多年。

主方为：

赭石粉 50 克，旋覆花（包）10 克，生黄芪 45 克，野党参 30 克，当归 20 克，干蟾皮、漂海藻、生甘草各 15 克，木鳖子、生半夏、鲜生姜、黄药子各 30 克，蚤休、大贝各 15 克，桃仁泥 10 克，以嫩核桃枝、白花蛇舌草各 120 克，煎汤代水煮药。便燥加生蜜 120 克，腰困神倦加肾四味各 30 克，基本上保持服药 10 剂，将养 5 天。

常服散剂方为：

全河车 120 克，红参 60 克，五灵脂 60 克，紫硇砂、泽漆、山慈菇、上沉香各 20 克，全虫 30 克，蜈蚣、守宫各 10 条，土元 30 克，煅礞石、三七各 30 克，火硝 60 克，明雄黄 15 克，冰片 5 克，硼砂、儿茶各 30 克，柿霜粉 100 克。

病情稳定时，每月连服 10 天，早晚蜜汁调糊含化；出现短暂梗阻时，服加味开道散 1~2 日，另，曾连服白鹅血 3 个月。

用上法至 3 个月后，可以下床走动，体重回升，半年后已与常人无异，直到 10 年后病逝，再未发生严重梗阻。

三、骨瘤从肾论治

赵××，女，60 岁，1980 年 4 月 6 日初诊。患腰痛不能俯仰转侧半年多，上午轻，下午重，入夜剧痛呻吟不能入睡。口干不思饮水。胃嘈杂，脘胀，日仅进流质食物 3 两许，食后必寒热交作，移时即罢。昏昏欲睡，移时又觉五心烦热。近来腰脊痛甚，日服镇痛片 30 片不能止痛，卧床不起逾月。便燥，溲若浓茶，诊脉迟弱，58 次/分，舌淡胖。1979 年 9 月 24 日，曾赴临汾××医院拍片见"L3 左缘，呈楔形改变，骨质破坏，右凸成角；侧位见 L3 骨质缺损，呈凹陷改变，考虑溶骨肉瘤"。1980 年 3 月 25 日，山西省××医院集体看片会诊意见：年龄大，病情进展快；椎体呈中心性破坏。支持原诊断。

患者高龄，肾亏于下，八脉失养。脊属督脉，腰脊皆肾所主。今肝肾阴精匮乏，不能灌注濡润，故骨病。久病阴损日甚，阳失依附，故阳亦衰，乃症情旦慧、昼安、夕加、夜甚之所由来。食后之寒热交作，亦非外感邪正交争，乃自身阴阳盛衰之变。肾为先天之本，腰痛如折，肾将惫矣。肾衰，则诸脏皆衰，火不生土，故脾胃失运。脾主中气，中气虚，则溲便为之变。故其便燥，溲赤绝非火象。拟从本治：

熟地、附子、川乌、黑小豆、骨碎补、核桃肉、肉苁蓉、肾四味各30克，龟、鳖甲各30克，地骨皮60克，盐巴戟肉、二冬、云苓、狗脊、杜仲、防风、细辛、干姜各15克，炙甘草60克，"炮甲珠3克、茸尖2克"（为末冲服），鲜生姜10片，枣10枚，蜂蜜150克，头风散9克，每次3克，3次／日。

加冷水2500毫升，文火煮取600毫升，3次分服。本方双补肾之阴阳，滋养奇经八脉，黑小豆补肾与蜂蜜、防风、炙甘草，制乌附之毒，服之可保无虞。

4月13日二诊：上方连进3剂，便通，溲清，胃嘈脘胀亦退。食纳增至8两许，饭后寒热交作亦愈。疼痛已减十之七八，夜寐得安。白天已停用镇痛片，可到邻家串门。效不更方，再进3剂。

4月18日三诊：上药又服3剂，疼痛已很轻微，可以不服镇痛片。往返步行三五里，亦不觉累。守方再进3剂。

4月23日四诊：已5日未觉疼痛。日可进食斤许。仍予原方3剂。

4月28日五诊：经治17日，服药12剂，脉沉弦，

80 次/分。症情基本控制。药价昂贵，农民不堪重负，遂停药将养。

6月8日，停药两月之后，患者又邀诊。询知停药后1个月内，病情稳定。从第2个月起，日见恶化。视其面色黧黑，60高龄而双颊艳若桃李，真阳外露、上越，六脉虚浮无根。余辞不治，不久病逝。

> **按：**余治骨癌，仅此1例，晚期病人，气息奄奄，生命垂危，所患何病，已无关紧要，重要的是挽救生命。故在"癌"字上做文章，已失去意义，只可全力着眼整体，扶阳助阴，保护脾胃，以血肉有情之品，温养八脉。初诊3日，攻克了剧烈疼痛关，食纳有加，胃气来复，出现转机。一方守服12剂，从卧床不起到步行三五里不累，半个月时间，扭转败局，临床缓解1个多月。从肾论治的收效是显然的。治本之法，有助于患者正气恢复，调动人体自身的抗癌潜能战胜疾病，值得深入研究。

四、治疗宫颈癌的成败得失

1.曹××，女，52岁，1976年7月15日初诊。经晋中××医院妇科活检，诊为宫颈鳞癌晚期，癌肿呈菜花样破溃，膀胱直肠浸润转移，已不能手术。患者闻癌色变，卧床不起，嘱丈夫准备后事，家人邀余诊视。此时，距活检后已 37 天，出血日渐增多，少腹憋胀，疼痛如绞，里急后重如痢，尿频尿急，带色青黄夹黑，秽臭，呕逆不思饮食，苔黄厚腻，脉弦滑劲急，双腹股沟淋巴结肿硬如枣，触痛。证属肝郁气滞，湿热化毒结于胞宫。拟方攻癌消癥，解毒利湿。

（1）败酱草、白头翁、蚤休、白花蛇舌草、半枝莲、墓头回、川萆薢、当归、刘寄奴、乌贼骨、酒大黄、土茯苓各 30 克，茜草炭 18 克，桂枝、桃仁、丹皮、赤芍、黄柏、甘草各 15 克，二煎混匀，取浓汁 600 毫升，日分 3 服。

（2）松、柏、槐、桑、嫩核桃树枝各 30 克，生军、甘草各 30 克，莪术 60 克，煎汤一大盆，熏洗坐浴。两方各 10 剂。

8 月 10 日二诊：上方内服外洗各 10 剂，晚期癌症中毒症状迅速消除。呕逆除，食纳增，出血渐少。服至 5 剂后，腹痛、里急后重、尿频尿急均愈。6~10 剂去大黄，已 3 日未出血。杂色带消失，黄臭带亦大为减少。唯时当盛夏，反觉畏寒，心悸汗出微喘，夜寐不安，脉弦滑而软。久病用攻，药过病所，损伤正气。速速见机转舵，扶阳益气，养阴宁心，行九补一攻之法。

附子 15 克，山萸肉、党参各 30 克，麦冬 18 克，五味子 10 克，夜交藤 30 克，炒枣仁 15 克，当归、白芍各 25 克，菖蒲 12 克，败酱草、白花蛇舌草、墓头回、川萆薢、乌贼骨、朱茯神、生苡仁各 30 克，茜草炭、桂枝、桃仁、丹皮、炙甘草各 15 克，鲜生姜 10 片，枣 10 枚，10 剂。

8月29日三诊：药后汗止，心宁、寐安、食加，体质初见改善。偶见出血，黄带渐少渐稀。又见便燥，里急后重，尿急痛。邪正交争，一胜则一负。正气来复，相机缓攻。

生黄芪45克，当归、丹参、夜交藤、乌贼骨、生苡仁、土茯苓、白花蛇舌草、半枝莲、紫草、白茅根、刘寄奴各30克，苍术、黄柏、儿茶、炙甘草各10克，莪术30克，茜草炭15克，山豆根15克，鲜生姜10片，大枣10枚，大黄䗪虫丸4丸，10剂。

9月20日四诊：上药，每服3剂，将养1天，共进9剂。熏洗方因天热，洗洗停停，用15剂。血止，有时内裤偶见血点。黄臭带大减，臭味轻微。食纳日好一日，面色红润。体重由37千克增至45千克。近因气恼，郁怒伤肝，致两胁窜痛，头面升火。且久病八脉损伤，邪退正虚，腰困如折，带下又见增多。以调补奇经为主，佐以舒肝利湿解毒。

龟板（先煎）25克，寄生、川断、盐巴戟肉、川杜仲、肾四味各15克，柴胡、卷柏、甘草各10克，当归、白芍、丹参、土茯苓、生苡仁、猪苓各30克。

11月1日五诊：上药共服21剂，腰困如折痊愈，带下稀白量微，食纳大增，体质明显增强。请妇科专家曹中选先生会诊，妇检：宫颈部之菜花状破溃瘤体，已大部脱落，仅剩小拇指甲盖大一块，腹股沟肿大之淋巴结消失。当时，经治4个月又25天。

妇检后，接触性出血数日不止，量不多。由此反证宫颈癌患者禁绝房事之绝对必要性。少腹痛，带色变黄，大便燥结，心烦不寐。邪正相争，正方大占优势，攻癌为主，佐以扶正。

白花蛇舌草、莪术、生地各 60 克，贯众炭、生桃仁、党参、夜交藤、墓头回各 30 克，生黄芪 45 克，五灵脂、丹皮、桂枝、茯苓、酒军炭各 15 克，合欢花、合欢皮、苍术、黄柏、儿茶、五味子、甘草各 10 克，生苡仁 45 克。

1977 年 4 月 24 日六诊：上方守服 80 剂，腊月初八至正月十五停药。病情稳步好转，出血停止已月余，体重上升到 51 千克。近又因气恼偶见出血，带色转黄。胁肋窜痛，面赤目赤，胸中憋闷，耳鸣，头面轰热，舌红无苔，脉弦急。此由水亏木旺，春气升发太过，天人相应，内外相因，拟滋阴补肾，调补奇经，涵肝，敛肝，轻泻肝火。

龟、鳖甲各 30 克，醋柴胡 10 克，当归、白芍各 30 克，丹皮 15 克，栀子 10 克，桃仁泥、莪术、生地、贯众炭、墓头回、丹参、生苡仁、生龙牡、磁石各 30 克，合欢花 12 克，薄荷 3 克，车前子、炙甘草各 10 克，苍术、黄柏各 10 克，蛇舌草 120 克煎汤代水。

5 月 17 日七诊：上方守服 20 剂，肝郁化火见证消失，出血全止。全力攻癌：

白花蛇舌草 60 克，莪术、生地、贯众炭、桃仁泥、党参各 30 克，五灵脂 15 克，丹皮、桂枝、茯苓各 15 克，墓头回、夜交藤、生龙牡各 30 克，川军炭、儿茶、五味子、甘草各 10 克，"全虫 12 只、大蜈蚣 4 条"（研末冲服）。

6月19日八诊：上方连服30剂，诸症均退，体质大为增强，体重上升到63.5千克，外观已无病容。唯又因气恼出现胁肋不舒，潮热阴痒，口苦，尿急热痛。侧重攻癌：

狼毒5克，生马钱子6克（勿打破），甘草30克，大枣30枚，白花蛇舌草、莪术、蛇床子、木鳖子、白鲜皮、醋鳖甲、生地、元参、沙参、贯众炭、生桃仁、党参各30克，五灵脂15克，龙胆草、青黛、二妙、儿茶、五味子、醋军炭各10克，白薇12克，丹皮、桂枝、茯苓各15克，生龙牡、嫩核桃枝各30克，"全虫12只、大蜈蚣4条"（研末冲服）。

上药服至8月15日，共30剂。龙胆草、青黛仅用3剂，随证增入调补气血奇经之品，已3个月未出血，白带偶见，体重升到65千克，面上老年斑退净，部分白发变黑，皱纹消失。计前后经治13个月，服药210剂，外洗坐浴约90剂，临床治愈。乃嘱患者豁达心胸，怡悦情怀，善自调摄，停药观察。追访22年，活至80岁后，无疾而终。

2.郭××，女，50岁，1980年12月13日初诊。患者病程1年零7个月，曾在山西省肿瘤医院住院8个月，放疗配服中药，渐延全身浮肿，腹水（++）而出院。体重下降20千克，现体重37.5千克，骨瘦如柴，一身大肉尽脱。纳呆，日进食不足4两。出血淋漓不断，少腹胀痛如锥刺，黄赤相杂之秽臭带特多，日用卫生纸一包。询知患者个性内向，舌淡而干，舌中裂纹，中心有5分硬币大之无苔区。余久思难决，觉此症有两点难于措手处：其一，七情内伤，肝气久郁化火化毒，结于胞宫，犹如强敌破境，势不能不顾；其二，久病攻多，放疗损伤，胃气已近败亡。其舌中之无苔区，即脾胃虚极，不能蒸化敷布之明证。上大虚，下大实，是最难用药格局。一着不慎，生死立判，当以抑木扶土，醒脾救胃为先。

生黄芪 45 克，当归、红参（另炖）、五灵脂、柴胡、棉子炭、白芍各 15 克，炒麦芽 60 克，炒谷芽 30 克，曲楂炭、姜炭各 10 克，焦白术、茯苓、生苡仁、猪苓各 30 克，泽泻 18 克，油桂 5 克，炙甘草 10 克，鲜生姜 10 片，大枣 10 枚。

立方之意，重在重建中气，益气养血，温脾醒脾。生黄芪用至 45 克，则兼有以气行水之妙，复加油桂之蒸动气化，其效更著，是已故温碧泉老师毕生经效之法。三仙炭、姜炭治脾不统血之出血；棉子炭辛热温中，壮腰固肾，补火生土，止崩漏下血；复以苡仁、猪苓药性驯良之品抗癌化湿利水。

12 月 30 日二诊：服上方 10 剂，不仅食纳大增，日可进食斤许，且舌上裂缝弥合，舌中已生薄白苔，是胃气已复之征。浮肿、腹水基本消退，唯面容更见消瘦。出血大减，带下亦减，已不用卫生纸。精神状态极好，半月之间，前后判若两人。当时患者有一医师陪同，见吾此方，讥为推诿之作。及至症情大好，又觉惊奇。危重病人，有胃气则生，无胃气则死；保得一分胃气，便有一线生机，何奇之有？临行，又疏一方如下：

醋柴胡 15 克，当归、二芍、云苓各 25 克，白术、苡仁、鸡冠花、白蔹、车前子、墓头回、贯众炭各 30 克，棉子炭 15 克，姜炭、三仙炭各 10 克，丹皮、炙甘草各 15 克，红参 15 克、五灵脂 15 克、三七 9 克、全虫 12 只、蜈蚣 4 条（共研末冲服）。

嘱患者上两方轮服 1 个月，待症情有较大变化时，再来面诊。

1981 年 1 月 23 日三诊：上方轮服各 11 剂，浮肿全消，腹痛已止，已半月未出血。带转白，量微。体重回升至 40 千克。面色红润，精神健旺，舌见黄苔。此时，已由邪盛正虚，转化为邪正相持，正胜邪退阶段。舌苔从淡白到黄燥的演变，预示着人体已由弱到强，堪与癌毒一战。故应侧重攻癌：

二诊方去白蔹，加白花蛇舌草 120 克，木鳖子、莪术各 30 克，生黄芪 45 克，肾四味各 15 克，余药不变。如有欲念萌生，速服知柏（各 60 克）地黄汤 3 剂，千万禁绝房事、清心寡欲、愉悦情怀、善自调摄。此后，即失去联系。

1983 得知患者服上方 70 剂后，已无病象。体重回升至 50 以上，康复 2 年又 4 个月。今春其夫暴病身亡，悲伤过度，2 个月后病逝。本例病人，仅服药百剂，未遵嘱服固本丸方。体质的增强，临床症状的消失，并不是癌毒的最后消灭。即使临床妇检，证实瘤体脱落，转移灶消失，仍须丸方治本，拔除病根。"炉烟虽熄，灰中有火"，一旦遭受重大变故，正气内溃，癌毒又成燎原矣。慎之，慎之！

3. 曹××，女，43岁。1976年9月7日，经晋中××医院病检，确诊为宫颈鳞癌晚期，膀胱直肠浸润转移，已错过手术、放疗机会，回家乡后邀余诊治。见患者面色黧黑，肌肤甲错，颧赤升火，光亮异常，如涂油彩。自汗，气怯似喘，腰困如折，时欲躺卧。自觉五心烦热，却又明显怯寒。出血淋漓不断，色黑，夹有块屑腐肉状物。黄赤带秽臭，量多。尿急尿频，大便里急后重如痢。食入则呕，夜难入寐。患病5个月，体重下降12千克。血红蛋白80g/L，脉弦硬搏指，毫无冲和之象，舌淡苔薄。从脉证推断，凡久病、重病而见真脏色外露者，预后堪虑。且喘汗寒热，多为肝肾元气虚极欲脱之兆，亟亟固护元气为要。

山萸肉60克，生黄芪45克，当归、白芍、生龙牡、乌贼骨、夜交藤、贯众炭各30克，红参（另炖）、五灵脂、麦冬、炙甘草各15克，姜炭、三仙炭、五味子各10克，茜草炭12克，煎取浓汁600毫升，日分3次服。

上方连进6剂，喘、汗、呕、悸告愈，夜可睡5小时许，知饥思食，出血减少，脉少敛，已无暴脱之虞。其面黧黑而肌肤甲错，符合《金匮要略》血痹虚劳论述，尿急、便急如痢，带下赤白秽臭，皆湿热化毒的据。但正气初复，不可急于攻毒，拟七补三攻法。

生黄芪45克，当归、醋鳖甲各30克，红参（另炖）、五灵脂、炙甘草各15克，寄生、苡仁、贯众炭、白头翁、车前子各30克，姜炭、三仙炭、焦酒军、土元各10克，白花蛇舌草120克，煎汤代水煮药，三七6克，全虫12只，蜈蚣 4 条（共研末冲服）10 剂。

上方服后，便急如痢、尿急迫消失。出血大为减少，食纳好。精神转佳，体质改善，可到街头走动。少腹痛减，黄赤秽臭带减少，脉象较前又趋缓和，病情已见转机。正气来复，相机攻毒。

白花蛇舌草 120 克，狼毒 3 克，莪术、木鳖子、生苡仁、墓头回、寄生、贯众炭各 30 克，醋鳖甲 45 克，党参、生黄芪各 45 克，当归 30 克，漏芦 12 克，柴胡、甘草各 15 克，酒军、土元、儿茶、桃仁各 10 克，三七 9 克、全虫 12 只、蜈蚣 4 条（共研末冲服），鲜生姜 10 片，大枣 10 枚。

二煎混匀，取浓汁 600 毫升，日分 3 次服。

上药，先服 3 剂，可以耐受。续服 3 剂，食纳大增，精神好转。再服 4 剂，秽臭黄赤带大减，面色渐转红润，血红蛋白回升至 120g/L。少腹板硬渐变柔软，除面颊部仍稍有淡黑斑外，其肌肤燥裂甲错皱状，亦大为柔软，体重回升。原方加全河车粉 6 克，又服 10 剂，计前后四诊，历时 50 天，服药 36 剂，全身落屑蜕皮，肌肤甲错全消，体重恢复，血止，少有黄臭带。患者大喜过望，偕夫来门诊道谢。言欲回矿筹办长子婚事。嘱其禁绝房事，不可过劳。喜事过后继续治疗，以拔除病根。不料事隔月余，街头遇其侄，方知患者已于某晚夜半暴崩，黎明病逝，余不胜慨叹！中年妇女患此，由于阴虚火旺，欲念极强，虽一再告诫，仍不免蹈此覆辙。故余经治 16 例宫颈癌，唯两老妇得享天年，其余皆功败垂成，或愈后复发而死。

按：仅从个人有限实践的角度，对晚期宫颈癌的治法，提出几点粗浅看法：

（一）补法贯彻始终

晚期病人，由于迁延失治，或久病攻多，或放疗、化疗摧残，气血耗伤过甚，邪盛正虚格局已成。此时，宜着眼整体，抱定"扶正邪自退，养正积自消"的宗旨，亟亟用补：

1. 凡见面黄肌瘦，气怯神疲，纳呆食少，便稀肢凉，出血淋漓不断，尿多，带多如注，舌淡无苔，脉细如丝，上不满寸，下不及尺者，此为脾胃大伤，中气下陷，脾不统血，气不摄血重症。切忌见病治病，妄用攻癌之剂。当下病治上，从重建脾胃元气入手，以补中益气、四君子合方化裁，加姜炭、三仙炭温脾统血。棉子炭辛热暖胃，壮腰固肾，补火生土止崩漏。炒二芽醒脾，红参、五灵脂等量同用，相畏相激，益气醒脾化瘀。柴胡升清举陷，重用生黄芪45克，益气升阳举陷，内托化腐生肌，兼理八脉损伤。仅以生苡仁、猪苓性驯良之品抗癌而化湿浊。如此守方常服，即可收到胃气来复，食纳大增，体重回升，血红蛋白、白细胞上升，崩漏带下大减之效。从而促进虚实转化，使邪盛正虚局面逆转，进入邪正相持阶段，为下段持久攻坚奠定坚实基础。脾胃一败，生机顿灭！保得一分胃气，便有一线生机。治晚期癌症，以保护脾胃为第一要义。此种治法，看似平淡无奇，实则深含奥理。"不治之治，方臻化境"，是最上乘治法。与西方医学比较，这正是中医学的最大特色与优势。

2. 凡兼见各脏腑气血虚衰见证，用本药进治不效，而见腰困如折，转侧不利，不能久立、久坐；或虽无显著病象，而时欲呻吟以为快者，此"肾主呻"也。由久病损伤肾气，生命根基动摇，较脾胃之伤，又深一层。见机增入肾四味，万病不治，求之于肾，便会立见转机，取得突破，进入人体正气对癌毒取得压倒优势阶段。

3. 调补脾肾 1~3 个月，人体正气得固，外观已无病象，癌毒由嚣张转向伏匿，此时即可相机攻癌。或以攻为主，或攻补兼施，或补七攻三，立方守服，密切观察，随时调整攻补比例。一见伤正苗头，如气怯食少、嗳腐嘈杂，或喘或汗，腰困膝软……速速转手进补。待元气一复，则敌退我打，攻之，荡之，削之，磨之，除恶务尽，直到临床妇检，癌瘤萎缩脱落，转移灶消失，仍需丸方久服，养正消积。勿使灰中之火，再成燎原。凡临床治愈 1 年以上死亡病例，皆属此类。

4. 凡化疗、放疗损伤气阴，而见潮热、烦渴、舌红无苔等症，慎勿轻投滋阴降火、清热解毒苦寒之品，重伤胃阳，病必不除。补中益气汤加山萸肉、乌梅、知母、花粉、生龙牡，甘温除大热，酸甘化阴生津，敛得正气，即退得邪热，取效甚速。且"舌红非常并非火"（曹炳章《辨舌指南》），寒症亦有见黄苔时，当全面辨析，方不致误。

5. 凡化、放疗后，或久病耗伤肾阴，浮阳上奔，而见头面升火，胸中烘烘发热，面红目赤，口舌生疮，多属火不归原。大剂引火汤两服必退（见恶性淋巴瘤项下）。双膝冷甚者，加油桂1.5克米丸先吞，取效更速。脾寒便溏者，加砂仁、姜炭，慎勿误作实火论治！

（二）探索病机　选方遣药

1. 病因病机

宫颈癌多由生育或流产过多，房室不节，八脉损伤，累及肝脾肾，元气先虚为基本原因；患病妇女多属性格内向类型，或久处逆境，忧思郁怒，五志过激化火，湿热积久成毒，气滞血瘀，结于胞宫而病成。

2. 情志因素与精神疗法

"气郁"既是本病形成的重要因素，又可左右本病的进程（参见例一），则"解郁"便成为治疗本病的重要手段。解郁之法，单靠药物是不行的，药逍遥人不逍遥，于事无补。"心病还须心药医"，常见此类患者，闻癌色变，悲观绝望，十天半月便可身瘦形夺。故未治病，先治人，以"五志相胜"的精神疗法，打破病人的精神枷锁。或激发引导鼓舞患者立志斗癌；或善言劝慰，以幽默风趣的语言，使病人化悲为喜，破啼为笑。一旦精神面貌改观，便可激发病人自身的抗癌潜力，使治疗进展事半功倍。

3. 方药选择

（1）基础方选逍遥散去薄荷、煨姜，加生黄芪、苡仁，与桂枝茯苓丸合方化裁。本方最善疏肝解郁，健脾利湿，化瘀消癥，药性和平可以常服无弊，符合晚期恶性肿瘤以

"养正消积"为目的总治则。苡仁是一味药性驯良的抗癌药，功能健脾养胃渗湿排脓，《本草纲目》谓其有"破肿毒"之功。生黄芪重用，除补气升阳以举陷，专补肺脾运大气，补气摄血止崩漏，又能鼓舞正气以托毒生肌，温运阳气以利水消肿。本方对晚期病人气血两虚，肝郁脾虚，崩漏带下等主症，有可靠的疗效。

（2）攻坚化瘤

①木鳖子，苦、微甘，性温，有小毒，入肝、脾、胃经，为消积块、化肿毒要药，兼能止癌肿晚期之疼痛。笔者亲验，对恶性淋巴瘤甲状腺癌、宫颈癌，胃癌、食管癌，癌瘤之淋巴转移灶有奇效。一经用药，癌肿即日见缩小，一般两个月内即可消失。用量30克／日。连服10日，停药3~5日。笔者使用该药37年以上，仅笔者母亲晚期食道癌广泛转移，用该药30千克，10余例宫颈癌总用量达100千克以上，未见1例中毒。

②莪术，苦、辛，温，入肝、脾经，为破癥瘕积聚要药。功能行气、破瘀、消积、止痛。现代药理实验证实，对子宫癌有特效。用量30~60克／日，与补气养血、健脾固肾药配用，未见伤正之弊。

③全虫12只，蜈蚣4条，守宫1只，上药研末吞服，有解毒散结、消瘤止痉定痛之效。可使各种肿瘤及其转移灶，逐日缩小以致消灭。

（3）清热解毒散结

①蛇舌草，苦、甘，寒，入心、肝、脾三经。功能清

热解毒利湿，为治毒蛇咬伤要药，可治多种癌症导致的全身中毒。用量60~120克/日。

②蚤休，苦，微寒，有小毒，入肝经。功能清热解毒，消肿解痉。为治毒蛇咬伤、疔毒恶疮要药。对急性淋巴管炎，脓毒败血症，晚期癌肿导致之全身中毒症状，有迅速解除之效。用量30克/日。

③大黄，为攻坚破积、扫荡血毒之猛将。用量30克/日，酒浸入药。可迅速解除癌肿导致之全身中毒症状。中病则止，勿使伤正。对晚期宫颈癌向邻近器官浸润转移，造成之里急后重，尿频急痛，配等量之白头翁，可迅速解除，配土元有祛瘀生新止血之效。

（4）化瘀止血

①贯众炭，苦，微寒，入肝、脾经。多用于清瘟、解毒、防疫，为治崩漏下血要药。制炭后已改变苦寒之性，久用不致损伤脾胃。

②棉子炭，辛，热，温肾补虚止崩漏，兼有抗癌作用。

③墓头回，苦、微酸、涩，微寒，入肝经。为止崩漏带下要药。对宫颈癌之杂色奇臭带、慢性出血，有理想疗效。临床报道，对艾氏腹水癌瘤细胞有破坏作用。本品止血属于收涩性，单用日久，有暴崩之虞。加入上述主方中则无此弊。

④儿茶，是一味外用药，殊少内服。味苦涩，性平。功能化腐生肌，收湿，敛疮，止血。由于本病治疗的全程，贯穿着活血化瘀、破癥消瘤治法，常用桂枝、桃仁、莪术、

土元、酒军等破瘀之品，增入一味儿茶，破中有守，可免意外出血之弊。

（三）意外情况的处理

1. 由于癌肿发展或犯房事，致瘤体破裂暴崩，出血不止者，速投张锡纯氏固冲汤变方（为笔者经效方），生黄芪、红参、贯众炭、棉子炭、煅龙牡、阿胶各 30 克，山萸肉 120 克，生白芍 30 克，姜炭、三仙炭、棕边炭各 10 克，"三七 6 克、五倍子 1.5 克"（研末吞服）。急煎频灌，可救危亡，血脱亡阳者，合破格救心汤。

2. 本病晚期，由于放疗损伤，久病耗伤，中医接手治疗时，多属晚期之晚期，常易出现厥脱险证。因此，凡见喘逆自汗，心悸神摇，面赤如醉，脉如波涛汹涌之状者，此为肝肾气阴虚极欲脱危证。速投张锡纯氏来复汤、当归补血汤、生脉散复方大剂，重用山萸肉，日夜连投，以救危急。能否渡过厥脱关，是病人生死的分界，也是治疗成败的关键。

五、小儿白血病

程××，男，13 岁，1977 年 5 月 10 日，气息奄奄，由其父背来就诊。询知两月前突然高热寒战，体温 40℃，鼻衄如注，2 日不止，大便如柏油状。急赴山西省肿瘤医院，4 月 5 日入院，经抢救脱险，但极度贫血，血红蛋白 40g/L，输血 1600 毫升无效。用环磷酰胺—长春新碱—阿糖胞苷—泼尼松联合化疗方案化疗 2 疗程后，处于弥留状态。5 月 5 日病危出院。出院诊断："血红蛋白 40g/L，白细胞 360×10^3/L，急性粒细胞型白血病。"

病孩面色萎黄虚浮，唇指白如麻纸，眩晕不能坐立，纳呆，日仅进食 1~2 两，五心烦热，心动震衣，自汗如洗，两目失神；舌如去膜猪腰子，光绛无苔而干，六脉浮弦搏指，一息七至以上。从脉舌形神见证，已属气阴两竭之死候。然其父悲伤哭泣，情极可悯。又诊病孩趺阳、太溪、太冲三脉，尚不致散乱，不吐不泻，尚能进食，胃气未至败亡，一线生机未灭。遂以当归补血汤、生脉散合方，重用参芪，加山萸肉，益气固脱。

生黄芪 30 克，当归、红参（另炖）、麦冬（小米拌炒）、五味子、三仙炭、炙甘草各 10 克，山萸肉、九地各 30 克，砂仁 10 克，元肉、女贞子、旱莲草各 15 克，阿胶 18 克（化入），鲜生姜 5 片，大枣 6 枚，浓煎，小量多次分服。

5 月 28 日二诊：首剂得效，上方连服 10 剂。服 3 剂可起坐，服 5 剂后可进食半斤，头晕大减，精神转佳，服至第 7 剂已能下床散步，舌上布薄白苔，津润，胃气来复，大是佳兆。服完 10 剂后，日可进食 1 斤多。不料前日忽然泛呕泄泻，腰困如折，脐下筑动应衣，泛酸嘈杂，喉中痰鸣如曳锯，瑟缩畏寒，下肢发凉，脉浮尺虚，舌变白腻。其父意谓感冒风寒，然则足不出户何来感冒？此必久病伤肾，元阳不固，厥脱先兆。本拟加鹿茸血肉有情之品，温养肾督，促其生血。奈患者住院已耗资数千元，贫病交困，姑以肾四味，性味和平，温阳益精之品代之，温养肾命，双补气血为治。

生黄芪 30 克，当归、红参（另炖）、元肉、姜炭、三仙炭、炙甘草各 10 克，土炒白术、山药、炒谷麦芽各 30 克，阿胶（化入）、生半夏、茯苓各 12 克，肾四味各 15 克，鲜生姜 10 片，枣 6 枚。

6 月 20 日三诊：服 2 剂后畏寒退，泻止脉敛，服 5 剂脐动隐，元阳固，食增，两目有神，可出户外玩耍，10 剂服完，每日温习功课，跑跳看戏，已如常人，两目神采奕奕，食纳大增，脉中取和缓从容，血红蛋白上升至 75g/L，白细胞降至 110×10^3/L。效不更方，加参鹿膏 10 克，10 剂。

7 月 18 日四诊：血红蛋白上升至 95g/L，白细胞降至 57×10^3/L，原方守服 7 剂。

8 月 27 日五诊：血红蛋白 110g/L，白细胞 27×10^3/L，稳步向愈，因贫困，停服中药，予单味参鹿膏 150 克，半月量。至 9 月 22 日，血红蛋白 120g/L，白细胞 19.5×10^3/L，余不胜欣慰，嘱病家加意调护，慎饮食，避风寒，以防不测。不料于 9 月 29 日中午，其母高热昏迷，买一大西瓜，病孩乘其父外出配药偷吃多半个（约 5 千克），当夜腹痛作泻，次日又水泻尽日，滑脱不禁，脱肛不食，大汗心悸，喘不能步。急去诊视，则六脉散乱如丝，面如死灰，四肢厥冷。急用大剂参附龙牡山萸肉，投剂不应。盖胃气败亡，百药难施，余已无能为力，终至不救。小儿不守禁忌，只图果腹，不幸夭亡，令人不胜慨叹。

按：小儿白血病类似"小儿急痨"，又因其主症为高热，大出血，亦可归属血证范畴。初期邪毒炽盛，充斥表里三焦，入营动血，可借鉴温病治法，以犀角地黄汤合清瘟败毒饮重用生石膏250~500克，无犀角时可以丹皮、紫草、蚤休代之，一昼夜连服3大剂，即可阻断病势。此期人体正气尚强，用攻不可犹豫，杀得一分邪毒，即保得一分元气，攻癌即所以扶正。若禀赋素虚，邪从寒化、虚化，甚则初病即见正气先溃，气随血脱，奄奄待毙，或高热出血之后，复加化疗摧残，气血耗伤殆尽，当此生死存亡系于一发关头，则当亟亟固脱为先。一切攻癌解毒、苦寒败胃之品，毫末不可沾唇。扶得一分正气，便退却一分邪气，保得一分胃气，便有一线生机。本例的治疗，即遵循了此条原则。故当辨病与辨证发生矛盾时，要毫不犹豫地舍病从证。若对号入座，套用专病专方之类，则是速其死也。中西医结合，中医没得现成饭可吃。丢弃了"以人为本，辨证论治"的法宝，何来中医的特色与优势？试观本案病儿的抢救过程，历时4个月，服药40剂，未用一味抗癌药，终于使白细胞、血红蛋白恢复正常。可见"以人为本"的思想，固护脾肾元气的治则，在癌症治疗中具有特殊地位。笔者受条件局限，未能进行系统观察研究，一得之见，偶然性、片面性在所难免。

温氏奔豚汤治验录

已故山西中医学校伤寒、内科教研组温碧泉先生，是我 20 世纪 60 年代中医函授老师，也是我走上中医之路的第一位启蒙导师。

温老是山西介休人，生平不详。我与温老仅三面之缘，聆听伤寒阳明、少阴篇讲解 2 次，奔豚汤学术讲座 1 次。

温老一生专攻仲景之学，对《伤寒论》《金匮要略》造诣很深，见解独到，能发前人所未发。擅长以经方治疗多种疑难痼疾。奔豚汤一方，便是他一生学术经验的心血结晶。

温老慈祥和蔼，平易近人，不拘小节，讲授高深的中医学理，深入浅出，幽默风趣，循循善诱，启迪学生悟性。每一节课，他都能讲透一个专题的方方面面，把他一生宝贵的学术观点和经验倾囊相授。他鼓励学生立大志，下苦功，多实践，勤反思，有所领悟，有所创新，勇攀医学高峰，振兴中医，为国争光。

温老一生，呕心沥血，默默埋头于临床教学，桃李满天下。为人民治病不怕山高路远，不避风雨寒暑，无欲无求，不务虚名，令我感佩。他继承仲景心法，创立新方，济世活人，造福人类，功不可没。

呜呼！哲人已逝，我学习温老愧无所成，谨以此文纪念温老对我的教诲之德。

本方由附子、肉桂、红参、沉香、砂仁、山药、茯苓、泽泻、牛膝、炙甘草组成，是山西省中医学校温碧泉老师遗方，与《金匮要略》奔豚汤名同方异。本方由人参四逆汤去干姜，桂附理中汤去白术，桂附八味丸去熟地、丹皮、萸肉，加沉香、砂仁、牛膝而成，是一首纯阳益火，救困扶危妙方。温热灵动，彻上彻下，通行十二经表里内外。功能温养先天命门真火，救元阳之衰亡，固元气之厥脱。补火生土，化湿醒脾，补土制水，而消水肿。纳气平喘，安养冲脉；引火归原，制伏奔豚。消五脏寒积，逐六腑冷凝，除骨脉寒痹，破沉寒痼冷，散寒行气治诸痛。于大队辛热燥药之中，重用一味山药之性润，健脾和胃益肺，补肾强精益阴之品为佐，滋阴配阳，共奏益火之原、以消阴翳之效。原方无剂量，笔者经验：君药附子，轻症温养10克，大病阳衰15~30克，危重急症，斩关夺门，破阴救阳100~200克；山药30克；红参平剂10克，急救暴脱30克，加山萸肉90~120克；炙甘草平剂为附子的两倍，当附子破格重用时，保持60克；肉桂平剂10克，火不归原用小量（3克去粗皮研末，小米蒸烂为丸，药前先吞）；沉香、砂仁用小量3~5克。余药随证酌定。煎服法：小剂，加冷水1500毫升，文火煮取600毫升，3次分服。大剂，加冷水2500毫升，文火煮取750毫升，日3夜1服。上有假热，热药冷服，偷渡上焦。

原方主治：肝脾肾三阴寒证；奔豚气；寒霍乱，脘腹绞痛；气上冲逆，上吐下泻，四肢厥逆，甚则痛厥；寒疝；水肿鼓胀等症。本方运用要点，以"厥气上攻"为主症，即方名"奔豚"之取意。"奔豚"为一种发作性疾病，属冲脉病变。冲为血海，其脉起于小腹，循腹上行，会于咽喉。隶属肝肾，又隶属阳明。当肾阳虚衰，肝寒凝滞，寒饮内停，冲脉即不安于位，夹饮邪上逆奔冲，便成本证。当发作时，患者自觉一股冷气从少腹直冲胸咽，使其喘呼闷塞，危困欲死而痛苦万分。其证时发时止，发则欲死，止则冲气渐平，平复如常，与《金匮要略》描述一致。方中肉桂、沉香直入肝肾，破沉寒痼冷，温中降逆，为治奔豚之专药，故投治辄效。余运用本方 34 年，临证加减变通，扩大应用范围，用治一切沉寒痼冷顽症、临床罕见奇症，皆能应手取效。尤对危急重症，有起死回生之功。兹选录验案数则如下：

一、风心病垂危

郝××，男，50 岁，1978 年 6 月诊。患风心病 12 年，近 2 年出现全身肿胀，腹大如鼓，脐凸胸平，下肢烂肿如泥。山西省 ×× 医院诊为"风心病心衰，心功能Ⅲ级，心房纤颤"。心悸气喘，畏寒特甚，盛夏犹穿棉袄。已卧床 3 月余。端坐呼吸，面色青惨，唇指青紫。口鼻气冷，冷汗淋漓，四肢厥冷。六脉似有似无，或如雀啄，至数模糊。

唯下三部之太溪脉尚微弱可辨。舌紫胖水滑，齿痕多。腹诊脐下筑动应衣，时觉有冷气从关元穴处由腹正中线向上攻冲奔迫，冲至咽喉，人即昏厥。家属已备棺木、寿衣。神志昏蒙，似睡非睡。少阴亡阳诸症悉见，唯太溪根脉尚微弱可辨，是为一线生机。勉拟一方，破阴救阳固脱，得效请服10剂。

附子100克，生山药60克，油桂3克（冲），沉香3克（磨汁兑入），砂仁5克，云苓、泽泻各30克，红参20克（另兑汁），煅紫石英、生龙牡、肾四味各30克，山萸肉90克，炙甘草60克，怀牛膝10克，鲜生姜10片，大枣10枚，核桃4枚（打）。

加冷水2500毫升，文火煮取750毫升，日三夜一服。

患者服药3剂后，奔豚气未发。10余年之心悸亦止，请西医听诊，纤颤消失。服至7剂时小便增多，日夜可达2000毫升。食纳增，喘定，可平卧。全身落屑如脱一层皮，可到户外散步。服完10剂，水肿全消，精神健旺，秋收大忙时节，给生产队照看场地。

二、肺心病奇症

赵××，男，64岁，1985年1月18日初诊。患者从1972年患慢支，1977年发展为阻塞性肺气肿，1982年冬，进一步恶化，内科诊为肺心病代偿期，已达3年。

刻诊，冬至节当日因感冒突然发病。其症，每日寅时先觉脐下筑筑跃动，随即有冷气频频从关元穴处上攻至剑突部，即全身抖动、心悸、恐惧、自汗、暴喘。1小时许渐止。每日如此，反复发作已20多天。患者面色灰暗，如有薄薄一层雾气笼罩，殊为罕见，恐非吉兆。唇指青紫，颈脉动甚，咳喘频频，痰如拽锯，痰稀而味咸。腰困如折，畏寒，入冬以来足不出户。食纳尚可，便干结，三五日一行，小便余沥不尽。四末冷，双膝尤冷。舌胖润紫暗，脉弦迟，60次/分，腹诊，脐下跃动逼指，其势直达下脘。

脉证合参，本病内科诊为肺心病急性感染。化验血：白细胞19.5×10^3/L，中性粒细胞90%，似属外感无疑。然细揣证情，绝非外感小恙可比。考咳喘一症，初病在肺，久必及肾。患者年高，肾气本衰。加之久病耗伤，重伤肾气。肾在变动为"栗"，今病而颤抖，正是"栗"义。肾为先天之本，诸气之根，元阴元阳之所居，又为封藏之本。今肾之阴阳两虚，其封藏、纳气、固守之能大衰。又适逢冬至一阳来复，扰动肾宫，致元气不能下守，时时上奔欲脱。自汗者，非卫气之虚，乃肾不主闭藏也；暴喘者，非痰实气壅，乃肾不纳气也；寅时发病者，寅时属肺，乃十二经循行之始，经气之行，全赖肾气之充，今肾气衰，经气起步难。待卯时日出，阳气旺而病暂止，亦阴阳盛衰之变；心中恐惧者，肾在志为恐也；脐筑、厥气上攻者，肾元失固，且挟冲脉之上奔也；稀痰上涌而味咸者，肾液上乘也；腰困如折者，肾将惫也；且肾主二阴，阴亏失濡则大便难，阳衰失统则小便多；至若四末冷，亦火之衰，阳气难达四末也。种种见证，无一不属于肾虚欲脱。若误用清肺、宣肺，必有暴脱之变。

救治之法，全在一个"固"字。拟温氏奔豚汤：小剂，熟地90克，肾四味、山萸肉、煅紫石英、生龙牡、活磁石，阴阳并补，引火归原，纳气归肾。于发作前1小时服。

1月25日二诊：前法幸中，服药3剂，诸症悉除，脉沉弦72次/分，危象已退，熟地减至30克，续服3剂。

1月29日三诊：患者喜不自胜，云：3年来唯今冬幸未住院。予培元固本散（人参、虫草、胎盘、蛤蚧、茸片、三七、琥珀）治本。

三、缩阳症

靳××，男，21岁。1984年11月1日22时许，忽觉脚背麻如电击，有一股冷气从双小腿内侧中线直冲至阴茎根部，随即全身寒战，叩齿有声。头汗喘促，阴茎阵阵收缩入腹，恐惧异常，于2日晨急诊入院。内科用镇静剂不能控制，邀余会诊。四诊未毕，突然发作。仓促之间，急令患者卧床解衣，即以笔者手中之纸烟头，对准关元穴着肤火灼，约2秒钟，立解其危。见证为阴寒直中厥阴，肝主筋，其脉过阴器，寒主收引，故阴茎收缩入腹。以温氏奔豚汤用附子30克，加吴茱萸（开水冲洗7次）15克，山萸肉、生龙牡各30克，鲜生姜10大片，大枣20枚，逐在里之阴寒，温肝肾而固元气，3剂后病愈出院。

按： 吴茱萸辛、苦，温，燥烈，有小毒，入肝、胃经。治巅顶头痛，肝寒疝痛、痛经，眩晕，胃寒呕吐

吞酸，噎膈反胃，外敷涌泉引火归原治口疮，敷脐治小儿泄泻，其功不可尽述。唯各家皆用 1.5~6 克，药难胜病，故其效不著。《伤寒论》吴茱萸汤用量一升，汉制一升，约合今制 50 克，方下注一"洗"字，是仲景用法奥妙所在。即以沸水冲洗 7 遍而后入煎，可免入口辛辣及服后"瞑眩"之弊。

余凡遇小儿、老人、羸弱病人则先煎沸 2~3 分钟，换水重煎，则更稳妥。其用量 10 克以下无效，15 克显效，30 克攻无不克。方中鲜生姜、大枣按《伤寒论》比例定量。伤寒方用药精纯，虽姜、枣亦寓有深意，并非点缀。

四、缩阴症合并鸡爪风

男子缩阳症，临床并不少见。女子缩阴症，却临床罕见。1978 年夏，遇到 1 例。患者段××，女，37 岁，11 时突然抽搐昏迷。赶至其家时，见患者被家人揽腰紧抱，大汗淋漓，神情恐怖，面色青灰。西医按癔病给镇静无效。病因为生气之后，突然觉两乳头强烈内缩，阴道阵阵抽搐不止，旋即昏厥不省人事。醒后只觉头晕，不时呕涎沫，天旋地转，如乘船坐车心动神摇，荡漾不止，睁眼则视一为二。手指挛缩如鸡爪，腿肚转筋不止。四肢厥冷，口鼻气冷，唇舌青紫，脉象迟细 60 次 / 分。四诊未毕，突然再次发病。乃急灸双乳根穴，小艾炷（麦粒大）着肤灸火元穴，强针人中、内关（双）而解。追询病史，知患者在 7

年前产后有鸡爪风发作史，经补钙不能控制。素体瘦弱，畏寒，虽盛夏亦喜厚衣，瓜果生冷从不沾唇，脏气虚寒可知。寒主收引，故见厥、少二经中寒见证。以其肝肾阴寒之气上逆，故见呕涎沫而巅眩；寒饮凌心，故悸动不宁；暴怒而厥气上攻，故昏不知人；肾主二阴，肝之经脉络阴器，过乳头，故挛缩；精气散乱，故视一为二。拟温氏奔豚汤中剂，加山萸肉补肝肾而固脱，紫石英、生龙牡、活磁石安镇冲逆，固护元气，二虫止痉，吴茱萸散肝寒，嘱服 3 剂。

药进 1 剂，手脚回温，抽搐止，3 剂后诸症均愈。以黄芪桂枝五物汤加木瓜 15 克、黑木耳 30 克、鸡蛋壳粉 3 克（冲），益气养血，柔肝缓急，连进 6 剂，其鸡爪风症亦得根治。

五、伏寒奇症

高××，男，42 岁。1985 年 7 月 12 日 10 时，其爱人急来邀诊。至家，见酷暑盛夏之际，10 平方居室，门窗紧闭。患者身围棉被，头顶热水袋，面色苍白，大汗淋漓，手冷过肘，足冷过膝，移时呃逆一声，神情恐慌，口不能言。脉沉迟微细，58 次 / 分，舌淡胖水滑。询之，病已 6 年。1979 年底，从天津病归，已转劳保。服药数百剂，不效。今日外出理发，店内高悬电扇，觉冷风从百会、大椎、风池、风府侵入，立即寒战叩齿，不能支持。理得一半，亟亟返家，十分狼狈。觉上人之冷气下压，脐中有强烈之冷气上攻，二气在两乳之间交战。喘急恐惧，几近昏厥。病情危急，如此大汗不止，顷刻必有亡阳之变。急疏温氏奔豚汤大剂，温肾回阳，镇敛冲气，加山萸肉 90 克敛汗固脱。急煎频灌，夜 12 时前连进 2 剂。11 时趁热服药 1 次，10 分钟后汗敛，觉寒气下潜至下脘穴处，上攻之势已弱。11 时半再服 1 次，寒气下行过脐，腹中鸣响，转矢气 1 次，呃逆止，已能讲话。患者频呼家人速速换热水袋之水，须保持滚烫，始觉热气沿百会穴透入体内，头皮已烫成紫色而不觉痛。如此怪病，确属罕见。时已正午，阳气已旺，患者思睡。嘱家人将头顶之热水袋绑好后入睡。诊脉迟弱，66 次 / 分。肢厥已退至手腕、足踝处。

7 月 13 日二诊：今日患者神志清朗，厥回喘定，已能回答询问。诉昨夜 12 点至 1 点之间，脐下冷气有上攻之势，但未攻上来，一夜提心吊胆。仍怕风，喉间有水鸣声，舌如前，脉沉弱，77 次 / 分。原方加生半夏 30 克，细辛、五味子各 10 克，鲜生姜 10 片，枣 10 枚，日服 1 剂，3 剂。

7 月 20 日三诊：稳步好转，痰已消，腰困重。脉 80 次 / 分。改方，温氏奔豚汤大剂，加肾四味各 20 克，3 剂。

7 月 23 日四诊：今日患者已能下床游走一阵，仍畏风冷，紧抱头顶热水袋不放。食纳精神见好。详述病之起因，始知患者 1979 年在天津工作时，车间整年不见阳光，阴冷殊甚。日久体质渐衰，不耐风寒，时时感冒。开始服点西药尚能抵挡一阵，后来不效改服中药，每服必全身出汗，汗后可好三五日。未及痊愈，又重复感冒，又服汗剂，暂告缓解。之后，身软神疲食少畏寒益甚，终至病倒，获准常假，休息治疗。自觉每感冒一次，即有一点寒气积于体内。发一次汗可去一点，留一点。先是背部畏风畏冷，虽在盛夏仍不脱棉坎肩。渐觉胸部亦有冷气流窜，吸入之气亦冷不可挡。至年底病重返家，7个月感冒40多次。如此反复感冒，寒邪一层压一层，深伏不出。冰冷之气，由胸及胃渐入于脐下。此气一遇阴雨天，或半夜子时之际，必有突突上攻之势，气若攻至胸际，人即不能言语，气喘不能接续。心中无端恐怖，常觉背后有人影，天晚即足不出户。腰困特重，坐不是，站不是，躺卧亦不能减。

据上症情，确属久病正虚，过用疏解，多汗伤阳，卫外失固，寒邪由皮毛、经络渐渐深入于脏，已成沉寒痼冷顽症。温氏奔豚汤既已得效，则知与本证病机相合。拟续投本汤，加肾四味鼓舞肾气，紫石英温肾镇冲，生山药滋阴配阳，以此开冰解冻之剂，消磨推荡冰结之寒积，以黑芥穗之深入血分引药达于病所，引伏寒渐渐外透。

附子30克，生山药60克，油桂1.5克（冲），沉香1.5克（磨汁兑），砂仁3克，煅紫石英30克，红参（另炖）、肾四味、泽泻、怀牛膝、炙甘草各10克，黑芥穗3克。

9月23日五诊：上药于两月内守方连服43剂，计前后五诊，大伏天用附子1750克，不热不渴，每服必腹内鸣响，频频矢气，寒邪渐渐下泄。又觉脐中有热气转动，肩背部出汗时有凉气外冒，腰困大减，食纳大增。其长达6年之久之肩背沉困如压一磨盘之状始解，畏寒始罢。但外出仍要戴双层口罩、棉帽，系围巾，穿棉大衣。病入虚损之途，非旦夕可以图功。嘱慎起居，绝房帏，忌生冷，善调摄。每夏服培元固本散一料，温养五脏，以待正气来复。积4年，至1988年，奔豚痼疾，得以根治。形体渐渐丰满，3年未曾感冒。当年7月某晚子时，忽觉胸背部——即10年前风寒袭入之处，痒极难忍，随即每隔三五秒钟涌出一股冷水，透骨冰凉，手脚大动，敲击床板呼呼有声而不能自主，口中大呼痛快，持续半小时渐止。如此连续三晚，背心、衣裤、床褥尽湿。从此，始觉全身暖融融如沐春风，扔掉了戴了整4年的破棉帽，体质与病前判若两人。积10年之久，阳气始复，伏寒始透，何其艰难曲折！阴证战汗，古今少有。

从本病例的经历看，正邪交争的焦点，全看阳气的消长进退，阳虚则病，阳衰则危，阳复则生，阳去则死。阳气易伤难复，故阳常不足。暴病多亡阳，久病多伤阳。伤寒三阴多死证，死于亡阳。

一部《伤寒论》113方，使用附子、桂枝、干姜者即达90方，可见医圣对阳的重视，曰温阳，曰养阳，曰助阳，曰救阳，对生命之本的阳气，是何等的曲意呵护，关怀备至！滋阴学派在中医史上建有丰功伟绩，但丹溪翁为救时弊，矫枉过正，混淆五脏之火与六淫外邪之火的区别，竟把肝肾虚火，视为"元气之贼"，而加苦寒攻伐。所创"阳常有余"说，更违《内经》本义。以丹溪法治虚劳，百难救一，遗害尤烈。

六、肠痉挛

吴××，女，47岁。1983年9月，突然少腹绞痛，阵阵发作，脉细似伏。曾按气滞腑实以小承气汤攻之，痛益甚。满床翻滚，头汗如豆。其证，脐下筑动震衣，痛作时觉有块状物攻冲直奔中脘，按之痛不可忍。关元、神阙穴处冷硬如冰，膝冷，舌有黄苔，口苦烦渴，饮水则吐涎沫，小便清长，西医诊为肠痉挛。其症已缠绵5年之久，时发时止，不能根治。据其主证，断为上有假热，下见真寒。寒邪直中厥阴，寒瘀互结，诸寒收引作痛。误用寒下，引动冲气上奔。先予双尺泽穴各抽取黑血2毫升，针补足三里，大艾炷灸神阙，痛缓。予本汤小剂加当归30克、煅紫石英30克、吴茱萸15克（洗），温肾镇冲，破寒积而解痉挛。一剂后脉出，痛止，黄苔化净，又服5剂攻冲亦平，痊愈。追访15年未发。

按：本证之关键，在舍舌从证。古有"舌不欺人，黄苔主火"之定论，其脉伏又类热深厥深，况又有"独处藏奸"之说，十分寒证之中，独见一处热证，则此"独见"之异，可能反映疾病本质。但若果系实热，则小承气当有小效，何以病反加重？热证大渴引饮，此证则饮水而吐涎沫；口苦烦渴，却非极烫之水不喝。脐冷、膝冷，又是下焦真寒的据。此等疑似处，最易致误。舌苔之生，由胃气蒸化，釜底火弱，蒸化无权，舌苔亦不能反映真相。似观本病之黄苔，予本方 1 剂，随着痛止脉出，气化周行，其苔即已尽化。又，五苓散证本有小便不利，此证小便自利，似不属五苓。然有"水入则吐""得水反吐涎沫"，又是肝寒饮逆的吴茱萸汤证的据。其小便多，正是阳虚气化不行，水不化津，直趋膀胱而出，病机仍是火弱。寒积膀胱，亦令气化不行，非独热也。

七、阳虚型高血压、肥胖病

胡××，女，46 岁，1979 年 10 月 31 日初诊。突然昏厥邀诊，至则已醒，心有余悸，甚为恐惧。询之，患肾性高血压已 5 年，低压常在 110~120mmHg 之间，曾服镇肝熄风汤、羚羊钩藤汤近百剂，不仅无效，反增食少便溏。近 3 年异常发胖，头晕畏寒，呕逆腹胀，足膝冰冷。近 1 月服羚羊角粉后，常觉有一股冷气从脐下上冲，冲至咽喉部，人即昏厥。三五日发作 1 次。其眩晕如腾云驾雾，足下如踏棉絮，越胖越觉无力。腰困如折，小便余沥，咳则遗尿，时时有咸味之痰涎上壅。常起口疮，头面又觉烘烘发热，每日中午面赤如醉。舌淡胖，苔白腻，脉洪不任按，久按反觉微细如丝。脉证合参，乃清阳不升，浊阴不降。下寒是真，上热是假。命火衰微，不主温煦，故怯寒肢冷；火不生土，中阳失运，故见食少便溏。诸阴失阳之统摄，故上则饮逆头眩，夹冲气上冲，下则尿多不禁。异常肥胖亦阴盛阳衰，与寒湿停聚同理。复加误用寒剂，更损元阳，阴盛于下，逼浮阳上趋，故见上热假象。予温氏奔豚汤附子 30 克，加吴茱萸（开水洗 7 次）15 克，肾四味各 15 克，生龙骨、生牡蛎、活磁石、紫石英（煅）、山萸肉各 30 克，益火之原，以消阴翳。上药加冷水 1500 毫升，文火煮取 600 毫升，日 3 服，3 剂。

11 月 3 日二诊：患者在无人陪侍下坐班车来门诊。诉：服药 3 剂，每天小便很多，全身舒适，头不晕，脚底再不飘浮欲倒，腹中觉暖，再无冷气上攻，心中也不觉怕了。每天服药后，腹中阵阵响动，矢气极多，惹得孩子们哄堂大笑，几年肚胀，一下子松宽许多。药已中病，嘱守方再服 10 剂。

11 月 25 日，其夫特来门诊告知，诸症均愈。血压保持在 80~90mmHg，已正常上班。最奇的是服药后尿特别多，10 多天功夫，把一身膘都尿掉了，腰围瘦了 1 寸多。据多数病人反映，服本方后，随着尿量增加，各主要症状逐步消失。余思其理，确是肾阳一旺，气化周行，清阳上升，浊阴下降，如日照当空，坚冰自然消融。则本方对肥胖病的治疗，另辟蹊径，经试多例，皆有不同程度的收效。如精选药物，改良剂型，或可治疗多种肥胖病，可惜无条件进行专题实验研究。

八、奇经频发痼疾

1. 赵 ××，女，43 岁。31 岁时曾患痛经，经行必有冷气从脐下直攻中脘，少腹与当脘同时绞痛，呕涎沫不止，经净自愈，月月如此，已达1年之久。曾服艾附暖宫、少腹逐瘀、女金丹、定坤丹皆无效，当时从肝寒立法，用仲景当归四逆加吴茱萸生姜汤，原方折半量，从经前1日服至经净，一方连服7剂，痼疾得愈。12年后，患者已43岁，已临近绝经之年，宿疾又作，自服12年前旧方3剂不效，乃来门诊求治。按脉沉弦搏指，舌淡红无苔，大便干。其症，经临之时，少腹曲骨穴左侧有冷气，上则攻于中脘，下则放散到腿部血海穴。冷气一动，呃逆频作。泛酸呕涎，头眩，足膝冰冷，寒战如疟，随即大汗昏厥，移时自醒。症情与12年前大异。前者肝经本经自病，今则八脉皆虚，任督空乏，阴损及阳，肝肾阴寒致冲脉上攻。当温命火，暖肝而镇敛冲脉。予温氏奔豚汤，附子用30克，加当归、吴茱萸（开水洗7次）、生龙牡、煅紫石英。经期连服3剂，诸症均愈。且光红舌上竟生薄白苔，大便亦润，汗止，寐安，纳增，直至绝经，再未发作。阴阳气化之理，确是奥妙无穷。何以纯阳之剂，竟能生苔、润便？盖苔由胃气蒸化，命门又为釜底之火。此火一旺，则阳生阴长，而生化无穷。精、血、津液皆阴精，阴生于阳而统于阳，必得先天元阳振奋，阴液始能蒸化、敷布。中医医理，不经临床反复验证，不能领悟。

2. 李××，女，32岁。1982年冬行结扎手术后，曾因青霉素过敏休克，后又注射糜蛋白酶，再次过敏休克。俟后5个月，即频频出现心悸（132次/分）、气冲、昏厥，百治不效。其症，双腿根外侧——阳维脉循行部位、脐下，各有一股寒气同时上攻，前面的可达胸际，后面的沿督脉直攻大椎穴。立即天旋地转，昏厥，移时自醒，一日数发，心中恐惧，惶惶不可终日。脉沉细数（此数脉实是急脉，一呼一吸7至以上，每分钟130余次，虚寒至极，不可再视为热），尺虚。双膝冷，脐周自觉冷如冰块。证属冲任损伤，阴损及阳，八脉失养，冲脉不安其位，例同肾寒奔豚。予温氏奔豚汤加当归、煅紫石英、活磁石、生龙牡、温肾命之火，固摄下焦元气，安养冲脉为治。服药6剂，痊愈。

3. 赵××，女，45岁。1983年11月16日晚8时，忽觉舌根部如电击样麻辣，抽搐，口不能言，继而双腿从踝部以上，震颤抖动不止，寒战叩齿，不能自制，10余分钟后渐止。此后，每晚8时，准时发病。心荡神摇，恐惧殊甚。脉急而细，120次/分。舌红、口渴喜热饮。内科诊为痫病，用药3日不能控制，请中医协治。询知患者5年前暴崩几死，久病耗伤，损及于肾，肾阳虚不主温煦，寒由内生。肾之经脉络舌本，寒主收引，故舌根麻而抽搐；肾在变动为"栗"，在志为恐，故震颤抖动，无故恐惧；肾精不充，血海空虚，八脉失养，故有此变。予温氏奔豚汤加芪归阿胶益气养血，龟鹿胶填充八脉，生龙牡活磁石摄纳上下而定志。重用附子50克、油桂10克壮命门之火。煎取浓汁300毫升，于每晚7时病发前1小时顿服。药进1剂，发作停止，3剂后痊愈，予培元固本散1料治本。

九、梅尼埃病

1. 赵××，女，38 岁。患者素瘦，近 3 年发胖，体重增加 10 千克。1979 年 10 月 28 日凌晨 5 时，突然头眩而呕涎沫，眼睛不敢转动，左右上下不能看，头不敢转侧，稍一动时觉周围房舍飞速旋转，身若坠于深渊之下，吐出痰涎后稍好。××医院诊为梅尼埃病。3 日后同一时间，患者忽觉脐下关元穴有一股冷气直冲入脑，随即舌下涌白沫不止而昏厥。据其婆母追述，患者发病时如羊羔风，四肢冰冷。曾服涤痰汤、旋覆花代赭石汤无效。按脉沉滑，形寒肢冷，面色灰滞，舌淡胖有齿痕。证属肾阳虚衰，火不生土，脾不运湿，痰饮夹冲气上攻。予温氏奔豚汤附子 30克，加生龙牡、活磁石、煅紫石英、吴茱萸（开水洗 7 次），温肾逐寒而镇冲逆，3 剂后痊愈。

2. 李××，女，45 岁，1983 年 6 月 23 日初诊。病 2年又 4 个月，羸瘦不堪，面色灰滞。其症，先觉胸中空豁，随即有冷气从脐下上冲，继而天旋地转，耳鸣如潮声，眼前黑星迸射，呕逆泛酸不止。常常昏倒，腰困如折，背部如冷水浇灌，双膝冰冷，纳少便溏，脉牢坚搏，如雀啄状，舌红，苔白腻。月初曾驱出 3 米长绦虫 1 条，驱虫后病发更频。据上脉证，久病见但牢无胃，且见雀啄脉，恐有突变，勉拟本方重用附子 30 克，山萸肉 120 克，温养肝肾，生龙牡、活磁石、煅紫石英、吴茱萸固护元气，潜镇冲逆，3 剂。

6月27日二诊：患者又来门诊，面有喜色，知药后奔豚气未再萌发，脉亦大见和缓，已无雀啄之象。舌上津润，腻苔已化。诉药后尿多，立觉头暖神清，胸中充实，双腿有力。后服附桂八味丸1个月，得以康复。

> **按：** 梅尼埃病，病理为耳迷路积水。本方功能温阳化饮，观药后小便利可证。痰饮为病，随气升降，无处不到。迷路积水既是病理产物，则浊阴僭居清阳之位，亦痰饮之类，故治之愈。余治此症约百例以上，少则3剂，多则5剂必愈。还曾治老妇右目暴盲，查见视神经乳头水肿，以本方小剂5剂，药后小便特多，3日后视力恢复。目疾多火，然阳虚者亦不少见。

另，古人所论死证、死脉，未必尽然。大约脉见坚牢，多为纯阴无阳，阴霾用事之象。得阳药则釜底有火，在上之阴凝自化，人身阴阳气化之理，变幻莫测，但有一线生机，便当救治。

十、朝食暮吐

田××，女，27岁。恣食荤腥，损伤中阳，致呕吐酸苦涎沫3个多月，身瘦形夺，几难步履。服保和汤不效，以调胃承气下之，更增朝食暮吐，黎明作泻，腹胀夜甚。又以丁蔻理中温之，亦乏效。近1个月来证变脐下冷气攻冲作痛。诊脉弦滑，苔白腻，有齿痕。明是脾病延久损及于肾，较脾胃之伤，病深一层。理中辈乃中州专剂，故投治无效。肾主命门，为釜底之火，此火一衰，不能上燠脾土，则中焦运化无权，寒则冲脉不能下守，故时时冲逆。胃主受纳，寒则气不下行，复夹冲气上干，故吐，正是本汤适应证。附子 30 克，油桂 10 克，加吴茱萸（开水洗 7 次）15 克，灶土汤煎药。服 3 剂，诸症已退七八，又服 3 剂，痊愈。

十一、噎膈重症

杨××，男，71 岁，1983 年 6 月 27 日病危邀诊。询知患胃溃疡 13 年，1981 年加重，朝食暮吐，呕涎沫。住晋中××医院，见食道下端及幽门贝剂通过受阻，建议剖腹探查未果。去山西省肿瘤医院用胃镜检查，因贲门强烈痉挛而告失败。现症，日可进食 2~3 两，食入即吐，或一二小时后吐出，时呕涎沫，频频打嗝。大便干结如羊粪球。当脘绞痛或绕脐作痛，日无宁时，呻吟不绝。眼眶塌陷，一身大肉尽脱。脐下筑筑跃动，甚则有寒气从关元穴处上攻胸际而晕厥，日发作 1~2 次，多在午后或夜半。面色黧黑，舌淡胖多齿痕，脉迟细微。畏寒甚，虽在夏季，不离棉衣。考患者年逾古稀，积劳成损，已成噎膈重症。朝食暮吐，责之无火；当脐号称神阙，为人身元气所聚，今跃动震衣，为元气欲脱；冲气上攻，皆先天肾气不固之象。但既病经半年，百治罔效，却又病不致死，脉虽迟细，未致散乱，可见生机未绝。遂拟本汤加味，温肾阳，助元气，镇冲逆，降胃气为治。

赭石末、生半夏、鲜生姜、肉苁蓉、黑芝麻、煅紫石英粉、生山药各30克，吴茱萸（开水洗7次，另煎三沸，去水入药）30克：红参（另炖）、附子、油桂各10克，沉香（磨汁兑入）、砂仁（后下）各5克，茯苓20克，川牛膝、泽泻、炙甘草各10克，大枣25枚。

水煎浓汁，兑入参汁，姜汁1盅，小量多次缓缓呷服，待吐止，1剂分3次服，2剂。

7月2日二诊：上方服1剂后，当日呕止，进食不吐。服第2剂后，于次日下午便下干结如羊粪球之大便20余粒，落地有声。今早大便1次，黄软。其下焦寒积，时时攻冲之势，亦减十之八九，腹痛亦止。原方去赭石、生半夏，吴茱萸减为10克，10剂。

7月21日三诊：诸症均愈。已能扫地、喂猪。日可进食斤许，时时觉饿。嘱其在三伏内服鹿茸底座、全胎盘各100克，三七、琥珀、红参、鱼鳔（蛤粉炒成珠）各50克，制粉，日服2次，每次3克，热黄酒送下，以血肉有情之品温养之。此后，常于上下班之际，见此老割猪草、担猪食、拾破烂，健壮逾于往年。

此症死里逃生，关键有三：患者一生不好女色，肾气未致败亡，一旦胃气来复，便入佳境。初诊得力于重用生半夏、鲜生姜、赭石粉之重镇降逆，破呕吐关，使药力直达病所。此症之顽固性食道、幽门痉挛，能否解除，成为生死关键。西医之"痉挛"与中医之"诸寒收引"同理。吴茱萸为开冰解冻之剂，其性辛热燥烈，直入阳明、厥阴血分，能破沉寒痼冷，解除一切痉挛（热则佐以黄连）。此药用至 15 克以上，当先开水冲洗 7 次，老人、小儿弱质患者则先另煎三五沸，去水入药再煎。并加两倍之鲜生姜、大枣 20~30 枚，则辛烈减，可保无害。加之，本方温命火，助元阳，其功益著。更加紫石英之善治奇经，温肾镇冲，得以奏功。

　　本方妙用甚广，不及备述。运用得当，对一切沉寒痼冷，疑难痼疾，急危重症，确有覆杯而愈、起死回生之效。

扫码领取

有声读物 | 中医理论
阅读工具 | 专业社群

培元固本散治诸虚百损

培元固本散由人胎盘、鹿茸片、红参、五灵脂、三七、琥珀组成基础方。余从 60 年代末开始试用，以参茸胎盘治大病后久损不复得效。唯有的病人，用后有滞闷感。盖虚必夹瘀，虚甚反不受补，蛮补反致气机滞塞，欲速则不达。遂加三七，补中有通、有化，虚证用之，可以平稳收功。至 20 世纪 70 年代中，拜读岳美中治老年病之人参、三七、琥珀末方论，大受启迪，遂成上方。经 30 年反复实验，随病证加味，治一切久损不复之大虚证，先天不足，衰老退化，免疫缺陷，及虚中夹瘀、夹痰、夹积等症，都取得了泛应曲当的疗效。

方中人胎盘古名紫河车，是古方补天丸、大造丸主药。本品为"血肉有情之品"，有一般草木药难以达到的补益功效，是中医学最早使用的脏器疗法之一。本品味甘咸，略有腥气，性温，归心、肺、脾经。从疗效推断，尤能入肾而大补先天。应烘烤至深黄色，则有香气，亦易于消化吸收（胎盘附着之脐带，古名"坎气"，对肾虚喘咳有殊效，民间试用于晚期宫颈癌各型白血病，疗效亦好。）功能温肾补精、益气养血，用于虚劳羸瘦、骨蒸盗汗、气短喘嗽、食少、阳痿遗精、不孕少乳等诸虚百损，有再造人体免疫力之功。近代大量科学实验证实本品含有丙种胎盘球蛋白、干扰素、多糖、多种氨基酸、卵巢激素、黄体激素等，有增强人体免疫力、促进生长发育、抗感染、抗过敏、抗癌、升高白细胞的作用，对再生障碍性贫血、白细胞减少症、女性生殖系统发育不良等症，均有较好疗效。

鹿茸味甘、咸，性温而柔润，入肝、肾经。功能补肾气，强督脉，生精髓，强筋骨，调冲任，止崩带，托疮毒，主治一切虚寒证。适用于精血衰少，阳痿遗精，精冷无子，畏寒肢冷，羸瘦神倦，宫冷不孕，崩漏带下，小儿发育不良，骨软行迟；老人衰老退化，耳聋目暗，健忘眩晕，筋骨痿软，骨质增生，久服固齿，令人不老（《东医宝鉴》）。现代药理研究证实，本品含 25 种氨基酸，具有促进生长，刺激血细胞、蛋白质和核酸合成，增强机体免疫系统功能，增强非特异抵抗力作用，还有增强性腺功能和生精效用。鹿茸精有明显强心作用，口服可使血压上升，心脏搏动有力。对再障贫血、血小板减少、白细胞减少等血液病有治疗作用。（王辉武《中医百家药论荟萃》）本品药源丰富，普通混片即有治疗作用，且价廉易得。正头、茸尖，高效价昂，普通人群难以承受。中段实惠，功效满意。下段及底座多骨化，但价更廉，多用亦有效。

红参味甘、微苦，性微温，入脾、肺经。功能大补元气，补脾益肺，生津止渴，安神益智。久病虚羸不思食，用之有殊功。肺肾两虚之喘，小量打碎，细嚼慢咽，立刻生效。吐血崩漏，气虚暴脱，一味独参 30 克，煎浓汁可立挽危亡，故为补虚扶正救脱要药。红参与五灵脂等分末服，益气化瘀，可治肝脾肿大，消除心绞痛，并能促进胃溃疡愈合。糖尿病之三多重症，白虎加人参汤极效。虚热甚者，用西洋参。久病气血耗伤过甚，虚化者，仍用红参。现代药理研究证实：本品为抗衰延寿佳品。具有适应原样作用，能显著增强机体对多种物理的、化学的、生物学的以及精神性伤害性刺激的抵抗力，能抗休克，抗衰老，抗严寒酷暑、缺氧、放射性物质、四氯化碳等有害刺激对人体的影响。还具有抗疲劳、抗癌、抗炎，调节神经系统功能，调节心血管、物质代谢、内分泌系统，促性腺功能，兴奋造血系统，提高人体免疫力，保护肝脏等功能。还具有祛痰，强心，抗过敏，抗利尿，降低血糖，改善肠胃消化吸收功能，增进食欲，以及促进蛋白质合成，降低血清胆固醇，提高大脑分析能力等作用。大量的临床研究证实，以人参为主的制剂，治疗多种恶性肿瘤、急性呼吸功能不全、重型肝炎及激素所致不良反应、哮喘、危重症的急救、性功能障碍、高血压、动脉硬化症、神经衰弱、糖尿病、肝炎、贫血、胃溃疡等症确有良效"（同上，王氏药论）。

三七，味甘、微苦，性温，入肝、胃经。功能止血化瘀，通络定痛。治吐衄，便血，崩漏，胸腹刺痛，跌扑肿痛。外伤出血，制粉涂之立止。血证用之，止血而不留瘀，推陈致新，妙用无穷。"以单味三七治重症肝炎、高脂血症、冠心病、上消化道出血、颅脑外伤和眼前房出血、前列腺肥大症，复方治多种结石皆获良效。药理研究表明，有对增加冠脉流量、降低心肌耗氧量、促进冠脉梗死区侧枝循环的形成、增加心排血量、抗心律失常等功用；并有抗炎、镇痛、镇静作用以及抗衰老、抗肿瘤作用。(《中华临床中药学》)

琥珀主要作用有三：镇惊安神，可止小儿高热惊痫、失眠心悸、心律失常；利水通淋，治砂石淋、血淋、癃闭；活血化瘀，古代用治妇科痛经、经闭、月经不调、产后血瘀腹痛。本方中与三七、人参、五灵脂合用，对心血瘀阻，胸痹胸痛有奇效。本品尚能明目退翳，内服对老年白内障有确效，其化腐生肌之作用可治胃溃疡。

上述各点，有历代医家千年以上的经验结晶，有现代大量科学实验、临床应用的成果。结合个人30年反复验证的体会，组成培元固本散后，更发挥了诸药的综合效用。

本方服用方法，采取小量缓补，每服 1~1.5 克，日 2~3 次，一周后渐加至每服 3 克，日 2 次，于饭前服为好。切忌贪图速效而用大量。最早出现的效验为增进食欲，促进消化吸收，从而增强整体功能，使各种症状逐日减轻，符合中医学"脾胃为后天之本，万物生化之母；补中土以灌溉四旁，健后天以助先天"之理。从健脾养胃、补气生血、补肺定喘、养心安神、添精益髓、强筋壮骨，而使先天肾气旺盛，从而有改善体质、重建人体免疫力、促进生长发育、健脑益智、延缓衰老、却病延年之效。本方补中有通，活血化瘀，流通气血，有推陈致新之功。可修复重要脏器病理损伤，促进脑细胞、肝细胞新陈代谢及再生。肾为先天之本，久病必损及肾，则生命根基动摇。万病不治，求之于肾，本固则枝荣，此即本方"培元固本"之义。

兹将临证应用要点简介如下：

1. 儿科诸疾

小儿发育不良，骨软行迟，齿迟，食少便溏，消瘦潮热，尻臀无肉，肚大筋青，毛发枯焦，面色萎黄或苍白，已成小儿疳症者，先以补中益气汤加生龙牡、乌梅、山萸肉、焦三仙，服至潮热退净，能食易饥时服增损培元固本散 1 料可愈。方如下：

全胎盘（含脐带）1 具，鹿茸混片、蛋壳粉、鸡内金、红参、三七、炒二芽，制粉，每服 1 克，3 次/日，少许红白糖水调服。

此法治愈小儿疳积重症 200 余例，轻症千余例。并治愈小儿大脑发育不全 1 例。

患儿，女，2 岁，以日夜抽搐不停、痴呆、流涎为主症，方如下：

全胎盘、黄毛茸正头、蛋壳粉、羚羊角尖、全蝎尾、蜈蚣、熊胆、朱砂、麝香、琥珀各 5 克，此方服 1 周，抽搐停止，去羚羊角、熊胆、朱砂、麝香，加三七、白人参，服半年，诸症均愈。9 岁上学，智力中等偏下，追访至结婚生育余无异常。

脑为髓海，补肾即是健脑，本方有添精益髓之功，对各类脑系疾患、老年性退化性脑萎缩导致之痴呆，服药百日以上，即见明显改善。

2. 肺系诸疾

2.1 咳喘痼疾，久治不愈，直至发展为肺心病之各阶段。

凡外寒内饮，喉间有痰鸣音，咳喘不止，加味小青龙汤先治其标：麻黄、桂枝、赤芍、炙甘草各10克，生半夏30克，干姜、五味子、细辛、白芥子（炒研）各10克，炙紫菀、炙冬花各12克，带壳白果20克（打），鲜生姜10大片，大枣10枚。咳甚，肺气不降加炙枇杷叶30克、鹅不食草10克。虚化，由肺及肾，肾不纳气，加红参10克（打小块先吞）、肾四味（枸杞子、菟丝子酒泡、盐补骨脂、仙灵脾各10~30克）；热化，加生石膏30克；太阳少阴同病，脉沉舌淡白滑，加附子30克。上方，不论男妇小儿剂量相同，小儿，弱质患者，采取每剂药小量多次频投法，得效止后服。

2.2 肺心病心衰，肾不纳气，亡阳之端倪已见，速投破格救心汤，予以抢救。

2.3 肺间质纤维化，其标在肺，其本在肾，虚实夹杂，痰瘀互结，当从肾论治。

凡胸痛声哑，痰声如拽锯，咳喘不能步，动则更甚，面色萎黄或青紫，四肢厥冷，脉象沉细迟或数大无伦，甚或 1 分钟 120~240 次，用下方：瓜蒌 30 克，薤白 15 克，丹参 30 克，檀降香各 10 克，沉香 2 克（冲），砂仁 10 克，生半夏、云苓、附子、炙枇杷叶各 30 克，炙甘草 60 克，净萸肉 120 克，鹅不食草 10 克，高丽参（另炖）、五灵脂各 10 克，白酒 100 毫升，鲜生姜 30 克，姜汁 10 毫升（兑入）。

凡见脐下有冷气上攻，气不能续，喘呼闷塞欲死，此为阳衰，冲脉不能下守，肾气夹冲气上奔，寒水上凌心肺，改投温氏奔豚汤。

附子 100 克，炙甘草 60 克，油桂 10 克，沉香 2 克，砂仁 10 克，生山药、云苓各 30 克，泽泻、怀牛膝各 15 克，煅紫石英 30 克，高丽参 10~30 克，生龙牡、活磁石各 30 克，呼吸衰竭，24 小时依赖吸氧者，加麝香 0.3 克，经旬即可缓解。

凡见腰困如折，小便余沥，加肾四味。

凡食少便溏，消瘦乏力，为土不生金，以补中益气汤重用生黄芪 60~120 克、高丽参 10 克、五灵脂 10 克、桂枝尖 10 克、生麦芽 10 克。桂枝、麦芽与生黄芪共奏补肝气以实脾，令木能疏土而使脾气健旺而肺之生化有源，可使各种临床症状基本好转或消失。以上各症，经上法调理 45 日左右，接服加味培元固本散，补肾气以强五脏。

全胎盘 2 具，坎气（脐带）100 克，茸片（中上段）、高丽参、五灵脂各 50 克，三七、血琥珀、冬虫夏草、川尖贝、真沉香各 30 克，人工灵芝孢子粉 100 克，蛤蚧 6 对。

上药共研细粉，第 1 阶段，日服 3 次，每次 1.5 克，热黄酒或温开水调服，用药 30 天食纳大增，可使体质增强，不再罹患感冒。第 2 阶段，日服 2 次，每次 3 克，用药 70 天，可获临床治愈。肺间质纤维化患者，可以不喘不咳，不必吸氧，体质增强，提高生存质量。有条件者本方可长服 1 年以上，以期逆转实质病变。遵春夏养阳之理，可于每年夏至节起至末伏终了，服药 2 个月左右，连续 3 年，除肺间质纤维化外，经治其他症 300 例以上，追访 5 年以上，疗效巩固。大部分患者，不仅治愈了咳喘痼疾，而且白发变黑，牙齿不再脱落，已浮动的渐渐稳固，面部皱纹消失，性功能恢复，抗衰老作用明显。

方中灵芝草，野生者价昂不易得。20 世纪 70 年代后，国内人工培植成功，药源丰富，疗效卓著。现代药理研究及大量临床试验证实，本品强心利尿，对各类心脏疾患导致之心律失常、早搏、房室颤，有确效，并能促进气管黏膜上皮修复（由此想到对逆转肺间质纤维化，亦是可喜苗头）。

对一切以咳喘为主之疾患（过敏性、心源性）皆有卓效。灵芝孢子粉，试用于抗癌亦有显效。并能增加消化吸收功能，保护肝脏，升高白细胞等多种祛病强身功效。

2.4 对各型肺结核，以补土生金法（补中益气汤重用生黄芪60克，加生龙牡粉、山萸肉、乌梅，切忌用清热养阴退蒸诸法，若损伤脾胃之阳，必致便溏食少，肺之化源先绝，为害甚烈。）治疗半月，潮热退净后服下方，可使浸润型于40日左右钙化，空洞型60日愈合，体质改变，终身不犯。

基础方重用胎盘2具、坎气100克，加龟鹿二胶、冬虫夏草各50克，蛤蚧6对，咯血者加白及、川贝、煅龙牡各50克，上药制10克蜜丸以增强润肺功效，日服3次，每次1丸。

3. 风湿性心脏病，心肌及瓣膜受损，服下方

全胎盘2具，三七、红参、五灵脂、灵芝孢子粉、琥珀、炮甲珠、鹿茸片各100克，藏红花、清全虫各30克，大蜈蚣100条，喘加冬虫夏草、蛤蚧、沉香粉，心衰明显、水肿重者，先服破格救心汤合真武五苓半月，每剂加生黄芪60克，服法同肺心病，每日另加生黄芪60克，煎浓汁送服散剂。黄芪益气运血、化腐生肌，可促进心肌细胞新陈代谢及再生。对先天性心脏病、瓣膜缺损亦有效。服药百日，可使主要自觉症状消失，恢复劳动工作能力。常服本方，有望根治。

4. 各期冠心病服下方

大三七、红参、五灵脂、血琥珀、灵芝孢子粉各100克，全胎盘2具，茸片、炮甲珠、血竭、生水蛭、藏红花、清全虫各50克，蜈蚣100条。

服法同风心病，服药半月，可使心绞痛不再发，服药百日，基本康复。治冠心病百例以上均愈。1 例心肌下壁梗死患者，用上药加粉葛根 100 克，蛤蚧 5 对，冬虫夏草 50 克，百日后心电图复查无异常，3 次 CT 复查病灶了无痕迹，值得深入研究。

5. 脑梗死后遗症服下方

三七、血琥珀、红参、五灵脂、土元、水蛭、清全虫、大蜈蚣、血竭，共为末，以黄芪 60 克，煎浓汁送服，每服 3 克，2 次/日，弛缓性瘫痪加服制马钱子粉，每睡前温开水送下 0.6 克，服药 7 日，停 3 日，以防蓄积中毒。气虚甚者服补阳还五汤 10 剂。合并高血压、高血脂者，加川贝、首乌、生山楂肉、羚羊角尖、天麻、僵蚕。

6. 肝硬化

陈××，女，60 岁。1980 年 4 月，患肝硬化 7 年，重度腹水，肚大如瓮，青筋外露，畏寒不渴，下肢烂肿，胸背四肢布满蜘蛛痣，面黧黑，肌肤甲错，便燥如羊粪球，三五日一行。左天枢压痛甚著，脉沉弦，舌淡齿痕，舌尖，舌左边瘀斑成片。予真武加红参、五灵脂、麻黄各 10 克，大黄䗪虫丸 2 丸（包煎），温通之。一服得汗，小便日夜 2000 毫升以上，下瘀泥样黑便，日二行，稍见气怯。原方去麻黄，又服 10 剂，腹水消尽。予培元固本散加土元、生水蛭、清全虫、大蜈蚣 100 克，服完痊愈。追访至 80 高龄，甚健壮。此法经治重症肝硬化，有案可查者 17 例，均愈。

7. 胃溃疡服下方，经治百例以上均愈

鱼鳔（蛤粉炒成珠，去蛤粉）、大贝、乌贼粉、煅牡蛎、人工灵芝、三七、琥珀、凤凰衣、红参、五灵脂。

一般服药 40 日大部分溃病能根治。肾虚者加茸片，消化迟滞加内金，慢性出血加血竭，痛甚者加醋元胡。

8. 子宫肌瘤、卵巢囊肿，二症共经治 70 余例，均于 2 个月内治愈，其中瘤体最大者直径 15 厘米

大三七、血琥珀、红参、五灵脂、土元、生水蛭、清全虫、大蜈蚣、川尖贝、丹皮、桃仁、桂枝、茯苓。

上药以夏枯草、漂海藻、甘草各 500 克，熬膏，加蜜炼为丸，15 克 / 丸，日服 3 次，每次 1 丸，肾虚畏寒著者，加油桂。

9. 老年性白内障服下方

茸片、胎盘、三七、琥珀、川贝、夜明砂、沙苑子、乌贼骨粉、红参、五灵脂、珍珠粉，上药以夏枯草、漂海藻、甘草各 500 克，熬膏，加蜜炼为丸，10 克 / 丸，日服 3 次，每次 1 丸。其中之琥珀、乌贼、珍珠、夜明砂，最善退翳明目；川贝、夏枯草、海藻、甘草，软坚散结清肝明目。老年肾虚，以茸片、胎盘、沙苑子，峻补先天，经治 10 余例，重者均于 2 个月左右视力恢复。轻症服平补肝肾明目退翳汤（见前目疾医案）半月左右即愈。

此外，本方对各种老年性退化性疾患，各种骨质增生症，前列腺肥大症，慢性出血性疾病，再生障碍贫血，血

小板减少紫癜，白细胞减少症，各种原因导致之肌萎缩，男女不孕症等多种由整体虚衰，免疫力低下，导致之一切衰老退化性病变等皆有卓效。

以上个人点滴经验，可供科研机构，进一步筛选药物，制成多种型号之胶丸剂，在攻克世界性医学难题方面，使古老的中医学再创辉煌，为世界人民造福。

扫码领取
· 有声读物
· 中医理论
· 阅读工具
· 专业社群

恢复仲景用药特色，攻克世界医学难题

（一）

1981 年考古发现汉代度量衡器"权"，以此推算古方剂量，解决了历史上古方剂量的一大疑案，对仲景学说的教学、科研、攻关、临床应用意义重大。兹据柯雪帆教授归纳整理的资料并经反复称量核实，摘要介绍如下：

斤=250克

（或液体250毫升，下同）

两=15.625克

升=液体200毫升

合=20毫升

圭=0.5克

龠=10毫升

撮=2克

方寸匕=2.74克

金石类药末约2克

草木类药末约1克

半方寸匕=一刀圭

　　　　=一钱匕=1.5克

一钱匕=1.5~1.8克

一铢=0.7克

一分=3.9~4.2克

梧桐子大=黄豆大

蜀椒1升=50克

葶苈子1升=60克

吴茱萸1升=50克

五味子1升=50克

半夏1升=130克

虻虫1升=16克

附子大者1枚=20~30克，

中者1枚=15克强

乌头1枚，小者3克，

大者5~6克

杏仁大者10枚=4克

栀子10枚平均15克

瓜蒌平均1枚46克

枳实1枚约14.4克

石膏鸡蛋大1枚约40克

厚朴1尺约30克

竹叶一握约12克

（二）

"权"的发现，意义重大，值得引起中医界高度重视。剂量问题是方剂治病的核心，没有特定的"量"，便不能突破特定的"质"。按古今度量衡折算法，汉代1两为今之15.625克，1斤为250克。经方的实际剂量，当以原方折半计量为是。明代迄今，医家根据"古之一两，约今之一钱"的臆断，使用经方仅原方的1/10。并且沿袭至今，悬殊太大，剂量过轻，不堪大任。仲景《伤寒论》不单是中医学四大经典巨著之一，更是中医学第一部急性热病学专著。东汉末年，寒疫大流行，伤寒的特点，发病急，传变速，故仲景立方剂量大，药简，力专、效宏，方能阻断病势传变，挽救危亡。近代用法，大违仲景立方本义与用药原貌，无疑严重影响了经方临床效用的发挥，阻碍了仲景学说的发展与创新。

方剂能否治病，除了恰中病机，配伍精当，便是特定的剂量。以四逆汤的应用为例：四逆汤乃仲景急救亡阳危症之峻剂，有斩关夺门、破阴回阳、起死回生之效。原方为炙甘草2两、干姜两半、生附子1枚（破八片），按古今折算，取原方 1/2 量为准，则四逆汤剂量是炙甘草 30 克、干姜 23 克、制附子 60 克（生附子 1 枚，大者 20~30 克，假定生附子之药效为制附子之两倍以上）。而部编中医方剂学四逆汤之剂量为：附子 5~10 克，干姜 6~9 克，炙甘草 6 克。以这样的轻量，要救生死于顷刻，诚然难矣！无怪乎中医治心衰，十有八九要失败。不是经方不灵，而是我们未能继承仲景先师的衣钵真传。习用轻剂，固然可以四平八稳，但却阉割了仲景学术的一大特色，使中医丢掉了急症阵地。

（三）

"权"的发现，是中医界复兴的大好契机，可惜对中医界震动不大。只有上海柯雪帆教授一人，闻风而动，广为传播。而且立即埋头于临床研究，用炙甘草汤原方试治多种心脏病取得惊人的疗效，令人振奋与感佩！我们身在基层前沿阵地的中医，对此极为敏感。20 世纪 60 年代中期，我已对历史上习用的经方剂量，发生怀疑，每遇重危急症，如心衰濒死病人，辄用伤寒四逆汤类方原方原量投治。主药附子则加一倍、两倍、三倍，破格用药，有 100 多例肺心病、风心病、冠心病及大出血导致的心衰濒死病人，协同西医进行抢救，绝大部分是西医放弃治疗，由我单用中药，一剂药附子用到 200 克以上，一昼夜按时连服 3 剂，附子总量达 500 克以上，使这些西医院宣布死刑的病人，全部起死回生，我把此方定名为"破格救心汤"。20 世纪 80 年代之后，把六经主方及常用《金匮要略》要方，唐宋以前久经考验的效方，全部重新整理，按古今折算法厘定剂量，置于案头，以备检索。《伤寒杂病论》是中医学宝库中之宝库，有强大的生命力！仲景上承内难，博采百家，开创了中医辨证论治的理论体系。仲景学说是中医学说的灵魂，是中医取之不尽的源头之水，是攻克世界性医学难题的一把金钥匙。仲景六经辨证之法，使我们洞悉病机，见病知源，以病机统百病，则百病无所遁形。立足于临床刻苦研读仲景著作，学以致用，反复实践领悟，是中医成才的必由之路！也是提高中医整体素质的唯一途径。

（四）

古老的中医学经历了 4000 多年的历史考验，经受了近百年凶涛恶浪的摧残，仍然屹立于世界医学之林，并且在 21 世纪昂首阔步走向世界，令人振奋。前途是光明的，但中医的现状是令人忧虑的。常见不少中医大学生，走出校门即对中医丧失了信心，而改从西医。个别中医硕士、博士厌倦中医，另找出路，青年中医不敢用经方治病，用西医的观点套用中药，见急症、重症，避之唯恐不及，大部分中医院放弃了急症阵地，连省级中医研究院的病床上也吊满了输液瓶……凡此种种，令人触目惊心！可见中医学院的教学方法大有问题，中医后继乏人情况严重，实在应该大刀阔斧加以改革！要打破儒家治医、崇尚空谈的老套，脚踏实地地把《伤寒论》《金匮要略》的理法方药的精髓原原本本传授给学生。强调学以致用，早临床，多临床，有必要请经验丰富的临床家现身说法，以加深理解，使学生在毕业之前，即具备独当一面、敢治大病的胆识与能治大病的功力。不要让西医课喧宾夺主，中西医并重的教学方针，只能培养出不伦不类的"半瓶醋"。要在短短5年内，集中精力学好、学透中医。

　　山野村夫之见，希望能引起中医界的反思与沉思！

扫码聆听
李可老师毕生中医心得

扫码开启
随身中医"医典"

中医理论课程

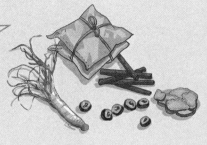

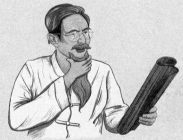

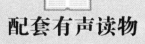

配套有声读物

操作步骤指南:

① 微信扫描本书二维码。

② 选取您需要的资源,点击获取。

③ 如需重复使用,可再次扫码,或将
   添加到微信"🎁收藏"功能。

即刻扫码

学习中华医学博大精深